QUAND LA MÉMOIRE DISPARAÎT

QUAND LA MÉMOIRE DISPARAÎT Aides et conseils pour faire face
est l'adaptation française de *Wenn die Erinnerung schwindet*,
publié par Reader's Digest (Allemagne, Suisse, Autriche) © 2013

Auteurs : Claudia Ehrenfreuchter, Angelika Fallert-Müller, Dagmar Fernholz,
Dr Gudrun Hoffmann, Dr Susanne Meinrenken, Tamara Rose

Responsable éditoriale : Anne Grégoire
Direction artistique : Didier Pavois
Maquette : Célia Cousty
Suivi éditorial : Barbara Astruc
Lecture-correction : Béatrice Argentier
Iconographie : Danielle Burnichon

Nous remercions tous ceux qui ont contribué à la conception
et à la réalisation de cet ouvrage.

Traduction : Tina Calogirou, Claude Checconi, Florence Paban
Prépresse : Damien Noirot
Fabrication : Marie-Pierre de Clinchamp

Consultantes pour l'édition française :
Dr Véra Lemaire, rhumatologue
Dr Tannia Joucdar-Santangelo, gériatre

PREMIÈRE ÉDITION
Premier tirage

© 2013 Sélection du Reader's Digest, SA
31-33, avenue Aristide-Briand, 94110 Arcueil
Site internet : www.selectionclic.com
© 2013 Sélection du Reader's Digest, SA
Räffelstrasse 11, « Gallushof », 8021 Zurich
© 2013 Sélection du Reader's Digest (Canada), Limitée
1100, boulevard René-Lévesque Ouest, Montréal (Québec), H3B 5H5

Pour nous communiquer vos suggestions ou remarques sur ce livre,
utilisez notre adresse e-mail : editolivre@readersdigest.tm.fr

ISBN : 978-2-7098-2597-9

Les informations médicales contenues dans ce livre ne remplacent en aucun cas le diagnostic médical et le traitement médical. L'éditeur conseille à tous les patients souffrant de symptômes de consulter un médecin. Si, malgré tout le soin qui a été apporté à la réalisation de ce livre, des erreurs s'étaient glissées dans le texte, ni les auteurs ni l'éditeur ne peuvent être tenus responsables des dommages et des conséquences qui résulteraient des conseils pratiques contenus dans ce livre.

QUAND LA MÉMOIRE DISPARAÎT

Aides et conseils pour faire face

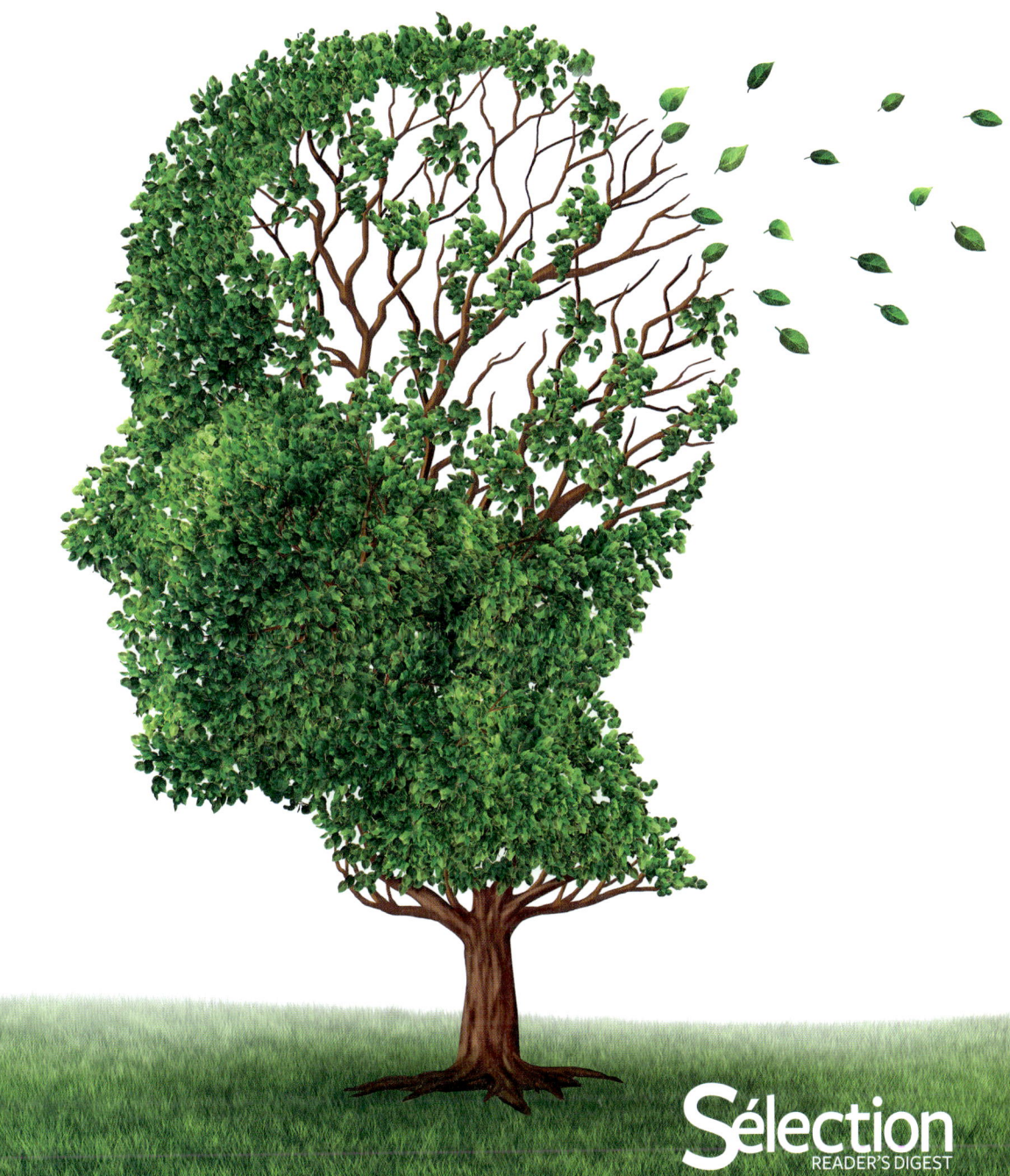

Sélection
READER'S DIGEST

Préface

Le diagnostic d'une démence fait naître peurs et préoccupations non seulement chez la personne concernée, mais aussi chez ses proches et ses amis car ce type de maladie touche l'individu au plus profond de sa personnalité, effaçant son passé, bouleversant sa vie présente et le dépossédant de son avenir. Sans aide, bien des gens (les patients comme les proches) sont complètement dépassés. Rien d'étonnant, donc, à ce que la démence soit l'une des maladies les plus redoutées. Pourtant, s'il n'existe jusqu'ici encore aucun moyen de la guérir, on peut ralentir sa progression par une prise en charge précoce et, surtout, maintenir la qualité de vie de la personne concernée par un accompagnement attentionné.

Avant toute chose, il est important de rappeler que le terme « démence », dont l'acception populaire peut effrayer, désigne en neurologie une pathologie caractérisée par des symptômes précis. L'Organisation Mondiale de la Santé (OMS) en donne la définition suivante : « syndrome dans lequel on observe une dégradation de la mémoire, du raisonnement, du comportement et de l'aptitude à réaliser les activités quotidiennes. » S'il existe de nombreuses formes de démence, la maladie d'Alzheimer en est la plus répandue avec 60 à 80 % des cas concernés.

Cet ouvrage propose des informations, des conseils et de l'aide pour faire face aux différentes phases de la maladie : mesures préventives à appliquer aussi tôt que possible, suggestions pour gérer des sentiments pesants envers un proche atteint… Les questions les plus fréquentes et des propositions de réponses sont réunies à la fin de chaque chapitre.

Le riche index alphabétique ainsi qu'une liste indicative d'associations et d'organismes vous permettront de trouver rapidement l'information que vous recherchez.

Vivre avec un patient atteint de démence est difficile. L'objectif de cet ouvrage est de rendre cette épreuve plus supportable pour toutes les personnes impliquées.

Sommaire

Une maladie et son histoire

La démence légère

La démence intermédiaire

La démence sévère

De l'aide pour les aidants

Les mesures de prévoyance

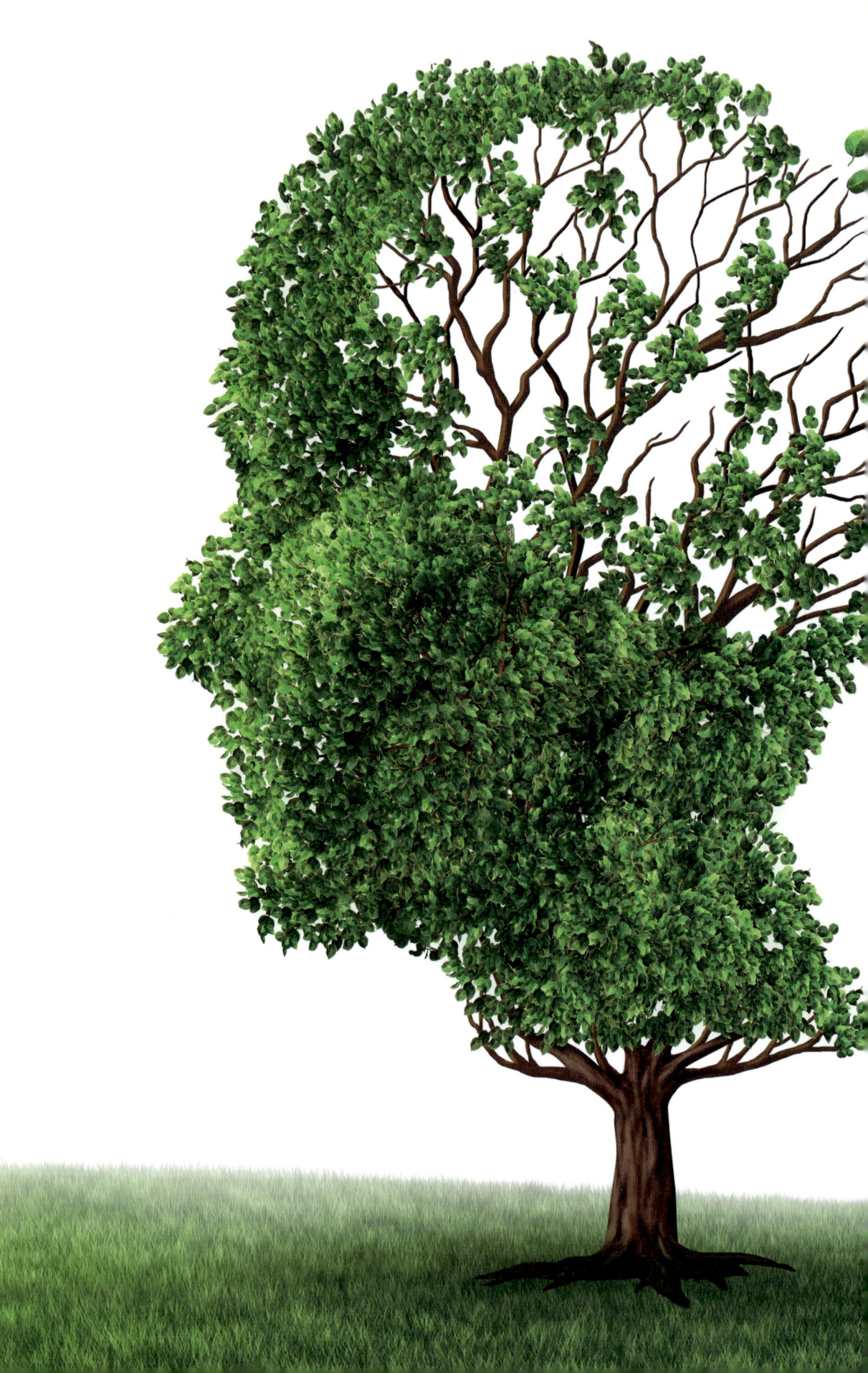

Une maladie
et son histoire

La démence, qui ne touchait jadis que des personnes très âgées, concerne désormais un pourcentage élevé de la population partout dans le monde. Comment apparaît-elle, est-elle prévisible et de quelles thérapies disposons-nous ?

Que signifie la démence pour nous ?

Vous est-il déjà arrivé d'égarer vos clés ou d'oublier le nom d'un voisin ? De ne plus vous souvenir de votre code secret au distributeur automatique ?

Démence et vieillissement de la population

Nous avons souvent vite fait de minimiser une « absence » de la sorte par une remarque lapidaire du genre « Alzheimer te guette ». Nous nous laissons facilement aller à ce type de comportement, car la peur de perdre un jour la raison et le contrôle de soi nous incite parfois au cynisme. Mais cette peur n'est pas infondée, le risque est bien réel, compte tenu de l'allongement de la durée de vie.

Cette peur est d'ailleurs renforcée par les prévisions inquiétantes de l'Association internationale Alzheimer (Alzheimer's Disease International, ADI), qui prévoit que le nombre de malades atteints de démence passera d'environ 35,6 millions actuellement à 115 millions en 2050.

Le thème de la démence préoccupe de plus en plus la société et envahit notre (sub)conscient : il ne se passe en effet pas une semaine sans qu'une personnalité révèle être atteinte de la maladie d'Alzheimer ou que de nouvelles découvertes soient présentées dans les médias.

Outre la souffrance endurée par les intéressés et leur entourage, l'augmentation du nombre de malades entraîne des coûts considérables pour les villes, pour les collectivités locales et bien sûr – inévitablement – pour les individus concernés et leurs proches.

L'augmentation fulgurante du nombre de malades est surtout liée au vieillissement de la population. L'allongement de l'espérance de vie est en effet un progrès qui n'est pas sans conséquences. Si la médecine nous permet d'atteindre un âge toujours plus avancé, le risque d'être atteint de démence augmente avec l'âge et il n'existe aucun moyen de la guérir. Bien que le plus jeune patient atteint d'Alzheimer ait été frappé par la maladie à l'âge de 27 ans et en soit mort à 33 ans, la démence reste une maladie sénile frappant le plus souvent après 80 ans : alors que seulement 2 % des moins de

Les chiffres de la maladie d'Alzheimer en France

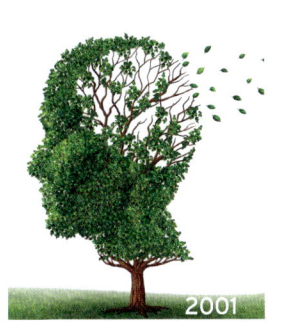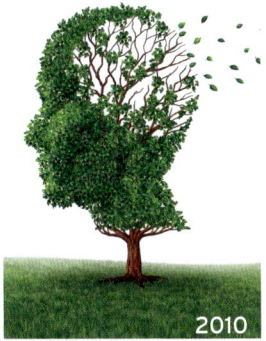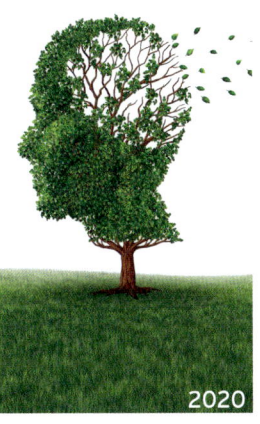

350 000 personnes concernées

860 000 personnes concernées

2 millions de personnes concernées

Évolution estimée du nombre de personnes atteintes en France. (Source : Fondation pour la recherche sur Alzheimer)

65 ans et 6 % des moins de 75 ans sont touchés, plus d'un individu sur cinq est concerné par la démence après 85 ans. Au-delà de 90 ans, c'est même un individu sur trois qui perd ses capacités cognitives, émotionnelles et sociales, autrement dit sa mémoire, sa sensibilité et ses aptitudes à participer à la vie sociale.

Bref aperçu des recherches sur la démence

Il n'y a donc rien d'étonnant à ce que, durant l'Antiquité et le Moyen Âge, alors que l'espérance de vie moyenne ne dépassait pas 30 ans à cause d'un taux élevé de mortinatalité et d'épidémies dévastatrices, la démence ait été largement inconnue. Le concept de « *dementia* » date néanmoins de l'an 40 après J.-C. L'érudit romain Aulus Cornelius Celsus (env. 25 avant J.-C.-50 après J.-C.) utilise alors pour la première fois ce terme (du latin *de*, sans, et *mens*, raison) dans ses écrits sur la médecine pour désigner l'état d'illusion permanente des sens, en expliquant en détail que la mémoire des vieillards pouvait être altérée.

En 1797, le médecin et psychiatre français Philippe Pinel (1745-1826) forge la définition actuelle de la démence avec tous ses symptômes et fournit ainsi la base de travaux de recherche ultérieurs.

En 1892, le psychiatre et neurologue Arnold Pick (1851-1924) décrit entre autres les liens entre la dégénérescence du cerveau et les troubles

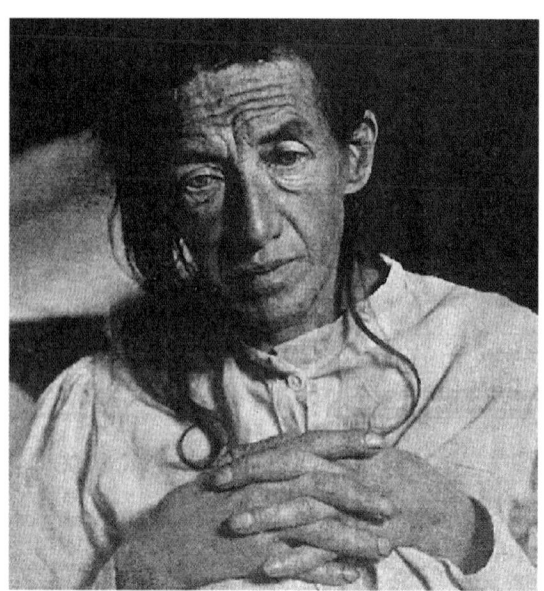

En 1901, Alois Alzheimer s'intéresse au cas d'Auguste Deter, alors âgée de 51 ans.

de la parole et du comportement liés à la démence. C'est en outre précisément à cette époque que le psychiatre et neurologue Alois Alzheimer (1864-1915) commence à étudier les modifications anatomiques et physiologiques chez ses patients après leur mort.

Médecin chef de l'asile municipal de Francfort, Alzheimer écrit une page de l'histoire de la médecine avec l'une de ses patientes, Auguste Deter. Il note l'évolution de la maladie chez cette femme internée relativement jeune en 1901 (elle a 51 ans) et qui n'est plus guère capable de répondre à des questions, n'a plus aucun repère et se comporte de manière étrangement agitée. Alzheimer est le premier à noter chez elle les symptômes typiques de la maladie : « Perd la mémoire (…), s'agite sans but dans l'appartement (…), semble ne plus se reconnaître (…), ne comprend plus certaines questions (…), oublie certaines syllabes en écrivant. »

Un peu plus de quatre ans plus tard, cette femme s'éteint « complètement abrutie ». Alzheimer examine le cerveau de la défunte et fait un constat sans équivoque : sur tout le cortex, il constate la dégénérescence de milliards de neurones.

Tout d'abord, personne ne s'intéresse à cette « maladie singulière du cortex ». Il faut attendre de nombreuses années après la mort d'Alois Alzheimer pour que ses découvertes retiennent à nouveau l'attention : dans les années 1970, l'actrice américaine Rita Hayworth (1918-1987), qui présente des symptômes de la « maladie d'Alzheimer », fait la une dans la presse. On se souvient alors de la maladie baptisée du nom de celui qui l'a découverte. Jusqu'à cette date, les spécialistes étaient convaincus qu'il devait s'agir de deux maladies différentes selon qu'elle touchait des personnes jeunes ou plus âgées.

Les recherches alors déclenchées permettent de dresser en 1984 la liste des critères définissant *Morbus Alzheimer* (en latin *morbus* = maladie) dans le monde entier. C'est la forme de démence la plus répandue, avec 50 à 70 % des cas, voire 80 % pour certains scientifiques. Maladie à part entière, elle concerne, à de rares exceptions près, surtout les personnes âgées. La démence artériosclérotique (avec détérioration des vaisseaux du cerveau), dont on a longtemps pensé qu'elle ne concernait que les seniors, est aujourd'hui appelée démence vasculaire, car elle est liée à des troubles circulatoires, et constitue, avec 20 % des cas, la deuxième forme la plus fréquente de démence. La démence d'Alzheimer et la démence vasculaire peuvent fusionner ou coexister. Environ 15 % des patients souffrent de ces deux formes de démence à la fois.

Une maladie qui affecte toute la famille

Toutes les formes de démence se caractérisent par une aggravation permanente de l'état du sujet, état qui finit inévitablement par exiger des soins constants. Dans les pays industrialisés, la démence est même la pathologie la plus fréquente, requérant des soins à domicile, essentiellement assurés par les proches.

Ces soins les occupent souvent à plein temps. Si cela allège énormément les caisses d'assurance maladie, au vu des coûts de placement, c'est une lourde charge pour les proches. Derrière l'illusion d'une vie de famille intacte, ils sont nombreux à souffrir de stress, de surmenage et d'épuisement

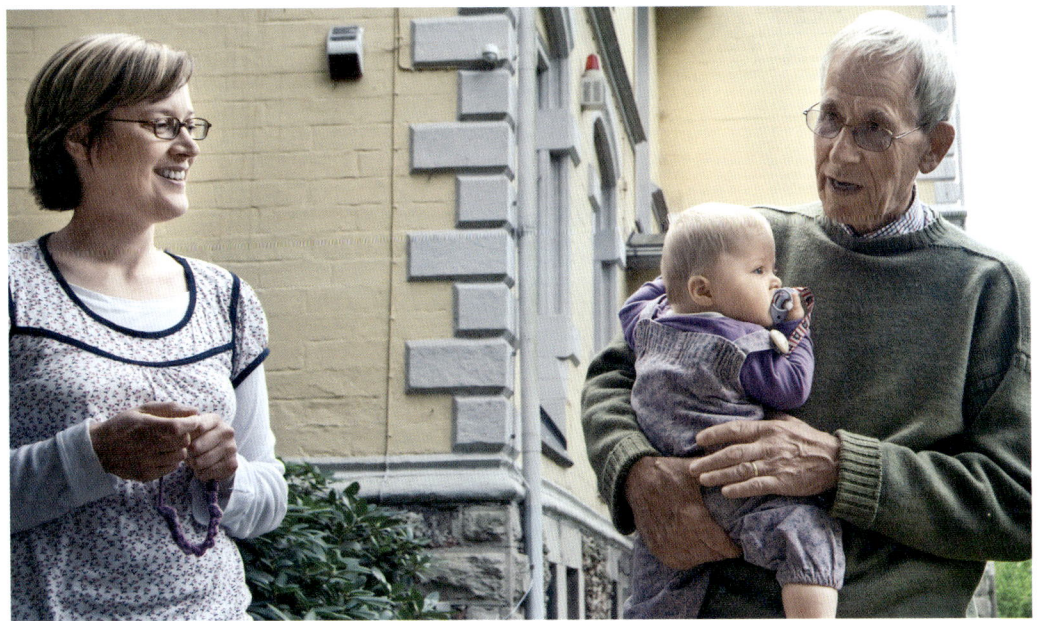

Au début, les patients souffrant de démence participent encore activement à la vie de famille, comme cet ancien ingénieur, qui tient son petit-fils dans ses bras.

psychique et physique. De récentes études ont montré que plus de la moitié d'entre eux souffraient de burn out (épuisement professionnel), de dépression d'épuisement et d'angoisses, tout cela réduisant également considérablement leur espérance de vie.

C'est la raison pour laquelle la question du soutien aux patients et à leurs proches est si fondamentale, de même que l'étude de nouveaux concepts de logement, de nouvelles possibilités d'accompagnement et de nouvelles formes de soins.

Les différents modèles en Europe

Le problème s'aggravant, les Pays-Bas ont montré l'exemple en empruntant dès avril 2008 une toute nouvelle voie : 160 patients atteints de démence à un stade avancé ont été accueillis à Weesp, près d'Amsterdam, dans le « village » d'Hogewey. Supermarché, coiffeur, théâtre, café et restaurant permettent aux patients de vivre dans des conditions tout à fait normales. Regroupés en communautés, ils sont suivis en permanence par des professionnels. Les frais de ce modèle éprouvé, qualifié par les experts de meilleur concept de soins à ce jour, sont pris en charge par l'assurance maladie. En France et en Suède, des foyers et des communautés privilégiant une vie au quotidien tout à fait normale ont été créés. Les occupants vivent par petits groupes dans ces lieux qui n'ont pas le caractère d'une institution. Même si l'on préconise de plus en plus en Allemagne d'imiter le modèle hollandais, cela

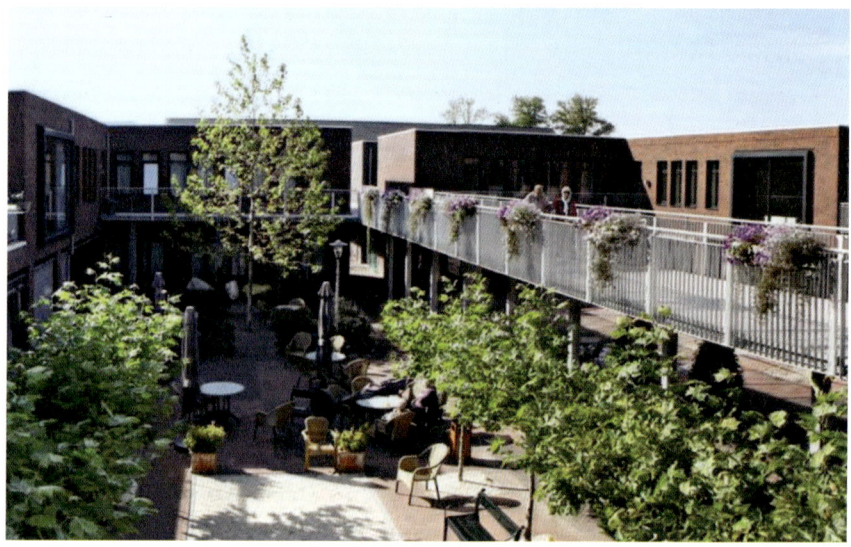

Lotissement pour patients atteints de démence à Hogewey, aux Pays-Bas.

ne cache pas l'indigence de l'aide et des soins apportés aux patients dans ce pays. Cette carence tient également au fait que les « cliniques de la mémoire » (centres axés sur le diagnostic et la recherche) sont encore très rares. En France, les « consultations mémoire » se multiplient et les structures d'accueil ont beaucoup évolué ces dernières années.

Sur le modèle suivi par la France, l'Angleterre, la Norvège et l'Écosse, qui ont déjà défini et mis en œuvre un cadre et une stratégie pour les patients Alzheimer (Plan Alzheimer 2008-2012 en France), l'Allemagne souhaite améliorer la situation des personnes souffrant de démence et de leurs familles,

En bref

La coopération européenne

Avec près de 7 millions de personnes touchées en Europe, la maladie d'Alzheimer et les maladies apparentées constituent une priorité en termes de santé publique pour tous les États de l'UE. Lancée en 2011, l'action conjointe ALCOVE (Alzheimer COoperative Valuation in Europe) a abouti en mars 2013 à la publication de recommandations concernant essentiellement la qualité de vie des patients et des aidants, leur autonomie et leurs droits. L'objectif était de faire une synthèse des travaux de recherche et des prises en charge (pratiques et organisation) existants et de formuler des préconisations communes.

notamment par le recours à des équipes spécialisées multisectorielles, réunissant personnel de soins, thérapeutes, psychologues, travailleurs sociaux, conseillers psychologues, ainsi que des représentants des caisses d'assurance maladie et d'associations professionnelles. En France, les mesures prises visent plusieurs objectifs, notamment le diagnostic précoce grâce à la mise en place de centres d'expertise régionaux et d'un réseau de cabinets spécialisés. Ces mesures prévoient en outre l'accès aux médicaments (inhibiteurs de l'anticholinestérase et mémantine), la prise en charge complète des frais de traitement par les caisses d'assurance maladie et l'accompagnement au domicile, avec un soutien par des allocations permettant aux seniors de s'offrir l'aide de professionnels.

Les structures d'accueil ont également beaucoup évolué. Les maisons de retraite sont devenues des EHPAD (établissements d'hébergement pour personnes âgées dépendantes) et doivent répondre à un cahier des charges précis en termes d'environnement architectural, de personnel, etc. Au sein de ces EHPAD ont été créées des unités protégées ou unités de soins Alzheimer. Le Plan Alzheimer 2008-2012 prévoit le développement de nouvelles structures, pôles d'activités et de soins adaptés (PASA) et unités d'hébergement renforcées (UHR). Les PASA sont destinés à accueillir à la journée les personnes malades des EHPAD mal intégrées dans les services non spécifiques. Les UHR sont des unités sécurisées permettant la prise en charge à temps plein des personnes présentant des troubles du comportement sévères.

Nul n'est à l'abri

Depuis que l'ex-président américain Ronald Reagan (1911-2004), la Première ministre britannique Margaret Thatcher (1925-2013) ou le prix Nobel de physique chinois Charles Kao (né en 1933) ont été touchés par cette maladie, on sait avec certitude qu'elle n'épargne personne, ni les puissants ni les cerveaux les plus brillants de ce monde. Des acteurs qui entraînaient constamment leur mémoire en apprenant leurs rôles, comme Peter Falk (1927-2011) ou Annie Girardot (1931-2011) n'ont pas non plus été épargnés.

Chaque patient est avant tout un être humain qui, une fois le diagnostic posé, est tout à fait conscient de s'engager sur « le chemin qui le mène au crépuscule de sa vie » (Ronald Reagan). L'image d'un être décrépit condamné à dépérir nous afflige et nous plonge dans le désespoir, surtout lorsqu'il s'agit de soi-même ou d'un proche. Günther Sachs (1932-2011), photographe et playboy des années 1960, a préféré se suicider plutôt que d'atteindre un stade de la maladie marqué pour lui par la dépendance et qui ne valait donc pas la peine d'être vécu. Il s'est refusé à croire que l'on pouvait, malgré la démence, conserver longtemps une certaine qualité de vie, rester relativement indépendant et vivre encore de beaux moments. « Perdre mentalement le contrôle sur ma vie constituerait un état indigne contre lequel je me suis farouchement décidé à lutter » (extrait de sa lettre d'adieu).

Conseils pour les proches

Aux premiers signes de confusion mentale et de perte de mémoire chez un parent, allez avec lui consulter son médecin traitant. Si la démence n'en est qu'à un stade peu avancé, une prise en charge précoce pourra l'aider à vivre encore quelques années de façon autonome.

Comment s'installe une démence ?

Que se passe-t-il dans le cerveau d'une personne
qui perd la mémoire et ses capacités cognitives ?
Une classification des formes de démence suivant
leurs causes nous éclaire sur les chances de guérison.

En détruisant les structures du cerveau sur lesquelles reposent les facultés intellectuelles, la démence perturbe les capacités cognitives, l'orientation, l'intelligence, la mémoire, le jugement, le langage et les activités de la vie quotidienne.

On distingue démence primaire et démence secondaire. La **démence primaire**, dans laquelle le cerveau est directement touché, est incurable. Elle se divise à son tour en deux formes : dans la démence dégénérative, la maladie d'Alzheimer essentiellement, il y a dégénérescence (mort) des cellules nerveuses (neurones) du cerveau. L'autre forme, provoquée par des accidents vasculaires cérébraux, est la démence vasculaire. On trouve en outre souvent des formes hybrides.

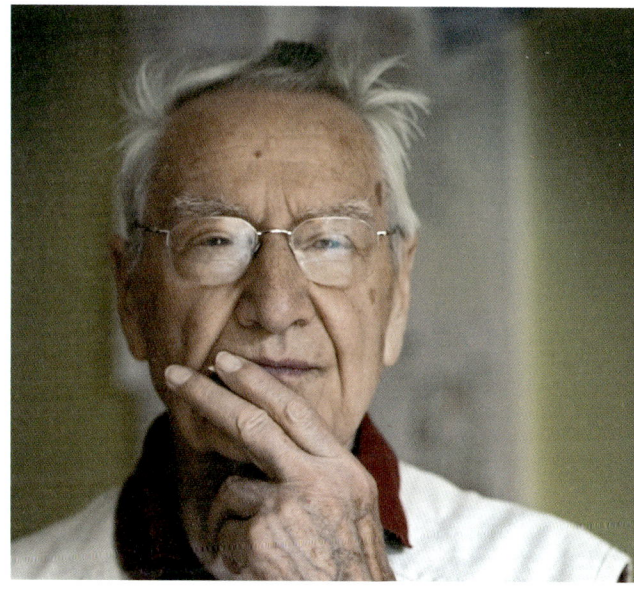

Depuis le début de sa maladie, il y a huit ans, cet ancien linguiste est en permanence tributaire d'une aide externe.

La **démence secondaire**, dans laquelle le cerveau n'est pas encore touché, est liée à une autre pathologie, notamment des troubles du métabolisme, des carences ou une tumeur cérébrale. Cette affection sous-jacente altère le fonctionnement du cerveau, entraînant une démence. En traitant la maladie sous-jacente, on peut atténuer ou même faire disparaître les manifestations de démence. C'est pourquoi l'on parle aussi de démence « réversible ».

S'ils se soldent tous par une dégénérescence des structures cérébrales, les différents types de démence peuvent avoir jusqu'à une centaine de causes. Et bien que l'on soit aujourd'hui capable d'identifier de nombreux aspects de la maladie, on ne sait pas encore pourquoi autant de neurones sont détruits. À l'heure actuelle, on peut citer les facteurs suivants.

Dépôts de protéine amyloïde et plaques séniles

Dans la démence de type Alzheimer, des dépôts de protéine se forment dans le cerveau, dans l'hippocampe et le lobe frontal. L'hippocampe est une région qui agit comme un centre de commutation et redirige les informations vers les autres régions du cerveau, alors que le lobe frontal préside à la fonction locomotrice. Les dépôts sont des fragments résultant de la décomposition de la protéine APP (pour *amyloid precursor protein*, protéine précurseur de l'amyloïde). Difficilement solubles, ils forment entre les neurones des amas toujours plus importants. Appelés plaques séniles, ces amas sont responsables de la destruction des cellules nerveuses et de leur fonctionnalité.

Dégénérescences neurofibrillaires

La démence de type Alzheimer se caractérise également par la formation d'amyloïdes, résultant de l'enchevêtrement de protéines (protéines tau) et de faisceaux de fibres (neurofibrilles) au niveau des cellules nerveuses. Les protéines tau participent au transport des substances nutritives vers les synapses via les neurones. Si ce transport est interrompu, les liaisons nerveuses n'opèrent plus, les signaux et les informations ne peuvent plus être transmis.

Les altérations se manifestent tout d'abord dans les lobes temporal et pariétal du cerveau. Le lobe temporal abrite le rhinencéphale, qui traite les impressions olfactives. Aussi, lorsque vous constatez qu'un proche perd de plus en plus l'odorat, vous devez absolument le signaler à un médecin car il peut s'agir d'un symptôme précoce de la maladie d'Alzheimer. Avec l'évolution de la maladie, des neurofibrilles se forment également dans bien d'autres régions du cortex cérébral.

Déséquilibre des neurotransmetteurs

Les cellules du cerveau produisent selon les régions différents types de neurotransmetteurs aux tâches très diverses.

Responsable de la réflexion, de l'apprentissage, du souvenir et de l'orientation spatiale, l'**acétylcholine** est par exemple produite par les cellules nerveuses de l'hippocampe. La maladie d'Alzheimer conduisant

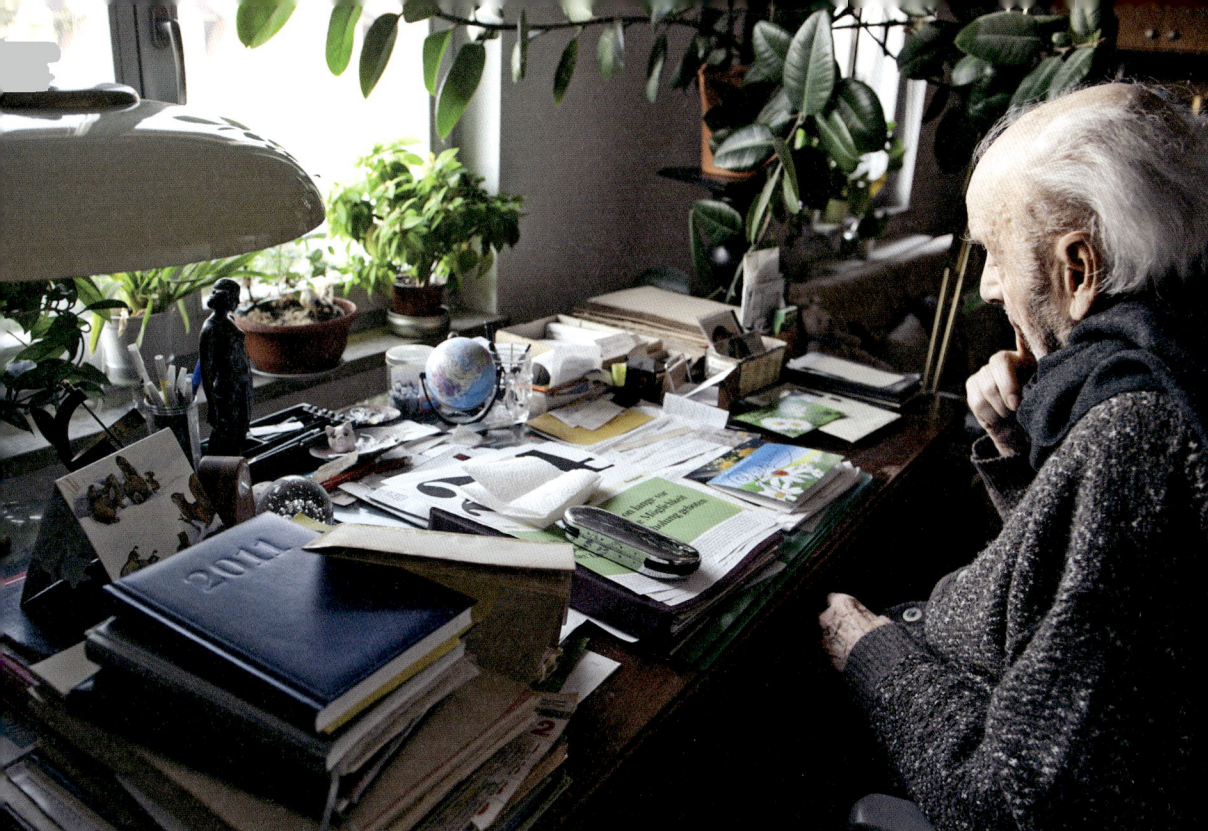

Pour cet ancien professeur de génie civil atteint de démence à un stade avancé, cé bureau est le dernier lien avec un monde qui lui échappe. Hébergé dans une résidence médicalisée, il est aidé par sa fille, qui vit tout près.

à leur destruction suite à la formation de plaques, le nombre de cellules sécrétant l'acétylcholine diminue. Les informations et les événements ne sont alors plus stockés dans la mémoire à long terme. Conséquences : le patient oublie par exemple rendez-vous, noms et numéros de téléphone.

Le **glutamate** est lui aussi responsable du fonctionnement de la mémoire. Ce neurotransmetteur joue un rôle important au niveau de l'hippocampe et de certaines zones du lobe frontal. La démence de type Alzheimer perturbe la libération et l'absorption du glutamate, qui se retrouve en excédent dans le cerveau. Alors qu'il est en temps normal libéré dans la fente synaptique entre deux neurones à réception d'un signal d'apprentissage, la maladie fait qu'on l'y retrouve en permanence. Ce dysfonctionnement rend la transmission des signaux beaucoup plus difficile. Sur-sollicités en permanence, les neurones finissent par devenir inopérants.

La **sérotonine** régule l'humeur en aidant au contrôle des impulsions. En cas de carence, le patient peut souffrir de dépression, de peur et d'agitation.

La **noradrénaline** régule également l'humeur ; alors qu'une carence peut conduire à la dépression, un excès rend irritable et entraîne des réactions d'une violence injustifiée.

Rupture des liaisons

Suite à la formation de plaques séniles et de neurofibrilles, les liaisons (synapses) entre neurones ne s'établissent plus et ces derniers ne peuvent alors plus communiquer entre eux. Disposant de 1 000 milliards de synapses et 100 milliards de neurones, le cerveau peut toujours acheminer les informations par d'autres voies, même lorsqu'une liaison ne s'établit pas, notamment suite à la formation de plaques séniles. Mais il ne peut compenser ces déficiences que dans une certaine mesure. Au-delà d'un seuil déterminé, des troubles de la mémoire et bien d'autres défaillances liées à la démence se manifestent progressivement.

Conseils pour les proches

Une démence secondaire peut souvent se guérir en traitant la maladie sous-jacente à l'origine des symptômes de démence. Un premier diagnostic très précis est alors décisif.

- Si vous soupçonnez une démence, accompagnez votre parent chez le médecin et parlez librement avec lui, surtout si votre parent témoigne d'une consommation abusive d'alcool.
- Indiquez au médecin le régime alimentaire de la personne concernée : est-elle exclusivement végétarienne ou ne consomme-t-elle au contraire pas assez de fruits, de légumes ou de fibres alimentaires depuis longtemps ?
- Il est souhaitable que la personne concernée passe des examens du cerveau (scanner ou IRM), en vue de déceler d'éventuels troubles circulatoires, tumeur ou autre traumatisme craniocérébral.

Troubles circulatoires et perturbation de l'approvisionnement en oxygène

Les troubles du métabolisme, comme ceux liés à un diabète par exemple, provoquent des dépôts calcaires et graisseux sur les parois des vaisseaux et entraînent une artériosclérose (calcification des artères). Dans les capillaires surtout, la circulation est entravée et les régions touchées ne reçoivent plus assez d'oxygène et de glucose. Ces dépôts peuvent aussi spontanément se dissoudre et être emportés avec le flux sanguin vers le cerveau. S'ils bouchent les tout petits vaisseaux, il peut se produire un accident cérébral (sous forme d'attaque) : une partie du cerveau n'est plus irriguée et ses neurones meurent. Des dommages irréparables apparaissent après seulement quelques minutes. Mais ces accidents peuvent aussi être « silencieux », autrement dit passer inaperçus.

Carence en hormones thyroïdiennes

Une hypothyroïdie entraîne une carence en hormones thyroïdiennes, avec pour conséquence une lente baisse des capacités intellectuelles, notamment de l'attention, de la mémoire et du langage. Un traitement par les hormones thyroïdiennes peut dans ce cas combattre l'origine des symptômes de démence et guérir les troubles associés.

Carence en vitamine B12

Lorsque la vitamine B12 n'est pas bien absorbée par l'intestin, des signes de démence peuvent apparaître. L'absorption est régie par le facteur intrinsèque, qui est produit par l'estomac. Dans certaines affections gastro-intestinales, comme la maladie de Crohn, ce facteur n'est pas disponible en quantité suffisante et la vitamine B12 des aliments (viande, poisson ou lait, par exemple) n'est plus suffisamment absorbée. Une carence en vitamine B12 peut aussi provenir d'une alimentation strictement végétarienne ou d'une alimentation déséquilibrée, comme souvent chez les personnes âgées.

Abus d'alcool

L'abus régulier d'alcool sur de longues années se traduit presque toujours par des atteintes organiques et des troubles des fonctions physiologiques lourds de conséquences, mais il affecte aussi le cerveau. Si l'activité cérébrale est très restreinte, on parle d'encéphalopathie (atteinte du cerveau : du grec *enkephalos*, cerveau, et *pathos*, souffrance) alcoolique. On assiste à des symptômes semblables à ceux de la maladie d'Alzheimer : troubles de la mémoire, altération de la capacité de réflexion, de l'attention et de l'orientation spatiale. Une carence en vitamine B1, fréquente chez les alcooliques, peut en outre entraîner des états confusionnels.

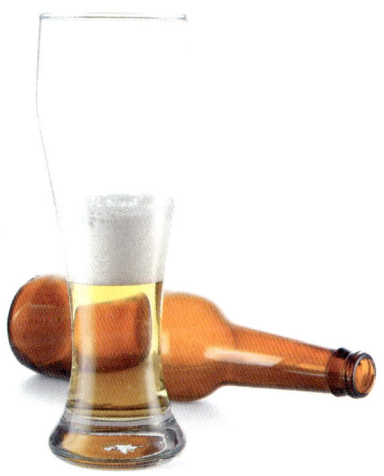

L'abus d'alcool entraîne des lésions du foie et du cerveau.

Tumeurs cérébrales et traumatismes craniocérébraux

Les tumeurs cérébrales (malignes ou bénignes), en particulier à évolution lente, peuvent entraîner une démence. Toutefois, une tumeur à évolution lente au niveau du lobe frontal ou temporal peut se traduire par des signes de démence. Les graves atteintes du cerveau que sont les traumatismes craniocérébraux ou les hémorragies cérébrales consécutives à une

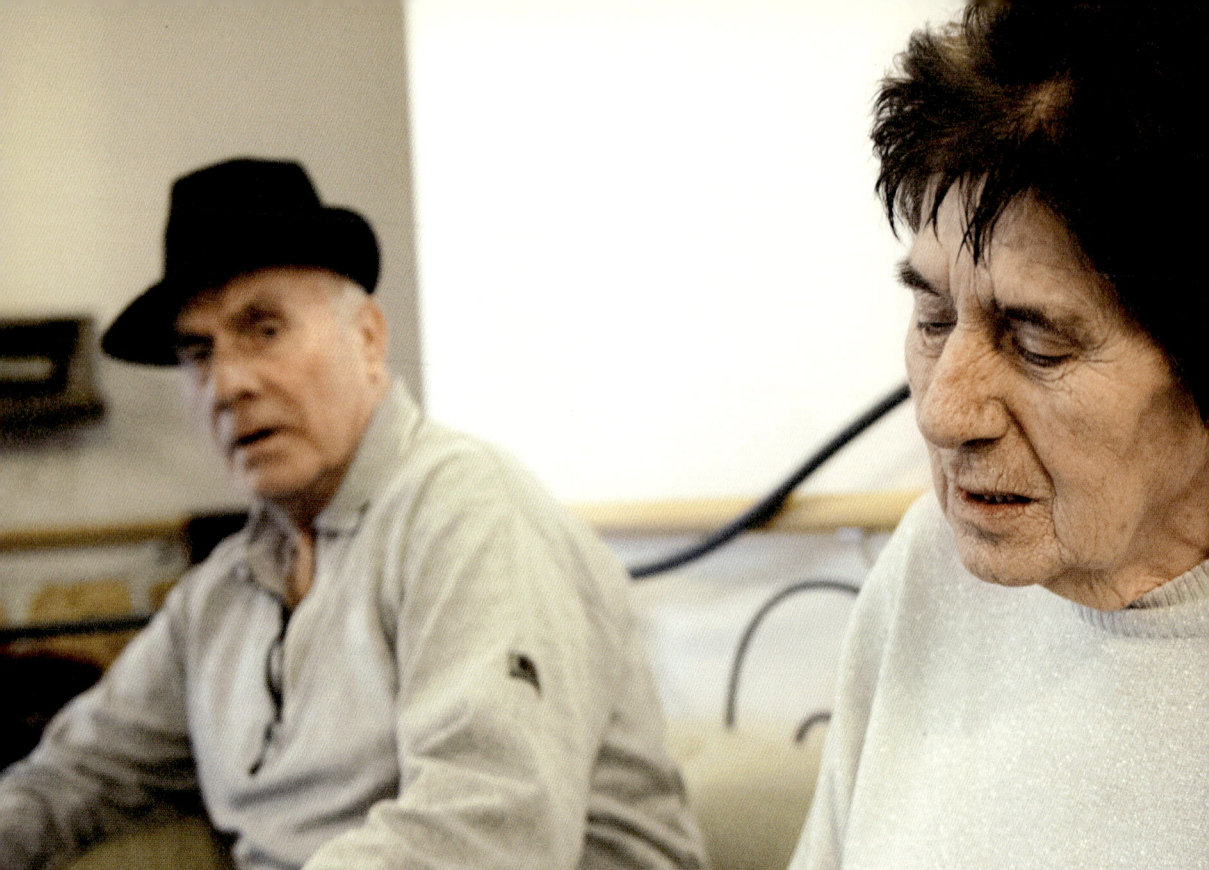

Atteintes de la maladie, ces deux personnes, qui se sont connues dans l'établissement de soins, se considèrent désormais comme un couple.

hypertension (AVC) peuvent avoir diverses conséquences, allant d'une diminution des capacités intellectuelles jusqu'aux formes de démence les plus graves.

Facteurs de risque liés au mode de vie

Les facteurs de risque cardiovasculaire, comme les troubles du métabolisme lipidique, l'hypercholestérolémie, l'hypertension, la sédentarité, le surpoids et le tabagisme, aggravent eux aussi le risque de démence vasculaire. Ces facteurs compromettent l'irrigation du cerveau et par conséquent son intégrité. Dans tous ces cas également, on peut souvent faire disparaître les symptômes en traitant l'affection sous-jacente.

Un cas plutôt rare : l'hérédité

Les prédispositions génétiques ne jouent apparemment aucun rôle dans la plupart des cas de démence. En effet, seulement 2 % des démences de type Alzheimer sont liées à l'hérédité, et donc d'origine génétique. Les personnes concernées ont subi des mutations (modifications génétiques) de certains chromosomes et sont touchées bien avant 60 ans.

Un trouble du développement, cause possible de la maladie d'Alzheimer

Selon des recherches récentes, la maladie d'Alzheimer pourrait être congénitale : dans le cerveau de patients décédés, des chercheurs ont trouvé nombre de cellules défectueuses susceptibles de constituer l'une des causes encore inconnues de démence. La maladie d'Alzheimer pourrait provenir d'un trouble du développement du cerveau d'origine congénitale, éventuellement prévisible dès le début de la vie. Normalement, l'organisme parvient à juguler la prolifération de cellules défectueuses, en les laissant mourir. Mais, chez les patients Alzheimer, cette protection naturelle semble ne pas fonctionner ou seulement de façon insuffisante. On ne dispose cependant pas encore de résultats définitifs à ce sujet.

Diabète

Des chercheurs ont établi que le diabète actionne un mécanisme qui pourrait diminuer l'apport d'oxygène au cerveau. C'est pourquoi les diabétiques sont plus touchés par la maladie d'Alzheimer et d'autres formes de démence que les non-diabétiques. De plus, les cellules grises ont besoin de beaucoup d'énergie pour fonctionner. Or le diabète réduit les capacités de l'organisme à assimiler le sucre destiné à produire cette énergie, c'est pourquoi toute hyperglycémie doit absolument être traitée.

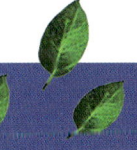

L'avis du médecin

Lorsqu'un parent ou un ami devient agressif et irritable sur une période prolongée, et qu'il se montre par ailleurs confus et étourdi, une démence est à suspecter. Abordez prudemment le sujet avec lui et essayez de le convaincre d'aller avec vous consulter un médecin. Ce dernier :
- s'intéressera à ses antécédents pour s'assurer que les symptômes ne sont pas liés à d'autres causes ;
- vérifiera l'existence éventuelle d'affections vasculaires ;
- procédera à d'autres tests permettant d'établir un diagnostic définitif.

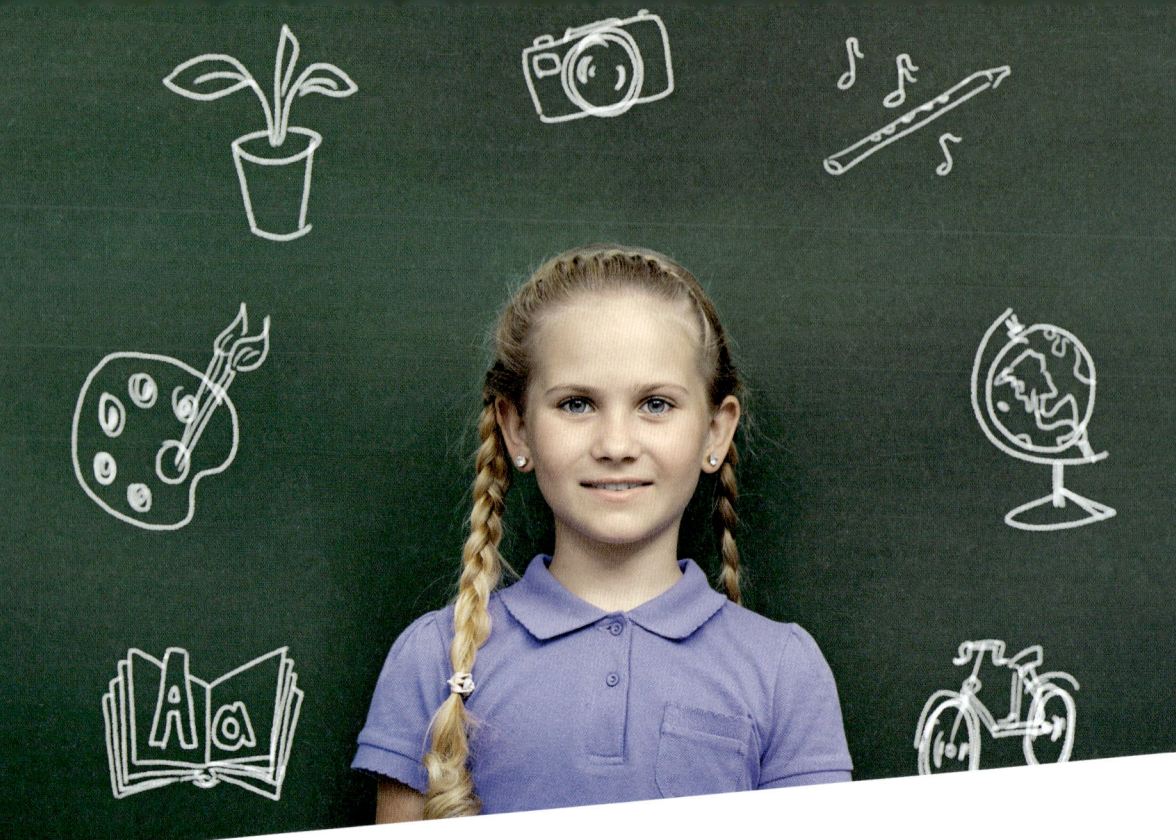

Comment se construit la mémoire ?

Apprentissage et mémoire sont intimement liés. L'un concerne l'acquisition de capacités motrices ou d'informations, l'autre leur mise en œuvre. Une grande partie de l'apprentissage est dévolue à l'acquisition de mouvements, comme la préhension, la course ou la parole. En détruisant certaines zones du cerveau, la démence altère nos facultés intellectuelles, dont l'orientation, la compréhension, le calcul, la capacité d'apprentissage, la capacité de jugement et le langage, ainsi que notre capacité d'accomplir certaines activités quotidiennes, comme le fait de s'habiller ou de s'alimenter.

La mémoire est la capacité du système nerveux à stocker, classer et rappeler des informations. D'une manière générale, les informations parviennent par trois phases dans la mémoire.

■ La **mémoire sensorielle** conserve les nouvelles impressions et informations de quelques millisecondes à quelques secondes ; toutes ces informations n'atteignent pas les autres zones de stockage.

- La **mémoire à court terme** conserve les impressions de quelques secondes à quelques minutes, au plus une à deux heures. Ensuite, ces impressions sont en quelque sorte écrasées.

- Par la répétition, les informations de la mémoire à court terme passent dans la **mémoire à long terme**, où elles se conservent des années. C'est dans ce type de mémoire que « puisent » les patients atteints de démence jusqu'à leur mort : ils peuvent encore réciter par cœur des poèmes appris dans l'enfance ou se souvenir d'événements très anciens. Les autres types de mémoire sont au contraire condamnés à passer toujours plus au second plan.

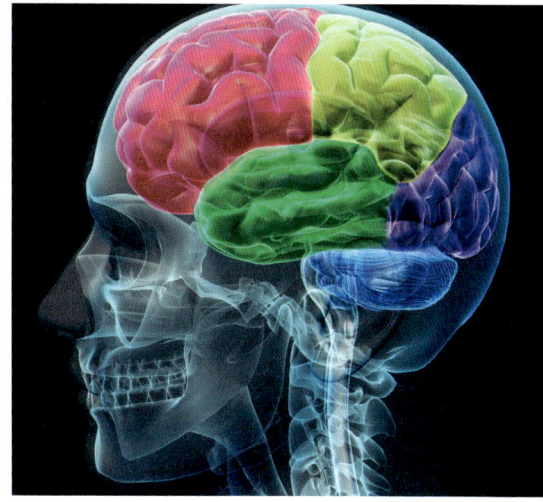

Le cerveau comprend le lobe frontal (rouge), le lobe temporal (vert), le lobe pariétal (jaune) et le lobe occipital (violet), ainsi que le cervelet (bleu).

Si le siège de la mémoire à court terme est situé dans le lobe frontal, la mémoire à long terme occupe différentes zones du cortex.

La mémoire à long terme regroupe diverses zones fonctionnelles. Le savoir et les événements que l'on peut restituer consciemment sont déposés dans la mémoire déclarative (explicite), coordonnée au niveau du lobe temporal par l'hippocampe, qui joue un rôle important dans l'apprentissage. C'est lui qui transmet, durant l'apprentissage, les informations à mémoriser, de la mémoire à court terme à la mémoire à long terme. C'est également lui qui, fonction importante, prend en charge l'établissement de liens spatio-temporels entre les informations.

La plasticité : un atout essentiel

Durant l'apprentissage, de nouvelles liaisons peuvent s'établir entre neurones. Ce type de capacité d'adaptation et d'apprentissage du cerveau est appelé plasticité. L'efficacité de la transmission du signal par les neurotransmetteurs peut elle aussi évoluer.

Durant l'apprentissage, les liaisons entre neurones se modifient de manière durable. Les neurones disposent de prolongements (axones) qui se ramifient de manière arborescente. Les extrémités des ramifications, appelées synapses, peuvent se fixer à la paroi cellulaire d'un autre neurone et établir ainsi une liaison. L'étendue de nos souvenirs se reflète par exemple dans le nombre de liaisons ou de molécules réceptrices.

Peut-on prévenir une démence ?

Plus on vieillit et plus le risque d'être atteint de démence est élevé. Il est donc légitime de s'interroger sur les mesures susceptibles de prévenir l'apparition de cette maladie.

À 60 ou 70 ans, certains individus sont autant en forme sur le plan physique et intellectuel que d'autres à 50 ans. Aujourd'hui, il n'est ainsi pas rare que les personnes en âge de cesser leur activité professionnelle n'éprouvent pas le désir de prendre leur retraite, contrairement à ce que l'on pouvait observer il y a encore quelques décennies. Elles souhaitent au contraire continuer à exercer des activités stimulantes et variées, sachant que le risque de démence croît avec l'âge et redoutant de n'être un jour plus capables de gérer leur vie seules.

De récentes études montrent que la santé intellectuelle est régie par de multiples facteurs et que les moyens d'agir sur elle sont donc très variés. Plusieurs éléments jouent un rôle essentiel dans la prévention des pathologies responsables de la démence : alimentation équilibrée, activité physique régulière, loisirs créatifs et contacts sociaux. Le cerveau a besoin de suffisamment de stimulations et d'incitations pour rester performant. Le mieux pour prévenir la démence est donc de rester actif sur le plan physique et intellectuel, comme nous allons le voir.

Une alimentation équilibrée pour un cerveau en bonne santé

Avec l'âge, les habitudes alimentaires influent sur l'agilité intellectuelle. Une alimentation équilibrée fournit au cerveau les nutriments, vitamines et sels minéraux dont il a besoin pour bien fonctionner. Elle protège en outre les vaisseaux de la calcification (artériosclérose) – jusque dans le cerveau. Une alimentation appropriée est donc en mesure de prévenir le vieillissement intellectuel. Des études récentes montrent en outre que le régime méditerranéen peut réduire le risque de démence. Adopter un régime équilibré, varié et savoureux permet ainsi de réduire le risque de démence en agissant sur les facteurs de risque que sont l'hypercholestérolémie, l'hypertension artérielle et le diabète. Les aliments suivants du régime méditerranéen devraient figurer tous les jours à votre menu :

- des fruits frais (pommes, poires, baies…) et des légumes (épinards, brocoli, tomates, poivrons…) ;
- des légumineuses (lentilles, haricots, petits pois…) et des fruits à écale (noix…) ;
- de l'huile d'une grande valeur nutritive, notamment de l'huile d'olive pressée à froid ou de l'huile de colza, de lin, d'arachides, de germes de blé ou de tournesol ;
- des produits céréaliers d'une grande valeur nutritive (pain, pâtes, nouilles, riz, couscous, polenta), si possible fabriqués à partir de farines de céréales complètes.

Le régime méditerranéen préconise d'augmenter sa consommation de produits laitiers maigres (lait, yaourt) et de réduire celle de produits laitiers gras (fromage gras, beurre, crème) et d'œufs. Il est en outre conseillé de manger du poisson deux ou trois fois par semaine, et une seule fois de la viande. Il s'agit d'un régime riche en substances limitant le risque de démence, à savoir les acides gras polyinsaturés, notamment les acides gras oméga-3, l'acide folique, mais aussi les vitamines A, E et B. Parallèlement, le régime méditerranéen prévoit moins de viande et réduit ainsi la consommation d'acides gras saturés, mauvais pour la santé, ce qui entraîne une baisse du taux de cholestérol.

Voici la liste des nutriments susceptibles de prévenir une démence et les aliments qui en contiennent.

Acides gras oméga-3 : noix, tofu, huile de colza, de soja, de graines de lin et d'arachides, ainsi que fruits de mer et poissons tels que le saumon, le maquereau, la truite, le hareng et le thon. Attention, le thon peut être chargé en mercure, mieux vaut donc limiter sa consommation.

Acide folique : agrumes, champignons, brocoli, épinards, chou-fleur, chou frisé et chou de Bruxelles, asperges, tomates, jaune d'œuf, seigle complet, germes de blé, cacahuètes, levure et foie.

Vitamine B6 : cerises, bananes, ail, produits à base de céréales complètes, légumineuses et viande.

Vitamine B12 : poisson, essentiellement.

Enfin, les **vitamines E et C** réduisent le « stress oxydatif » des neurones.

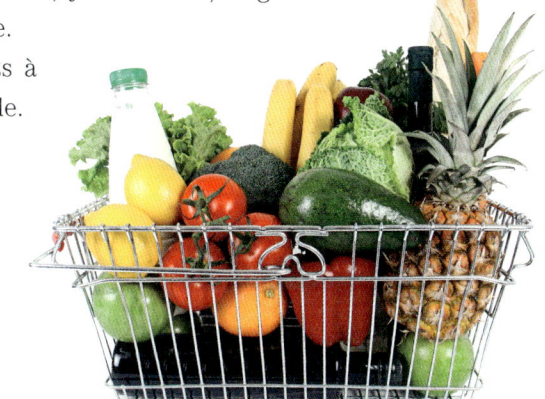

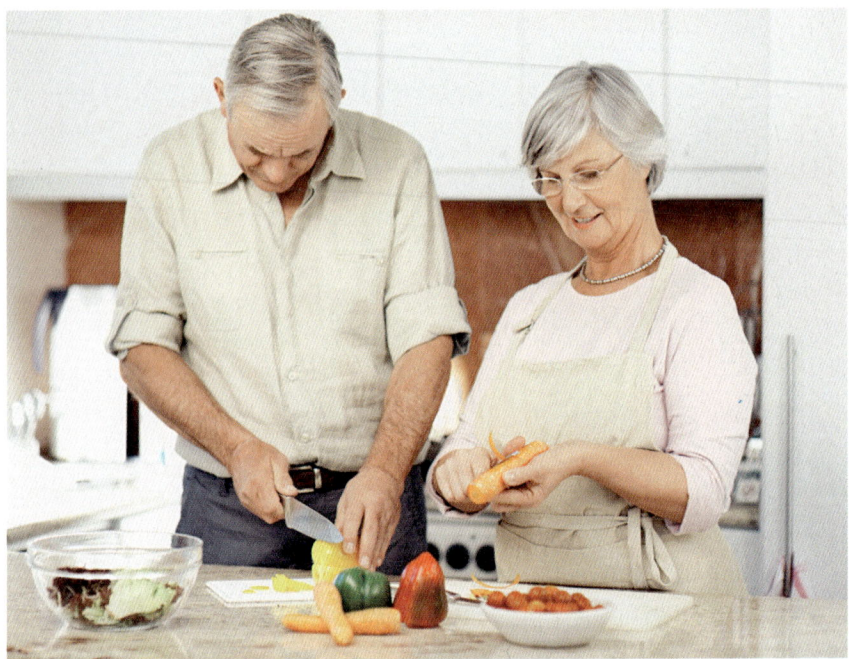

Le respect d'un régime équilibré sa vie durant peut contribuer à prévenir les risques de démence.

Ce stress résulte des radicaux libres générés lors du métabolisme cellulaire. Ce sont des composés oxygénés hautement réactifs libérés dans l'organisme sous l'effet des rayonnements UV, des polluants atmosphériques et des produits chimiques. Un taux trop élevé de radicaux libres provoque des lésions cellulaires, qui entraînent à leur tour le vieillissement et favorisent le développement de nombreuses maladies, notamment cardiovasculaires, ainsi que de la démence. Les substances « piégeant » les radicaux libres, dont les vitamines E et C, sont donc des agents antivieillissement. On trouve la vitamine E dans les noix, le lait et les huiles végétales, alors que la vitamine C est fournie par les fruits et légumes.

Présents eux aussi dans les fruits et légumes, les flavonoïdes sont des antioxydants censés prévenir la démence, comme l'indiquent de récentes études.

La caféine (du café mais aussi de divers thés) aide le cerveau dans le traitement des informations et exerce sur lui une action protectrice.

L'avis du médecin

- Effectuez régulièrement des tests de dépistage et des bilans de santé.
- Si, alors que vous avez atteint la cinquantaine, votre médecin vous trouve de l'hypertension, trop de cholestérol, un léger « diabète gras » ou toute autre affection chronique, faites votre possible pour retrouver une tension et des paramètres sanguins normaux. Il en va de la préservation de vos organes.
- Aux premiers signes d'AVC, appelez immédiatement le SAMU (15). Seule une intervention rapide permet d'éviter des lésions de zones importantes du cerveau. Voici les divers signes précurseurs : vertiges, troubles de l'équilibre, faiblesse soudaine, sensations d'engourdissement d'un côté du corps, sensation de ne plus pouvoir parler ou voir correctement, violents maux de tête. Même si ces symptômes disparaissent après quelques minutes, il faut appeler sans attendre un médecin de garde, car il peut s'agir d'une forme légère d'AVC, susceptible de provoquer des lésions assez importantes dans le cerveau.
- En attendant le médecin, surveillez le patient et occupez-vous de lui. Placez-le de sorte à éviter les chutes, qui pourraient entraîner des lésions.

De nouvelles études montrent que la consommation régulière de café peut réduire le risque de démence. La consommation modérée d'alcool au quotidien, soit un petit verre de vin ou de bière, un dé à coudre de vin liquoreux, protège les vaisseaux et peut réduire le risque de démence. Pour éviter toute lésion organique, tâchez toutefois de ne pas dépasser ces doses.

De l'importance de traiter les maladies sous-jacentes

Chez la personne âgée, la démence peut provenir de certaines maladies chroniques sous-jacentes comme l'hypertension artérielle, l'hypercholestérolémie, le diabète ou encore la dépression. Le respect d'une bonne hygiène de vie et le traitement de ces éventuelles pathologies sous-jacentes sont déterminants pour votre santé psychique à un âge avancé. Vous pouvez par exemple diviser le risque de démence par deux en faisant baisser votre tension.

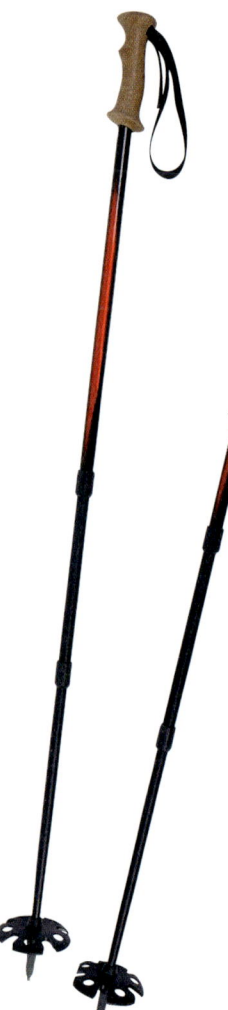

De l'exercice pour le corps et l'esprit

Si l'activité physique renforce la sensation de bien-être ainsi que les capacités physiques, elle protège aussi le système cardiovasculaire ainsi que le cerveau! Pour ce dernier, l'exercice physique est en effet aussi important que l'activité intellectuelle. Une activité physique régulière entre 30 et 60 ans permet ainsi de réduire le risque de démence de manière notable. Mais il n'est jamais trop tard : même après 60 ans, trois séances de 30 minutes par semaine suffisent à réduire d'un tiers le risque de démence. Les activités qui développent l'endurance en particulier sont très bénéfiques pour la santé mentale : une personne très active sur le plan physique gagnera en capacité de réflexion, de concentration et d'orientation, et sera souvent de meilleure humeur! La pratique sportive doit toutefois rester modérée : évitez de vous surmener (sans trop vous ménager pour autant). Voici quelques activités adaptées :

- randonnée, marche nordique, promenade rapide, jogging, vélo, natation et yoga ;
- tennis, football, golf, tennis de table, squash, volley-ball, basket-ball ;
- danse, bowling.

L'important, c'est de se faire plaisir. Pour se motiver, le mieux est de pratiquer à plusieurs, avec des amis, dans un club ou avec un groupe informel d'amateurs.

Remarque : même en débutant à un âge très avancé, vous ressentirez les effets bénéfiques de l'exercice physique sur votre agilité intellectuelle – surtout si votre pratique est régulière.

Apprendre sa vie durant aide à garder l'esprit vif

Il est toujours bénéfique d'apprendre et d'entretenir sa capacité d'adaptation. Le cerveau est en effet programmé pour assimiler de nouvelles connaissances tout au long de la vie, et il a besoin en permanence de stimulations pour rester sain et performant. Les capacités intellectuelles semblent être liées non seulement au nombre de neurones, caractère inné déterminé par

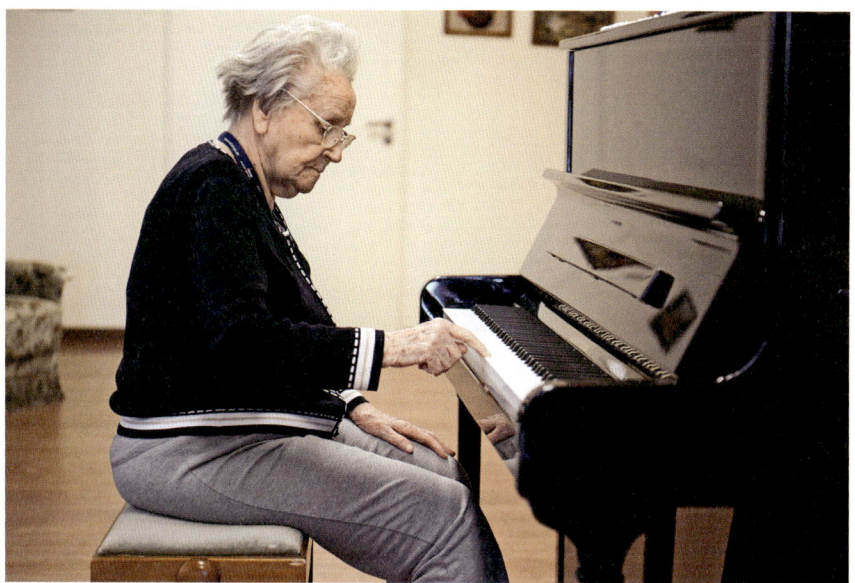

Quiconque a joué un jour d'un instrument pourra encore jouer des mélodies simples même lorsque la démence s'est installée.

le volume cérébral, mais aussi à l'étendue de leurs connexions. Un cerveau doté de nombreuses synapses dispose ainsi de grandes réserves cérébrales. Ces réserves protègent de la démence en compensant les lésions provoquées par les plaques et fibrilles que génère la maladie d'Alzheimer. Chez l'individu disposant d'importantes réserves cérébrales, les symptômes de la maladie n'apparaissent donc que tard, voire pas du tout, bien que le cerveau soit déjà touché.

On peut étendre ses réserves toute sa vie, car un cerveau sain s'adapte en permanence à son environnement. Selon les besoins, des liaisons sont établies entre les cellules, puis détruites lorsqu'elles ne sont plus utilisées. Chaque nouvelle impression entraîne un rapide processus de transformation. De nouvelles liaisons s'établissent entre les neurones, jusqu'à former des réseaux. Plus l'individu em-

En bref

« Qui jeune n'apprend, vieux ne saura », dit le proverbe. Or le cerveau est à tout âge réceptif à de nouvelles informations : l'apprentissage est toujours possible, et même nécessaire à notre (sur)vie. Apprendre une langue étrangère, à jouer d'un instrument de musique ou une chorégraphie fournit à notre cerveau des informations qu'il doit analyser, interconnecter et stocker, ce dont il a besoin pour conserver son agilité et prévenir une atteinte de démence.

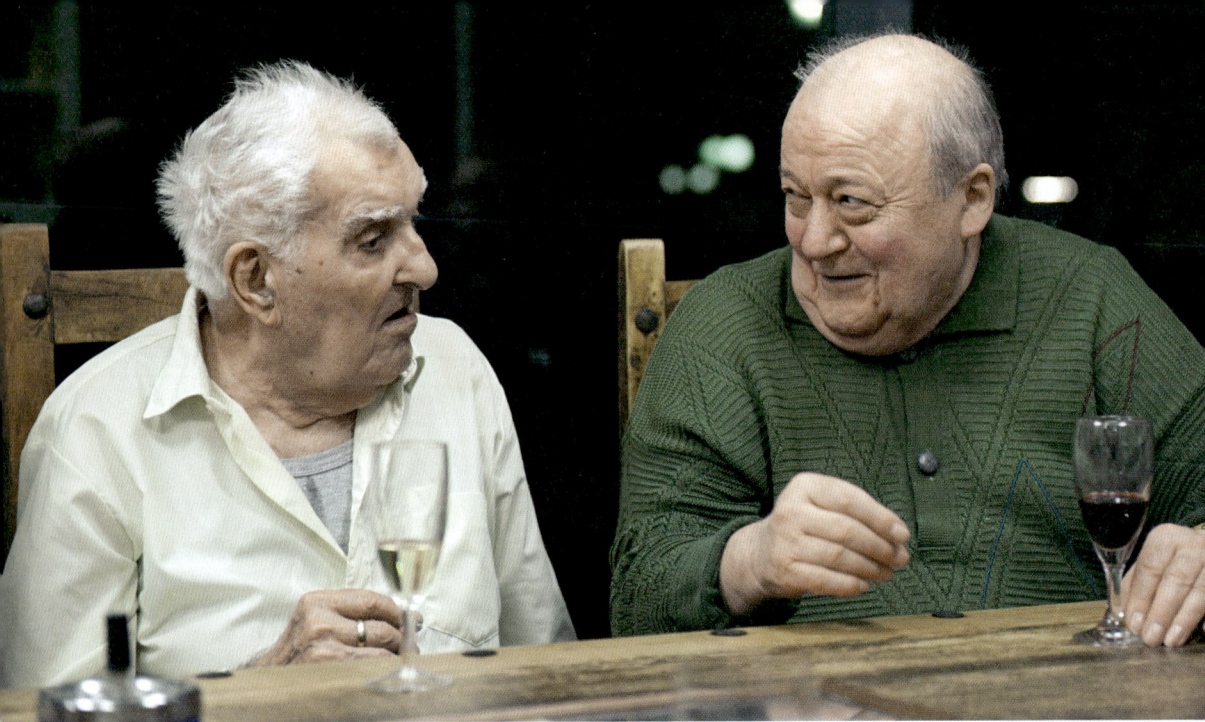

Nul besoin d'abandonner certaines vieilles habitudes bien agréables.

magasine de nouvelles impressions et se donne de défis, plus les neurones sont interconnectés et plus les réserves augmentent.

Organiser librement sa journée, exécuter les tâches et obligations quotidiennes, participer à des activités intellectuellement stimulantes jusqu'à un âge avancé aide à prévenir la démence. Ces activités font travailler le cerveau et échanger. Mais on peut aussi le solliciter par de simples activités quotidiennes manuelles et créatives : rédaction de lettres, couture, tricot, cuisine et jardinage.

L'important est d'éviter la routine et de se renouveler, en tricotant par exemple de nouveaux motifs ou en aménageant un lopin de terre autrement. Parmi les activités stimulantes, citons la lecture de livres et de journaux, les jeux de damier (dames et échecs) et les sorties culturelles (bibliothèque, musée, cinéma, théâtre, etc.).

Abordez les situations nouvelles avec curiosité : essayez des activités différentes, suivez par exemple un cours de théâtre et montez sur scène, changez de trajet pour aller au travail ou de destination dans votre promenade quotidienne… Cela maintiendra votre cerveau en éveil, affinera votre perception des choses et vos capacités d'orientation. D'autres activités encore peuvent stimuler votre cerveau.

- Apprenez une langue étrangère pour les prochaines vacances.
- Prenez en charge des projets reconnus d'utilité publique ou des activités bénévoles.
- Préparez un diplôme de fin d'études (le bac par exemple, ou tout autre examen qui vous tient à cœur).

- Familiarisez-vous avec de nouveaux médias.
- Effectuez des recherches sur des projets régionaux en cours, la généalogie de votre famille… dans des archives ou sur Internet.
- Écrivez des histoires.
- Apprenez à jouer aux échecs…

Le pouvoir stimulant du contact

Plus on a de contacts, plus on a de chances de conserver sa vivacité intellectuelle. Dans notre jeunesse, nous sommes presque automatiquement entourés de gens et de membres actifs de la société. Nous prenons souvent les repas en famille pour échanger sur la journée, nous voyageons avec des amis et discutons avec nos collègues. Notre cerveau travaille tous les jours, car les nouvelles informations et impressions nous parvenant verbalement doivent être analysées et interconnectées. Nous percevons par ailleurs les gestes et les mimiques des autres, et nous éprouvons des émotions. Les contacts sociaux font travailler la mémoire à court terme, la perception et le centre névralgique du plaisir, dit cortex somato-sensoriel.

Les personnes qui en rencontrent souvent d'autres ou qui discutent régulièrement au téléphone ont des capacités intellectuelles bien plus développées que celles qui ont peu de contacts sociaux. Même à un âge avancé, il existe bien des possibilités de nouer des contacts.

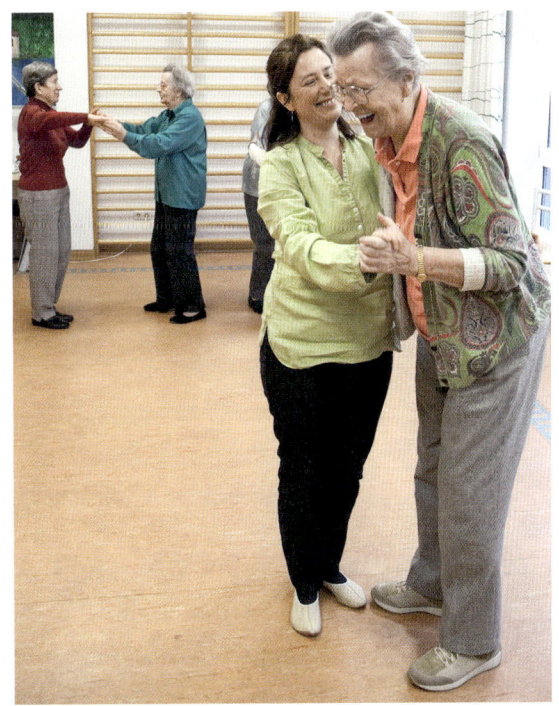

- Informez-vous sur le programme culturel et associatif de votre localité et programmez des sorties.
- Suivez les cours qui vous intéressent dans les MJC, les centres culturels, etc.
- Participez à des voyages organisés.
- Renseignez-vous sur la possibilité d'exercer des activités bénévoles.
- Participez à la vie de l'établissement scolaire de vos petits-enfants.

Questions-réponses

Un petit oubli ne marque pas forcément le début d'une démence. Et on ne consulte pas immédiatement son médecin pour quelques « absences ». Les questions-réponses qui suivent sont destinées à vous aider à mieux aborder la maladie.

? Dois-je prendre de la vitamine E pour prévenir une démence ?

La vitamine E est censée prévenir la démence en aidant à limiter les effets nocifs des radicaux libres sur les cellules. Une alimentation équilibrée nous en fournit suffisamment. Un apport supplémentaire, notamment sous forme de préparation vitaminée, n'est pas forcément recommandé, car un excès de vitamines semble perturber le mécanisme de défense propre aux cellules. En effet, celui-ci ne fonctionne plus s'il n'y a plus assez de radicaux libres. Pour certaines fonctions, l'organisme a même besoin de ces radicaux libres réactifs, par exemple pour protéger le métabolisme cérébral contre les virus et les bactéries.

? Alzheimer et démence, quelle est la différence ?

La démence est le concept générique désignant divers troubles des performances intellectuelles et psychiques, comme les troubles de la mémoire et de la parole, et les altérations du contrôle de l'humeur et du comportement. Les diverses formes de démence ont de multiples causes, la plus fréquente étant la maladie d'Alzheimer, qui se traduit par la disparition progressive de neurones et synapses dans certaines zones du cerveau.

? Mon mari boit régulièrement depuis des années, cela peut-il expliquer ses étourderies ?

La consommation régulière et excessive d'alcool peut non seulement se traduire par une dépendance, mais également entraîner d'importantes lésions cérébrales. À long terme, le cerveau peut même s'atrophier.

? Quels sont les bienfaits de la gymnastique cérébrale ?

Les mots croisés, les sudokus, les casse-tête ou tout type de « gymastique cérébrale » entraînent évidemment la mémoire, mais uniquement pour des tâches bien définies. Ces exercices ne permettent pas d'améliorer les autres aspects de la performance mémorielle. Pour entraîner le cerveau dans sa globalité, les exercices de mémoire doivent stimuler plusieurs de ses fonctionnalités, changer constamment et rapidement pour l'exploiter jusqu'à ses limites. La capacité de rétention générale est améliorée par les jeux qui confrontent en permanence le cerveau à de nouvelles tâches. Mais il existe d'autres moyens d'améliorer tout aussi efficacement cette capacité, ainsi que sa vivacité d'esprit : il suffit par exemple de discuter de thèmes d'actualité, notamment de politique ; durant une conversation, le cerveau effectue un travail des plus ardus et s'auto-entraîne automatiquement.

Dois-je m'entraîner physiquement et intellectuellement tous les jours pour renforcer ma mémoire de façon durable ?

Pour être efficaces, les exercices physiques et activités de loisir intellectuellement stimulants requièrent une pratique régulière. Dès que l'on s'arrête, la mémoire décline. Le cerveau exige un entraînement à vie et de nouvelles sollicitations en permanence. Aussi, choisissez des exercices et des activités que vous pouvez intégrer aisément dans votre quotidien et qui vous procurent du plaisir.

Pratiqué en groupe, le sport stimule le cerveau de manière durable.

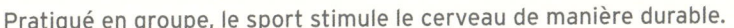

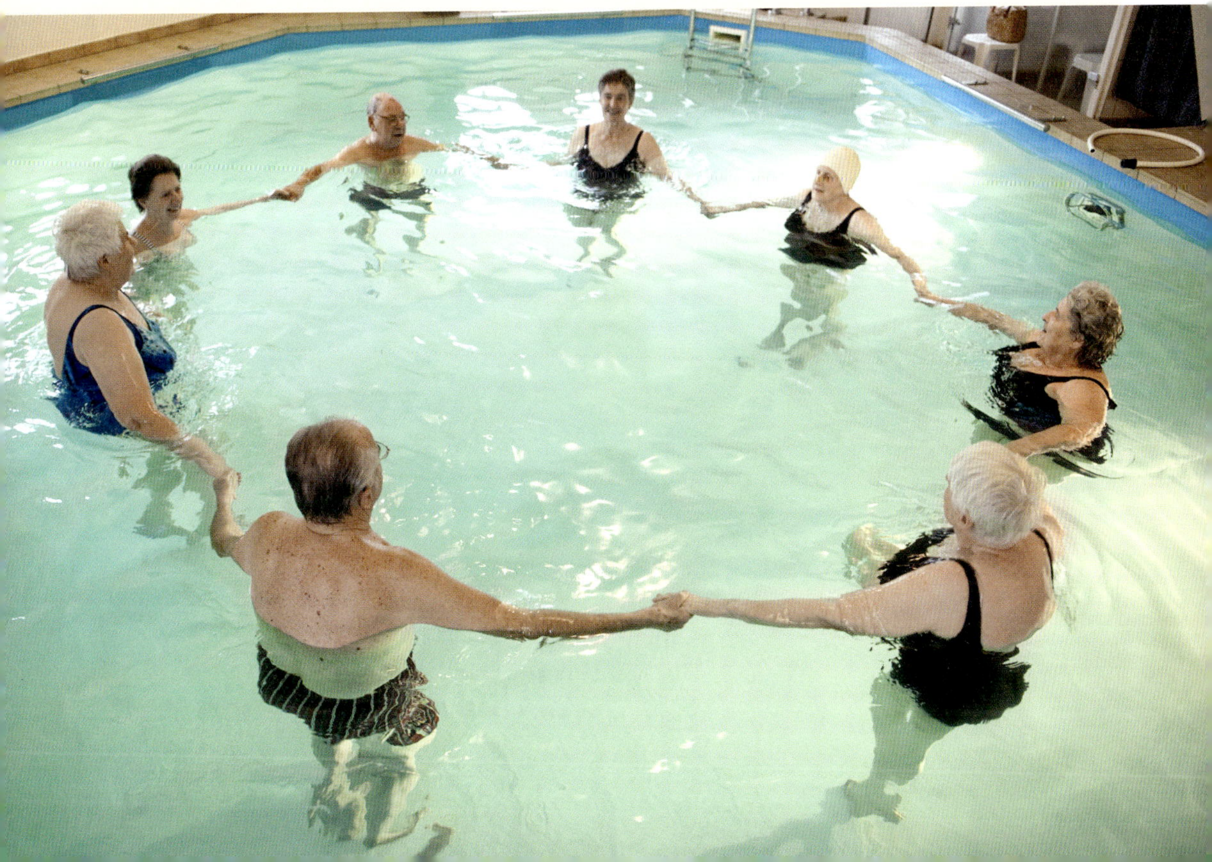

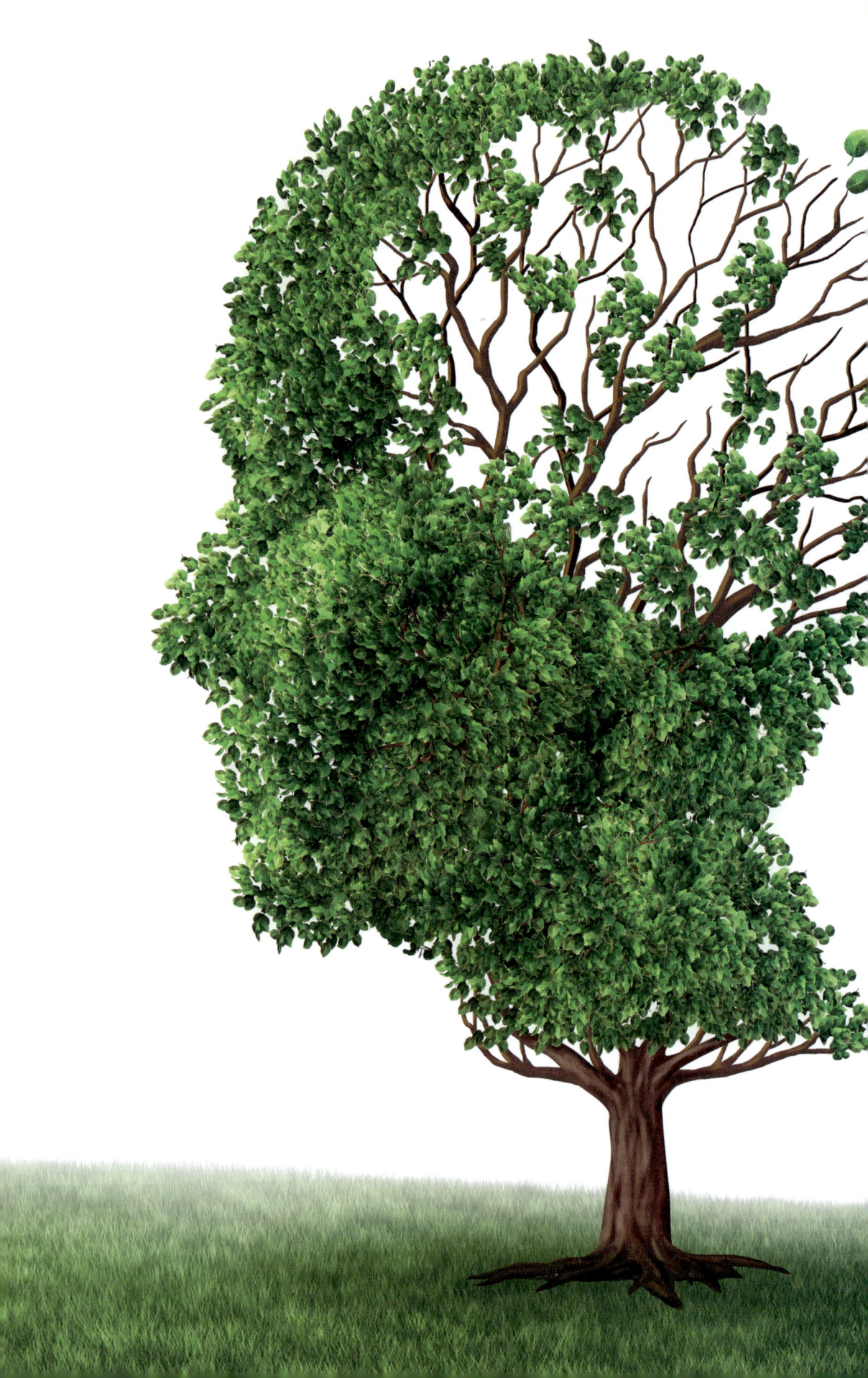

La démence légère

Jusqu'à quand un comportement donné peut-il être jugé « normal compte tenu de l'âge », et quand doit-il éveiller des soupçons ? La démence pouvant se manifester sous diverses formes, le médecin devra recourir à plusieurs méthodes pour établir un diagnostic.

Signes précurseurs : ce qu'il faut surveiller

Avec l'âge, les capacités intellectuelles évoluent. On oublie un rendez-vous important, on ne retrouve plus ses lunettes, on perd le fil de la conversation... Et l'on se pose alors des questions : « Est-ce normal ? » ou « S'agit-il déjà de signes précurseurs d'une démence ? »

Démence ou mémoire défaillante ?

Si la probabilité d'être atteint d'une démence augmente considérablement avec l'âge, vieillir ne conduit pas en soi obligatoirement à la démence. Au fil des ans, même le cerveau d'une personne âgée en bonne santé perd en permanence des neurones qui ne seront jamais plus remplacés. La vitesse de réflexion et de réaction diminue, mais pas les fonctions cérébrales globales.

En général, les absences occasionnelles n'ont rien d'inquiétant. Et ce d'autant moins que l'on parvient, après réflexion, à se souvenir de ce que l'on avait oublié. Parfois, un stress plus élevé, un choc émotionnel, l'excitation – même de nature positive – ou le manque de sommeil altèrent la mémoire. Mais une fois ces perturbations écartées, la capacité de rétention augmente à nouveau dans la plupart des cas.

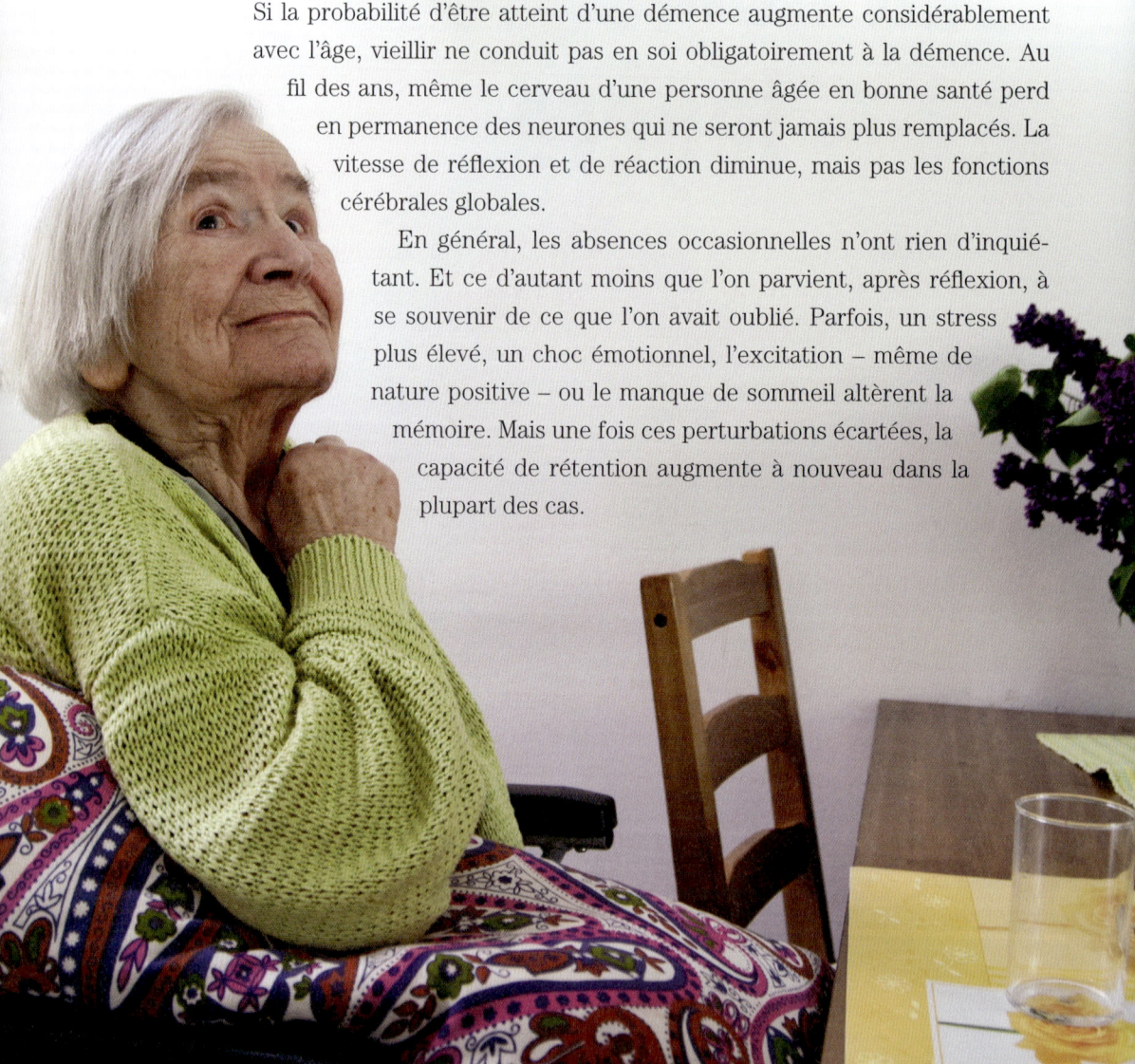

Pertes de mémoire temporaires

Lorsque les pertes de mémoire ne disparaissent pas d'elles-mêmes, c'est qu'elles peuvent être liées à une affection telle que le diabète, l'hypertension ou des troubles thyroïdiens ignorés ou mal traités. De la même manière, une hydratation insuffisante ou une carence alimentaire peuvent avec le temps donner naissance à des symptômes très semblables à ceux d'une vraie démence. Mais, contrairement à une démence résultant d'une pathologie cérébrale, ces facteurs n'entraînent que des problèmes de réflexion ou de mémoire temporaires. Une fois la maladie sous-jacente traitée ou la carence comblée, les capacités intellectuelles sont rétablies.

Les troubles cognitifs légers (TCL)

Cependant, il peut arriver que les problèmes de mémoire ne disparaissent pas d'eux-mêmes, et que l'on ne décèle aucune maladie sous-jacente curable. Si ces problèmes s'installent ou même s'intensifient, il est impératif de consulter. Le médecin réalisera un examen approfondi et des tests destinés à mesurer les performances cognitives. Il sera peut-être amené à diagnostiquer un TCL (trouble cognitif léger), souvent abrégé en MCI (de l'anglais *mild cognitive impairment*), c'est-à-dire un déficit des fonctions de mémoire supérieur au déficit normal pour l'âge du patient. Quant à savoir si un TCL est symptomatique d'une maladie, la question est controversée. Selon des études très récentes, le TCL semble cependant induire un risque plus élevé de maladie d'Alzheimer à moyen terme.

Au moyen de tests simples, le médecin traitant peut souvent déterminer si ces symptômes sont annonciateurs d'une démence. Si tel est le cas, il vous orientera vers un cabinet de neurologie ou une consultation mémoire gériatrique pour des examens plus approfondis. Cela s'impose tout particulièrement si les troubles de la mémoire durent depuis plus de six mois et s'accompagnent d'une diminution des fonctions cérébrales.

Dépression et démence, difficile de faire la différence

En cas de démence vasculaire, des troubles de la circulation dans le cerveau peuvent entraîner une apathie, des sautes d'humeur et un retrait social – des symptômes également typiques d'une dépression. Mais, si dans le cas d'une « vraie » dépression, les symptômes peuvent être traités par la psychothérapie et/ou les médicaments, ils perdurent et s'aggravent en cas de démence. Pourtant, les médecins passent souvent à côté d'une dépression, en particulier chez les gens âgés, et concluent trop rapidement à une démence de type Alzheimer. Les personnes âgées sont très réticentes

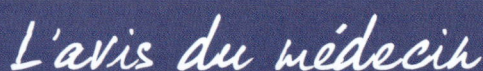

L'avis du médecin

Les symptômes suivants doivent plus vous faire penser à une dépression qu'à une démence.

- Les problèmes de mémoire sont survenus très vite et se sont intensifiés en quelques semaines.
- Les troubles sont apparus après des événements éprouvants.
- Le patient a déjà connu des problèmes psychiques.
- Il est constamment abattu, désorienté, sans entrain, rumine souvent et a des envies de suicide.
- Il connaît ses déficits et peut les décrire en détail. Il a souvent un sentiment de culpabilité et de peur de l'échec.
- Les capacités de perception, d'orientation et d'expression orale ne sont pas entamées.
- Les troubles de la mémoire et de la concentration s'accompagnent de troubles physiques, notamment d'insomnies, de fatigue et de maux d'estomac.

Un traitement psychothérapeutique ou médicamenteux permet en général de ralentir considérablement les pertes de performance.

à l'idée d'exposer leurs troubles psychologiques. Souvent d'avis que l'on doit régler seul ses problèmes, elles vont rarement d'elles-mêmes consulter un psychothérapeute.

Les signes avant-coureurs de la maladie

Face à des troubles de la mémoire persistants, qui ne disparaissent pas d'eux-mêmes ou contre lesquels une psychothérapie se montre inefficace, une atteinte de démence est à suspecter. Une démence évoluant le plus souvent de manière insidieuse et sur une période très longue, il est difficile de détecter des signes avérés au stade précoce de la maladie. On ne peut donc pas dire d'une manière générale à quel stade il est conseillé d'aller voir son médecin. Dans le doute, mieux vaut toutefois être vigilant et ne pas attendre trop longtemps. Plus tôt une démence est décelée, plus la thérapie permet de maintenir la qualité de vie du patient.

Des symptômes différents d'un patient à l'autre

Les troubles caractéristiques d'une démence diffèrent considérablement d'un patient à l'autre. La vitesse à laquelle le cerveau se détériore et l'intensité des défaillances en termes de mémoire, d'attention ou de flexibilité mentale sont liées à de nombreux facteurs. L'évolution des symptômes dépend de l'origine de la dégénérescence et des régions touchées. Comme dans chaque maladie, la gravité des symptômes varie aussi suivant l'état physique général et l'âge.

La personnalité et les conditions de vie jouent également un rôle important. Une attitude positive face à la vie, la capacité de relever les défis ou encore l'accompagnement et le soutien de personnes de confiance peuvent contribuer à ce que la maladie passe longtemps inaperçue. À l'opposé, des épisodes de crise, comme le décès du conjoint ou un long séjour à l'hôpital suite à un accident, peuvent en accélérer l'évolution.

Cela étant, une multitude de symptômes avant-coureurs caractéristiques doivent retenir l'attention de la personne concernée et de ses proches. Vous trouverez exposés ci-dessous les principaux signes précurseurs de la démence la plus fréquente, à savoir la maladie d'Alzheimer, des signes qui n'ont pas forcément la même forme et la même intensité pour tous.

Une mémoire de plus en plus défaillante

Nous avons tous quelques absences, et ce à tout âge. Mais, lorsqu'elles se font plus marquées et plus fréquentes, il faut faire très attention. En général, ces déficits touchent d'abord la mémoire à court terme. La décision que l'on vient juste de prendre, se préparer un thé par exemple, semble s'être effacée. La mémoire n'est pas seule en défaut, la capacité de rétention est elle aussi affectée. Ainsi est-il difficile pour la personne concernée d'apprendre et de retenir de nouvelles informations, comme un code postal par exemple.

Les personnes touchées n'arrivent pas à se concentrer trop longtemps, reposent toujours la même question, même si l'on y a déjà répondu plusieurs fois, ou répètent sans cesse la même histoire au cours d'une discussion. Souvent, elles égarent des objets, plaçant par exemple leurs lunettes dans le réfrigérateur ou leur alliance dans le sucrier. Elles ne savent plus où elles ont rangé tel ou tel objet et sont incapables de le retrouver, même en réfléchissant beaucoup. Elles peuvent cependant se souvenir d'éléments stockés dans leur mémoire à long terme, ces souvenirs ne s'estompant que dans les stades avancés de la démence. C'est pourquoi les personnes atteintes d'une démence légère se souviennent de bien des événements de leur enfance mais oublient très vite la visite chez le médecin qu'elles ont effectuée la veille ou la conversation qu'elles viennent juste d'avoir.

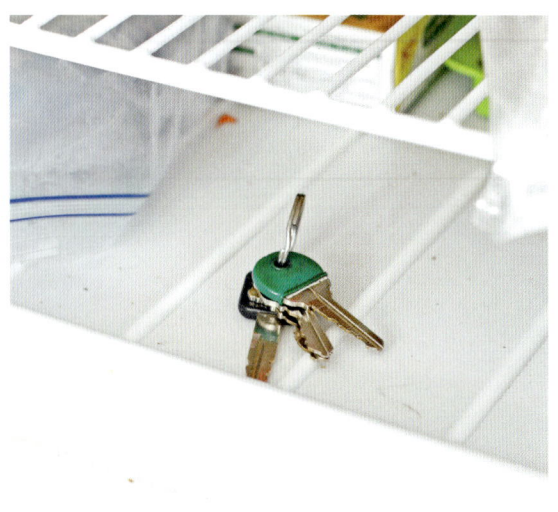

Les petits problèmes de mémoire peuvent
se manifester de manières diverses et variées.

La difficulté à trouver ses mots

L'autre signe typique d'un début de démence concerne le langage. Les patients ont toujours plus de mal à trouver le terme traduisant leur pensée. Ils s'arrêtent au milieu d'une phrase et perdent le fil. Cela étant, il ne leur manque pas que des mots difficiles ou des expressions compliquées, mais plutôt, et même surtout, des mots de tous les jours, tels que montre, brosse à dents ou serviette. En revanche, ils ont souvent recours à des expressions de substitution étranges et complexes comme « appareil à encre » pour stylo bille, ce qui les rend difficiles à comprendre. Souvent aussi, ils utilisent des mots fourre-tout comme « machin » ou « truc » et beaucoup de termes explétifs. Avec le temps, leur vocabulaire s'amoindrit et leur langage s'appauvrit.

Les premiers problèmes d'orientation

De nombreux patients souffrant de démence ont tout d'abord du mal à se situer dans le temps. Ils posent des questions du type « quel jour on est ? » ou ne savent plus se situer dans les saisons, ce qui leur fait prendre des décisions erronées, notamment pour s'habiller. Des patients atteints de démence légère sortent la nuit faire leurs courses ou appellent à l'aube enfants ou amis « pour bavarder un peu ».

Les proches observent bien vite aussi des déficits d'orientation spatiale. Les personnes atteintes de démence légère se trompent surtout dans un environnement inconnu – sur leur lieu de vacances, dans le cabinet d'un nouveau médecin et même dans un supermarché qu'elles connaissent si les rayons ont été réaménagés. Un cadre familier au contraire, comme leur appartement ou leur maison, ainsi que les proches alentours, ne posent en général pas encore de difficultés. Les visites chez les proches (enfants, frères et sœurs) restent possibles sans problème pendant assez longtemps.

Ce que ressentent les personnes touchées

Les proches notent chez elles non seulement des problèmes de mémoire et de confusion mentale, mais également des changements de personnalité et de comportement. Ceux-ci peuvent être directement liés à la dégénérescence cérébrale, mais aussi à la réaction inconsciente du patient, qui se sent diminué.

Les patients vivent le début de leur déchéance de manières très diverses. Certains s'aperçoivent qu'ils sont atteints de démence et savent ce que cela signifie. Abordant le diagnostic et ses conséquences de façon constructive, ils sont désireux d'en parler. D'autres ne constatent quasiment aucune gêne, pour eux tout semble normal. En général, toutefois, les malades sentent les évolutions et ils sont très désorientés et inquiets. Il leur arrive parfois de l'exprimer de manière confuse : « Il y a quelque chose qui ne va pas chez moi. »

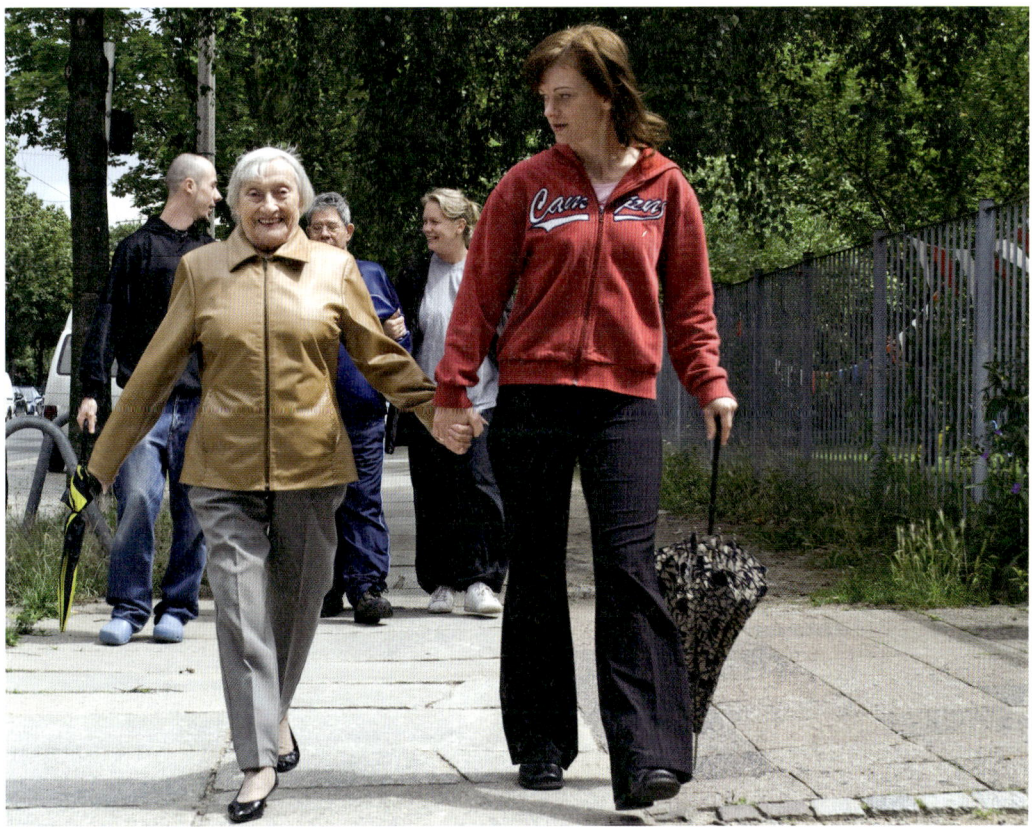

Dans un cadre qui ne lui est pas familier, le malade peut difficilement se passer de l'aide d'un accompagnant.

Astuces et prétextes

Les personnes atteintes de démence sont nombreuses à sentir les changements qui s'opèrent en elles au début. La mémoire les abandonne, « les mots leur manquent », elles ne retrouvent plus l'adresse de leur nouveau médecin ; elles font des erreurs et en sont profondément affectées. Souvent, elles ont besoin d'aide pour des choses auparavant évidentes. Elles sont particulièrement frustrées de leurs échecs au quotidien, ce qui mine leur estime de soi et les remplit d'un sentiment de honte et d'impuissance.

De peur d'abandonner leur autonomie et de devoir changer de style de vie, elles se réfugient dans des stratégies visant à masquer leurs déficits. Les erreurs sont occultées, minimisées, mises sur le compte de l'âge. Pour justifier leurs omissions, elles ont souvent recours à des prétextes inventés de toutes pièces, auxquels elles croient. Ceux qui les écoutent sont parfois induits en erreur, car ces histoires, entremêlées d'événements réels, paraissent très réalistes.

Les proches ont quant à eux tendance à minimiser les défaillances des malades, car c'est au départ plus facile que de reconnaître la peur qu'ils ressentent face à la démence. Les prétextes et faux-fuyants ne sont pas des feintes ou des manipulations, mais plutôt des tentatives inconscientes de compensation de la peur et de la honte.

Dans ce contexte, les proches et les médecins ont plus de difficultés à bien évaluer le stade d'évolution de la maladie.

En bref

Signes avant-coureurs auxquels il convient d'être très attentif :

- Les troubles de la mémoire durent depuis plus de six mois et ne peuvent être mis en relation avec un problème personnel ou un stress professionnel.
- Des tâches qui étaient auparavant très familières posent plus de problèmes.
- Difficultés à retenir de nouvelles informations.
- Tendance à oublier les événements qui se sont passés très récemment.
- Dans une conversation, difficulté grandissante à trouver ses mots.
- Orientation devenue difficile dans un cadre non familier.
- Difficulté à donner le jour de la semaine ou la date du jour.
- La gêne occasionnée est telle que même les tâches quotidiennes ne sont plus tout à fait évidentes.
- Les erreurs et omissions sont souvent minimisées ou dissimulées.

Si vous observez chez vous ou chez un proche plusieurs de ces signes de façon régulière, consultez un médecin sans attendre.

Le déni de la maladie

Pour les psychologues, la négation de toute défaillance est une réaction saine de refoulement. Comme tout un chacun, les patients souffrant d'une démence craignent d'être rangés parmi les fous et les exclus. Ils tentent souvent de parer à une perte de contrôle par l'ignorance de leurs déficits ou leur banalisation, se créant ainsi une sorte de soupape émotionnelle d'autoprotection.

Cependant, les psychologues s'interrogent actuellement sur une autre cause pouvant expliquer ce comportement de refoulement et pensent qu'il pourrait s'agir d'une atteinte cérébrale organique de la perception du corps

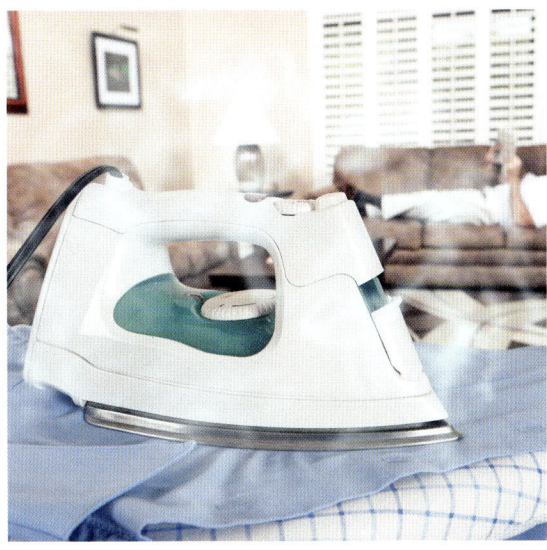

Leurs « absences » peuvent exposer les patients vivant seuls à des situations dangereuses : un fer à repasser oublié, une baignoire qui déborde…

(anosognosie), allant de pair avec la négation complète d'un handicap. Lorsque l'on interroge les intéressés sur leurs erreurs ou leurs oublis, ils font ainsi preuve d'incompréhension, voire d'agressivité, comportement qui heurte les proches et ne facilite pas les contacts. D'un point de vue médical, ce trouble de la perception du corps complique la prise en charge thérapeutique, à moins d'agir contre la volonté du malade.

Le retrait de la vie sociale

Dans les débuts d'une démence, il est très douloureux pour l'intéressé d'affronter de nouvelles défaillances et de devoir s'adapter. Outre la difficulté croissante à gérer le quotidien, il est rongé par la peur de se ridiculiser et la fatigue psychique que lui imposent ses échecs. Lorsque le stress s'aggrave, certains en viennent même à éviter les situations délicates et se montrent de moins en moins exigeants dans leurs activités ; ils ne lisent plus de livres mais seulement des journaux ou préfèrent les mots croisés aux échecs, se privant ainsi d'expériences valorisantes importantes. Les capacités qui leur restent se perdent prématurément, et ils s'étiolent de plus en plus.

Les patients sont par ailleurs nombreux à éviter les contacts et à s'isoler. Au lieu de participer aux conversations, ils préfèrent regarder la télévision ou se coucher tôt. Les proches ont l'impression qu'ils deviennent très calmes et s'enferment toujours plus profondément dans leur propre monde. Une telle apathie, souvent vécue comme de l'indifférence ou un rejet, peut causer bien du souci aux intimes. Regrettant les conversations et les activités communes, ces derniers se sentent négligés et rejetés.

La gestion du quotidien

Au début d'une démence, les activités familières et routinières ne posent pas encore trop de problèmes. La plupart des intéressés parviennent à gérer leur vie de manière largement autonome. Confrontés toutefois à des tâches plus exigeantes ou sortant de l'ordinaire, la déclaration d'impôts ou la planification des vacances par exemple, ils sont déjà nettement plus limités, accumulent les erreurs et mettent beaucoup plus de temps à obtenir un résultat. S'ils sont nombreux à s'impatienter et à s'emporter, d'autres sont plutôt déprimés. Ils peuvent aussi se montrer susceptibles ou vexés lorsque des proches ou des amis veulent prendre des décisions à leur place ou les évincer de certaines conversations ou activités. Les critiques et les « conseils orientés » sont plutôt vains et ne conduisent en réalité qu'à renforcer le désarroi de l'intéressé.

Pour les contrats ou les questions financières d'importance, le contrôle d'un tiers peut s'avérer nécessaire dès le stade précoce d'une démence. Dans certains cas, la conduite automobile peut elle aussi se révéler dangereuse, car l'intéressé réagit plus lentement et ne parvient plus à évaluer correctement et assez rapidement certaines situations. Il n'en est souvent pas conscient et est convaincu de maîtriser son véhicule comme auparavant. Pour lui faire remarquer que ce n'est plus le cas, les proches doivent agir avec fermeté, si nécessaire avec l'assistance du médecin traitant. Au début de la maladie en particulier, amener la personne à arrêter de conduire ne se fait souvent pas sans heurts.

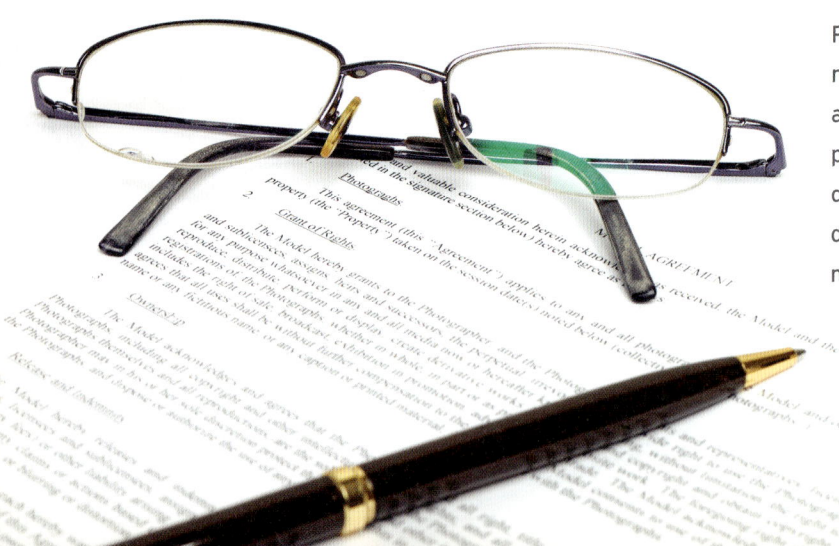

Remplir des formulaires n'est parfois pas chose aisée, a fortiori pour une personne souffrant de démence. Une aide sera dans ce cas absolument nécessaire.

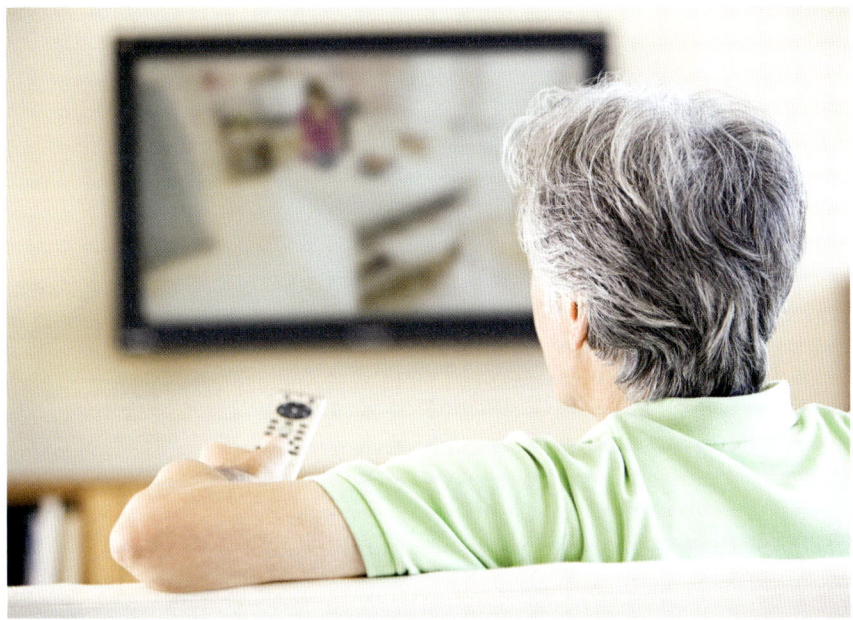

Au lieu de discuter avec leur conjoint ou leurs enfants, bien des malades s'excluent et préfèrent regarder la télévision.

L'utilisation d'un appareil à flamme nue, du type cuisinière, peut présenter un danger et doit donc être évitée – dans la mesure du possible – ou bien supervisée. Si l'installation d'une sécurité ou d'un détecteur de fumée peut réduire les risques, il ne faut jamais laisser sans surveillance une personne atteinte de démence. Le mieux étant de faire disparaître bougies, allumettes et briquets de la maison.

Le risque est élevé avec les fumeurs ; ils oublient en effet d'éteindre leurs allumettes ou d'écraser leurs cigarettes, qu'ils posent parfois sur le canapé au lieu de les mettre dans un cendrier.

L'avis du médecin

Parallèlement aux mesures qu'il sera nécessaire de prendre, il est bon que la personne touchée continue d'organiser le plus longtemps possible son quotidien de façon autonome, notamment ses loisirs, ses activités sportives ou ses rencontres. Cela l'aide à structurer le cours de sa journée et à se situer dans un monde qui lui semble de plus en plus confus.

Le diagnostic : comment est-il établi ?

Des symptômes tels que les absences, les troubles du langage ou les difficultés d'orientation ont souvent des causes très variées. Un bilan sérieux différenciera les maladies sous-jacentes guérissables des démences résultant de pathologies incurables, dont le traitement visera essentiellement à en retarder l'évolution et à préserver aussi longtemps que possible l'autonomie du patient. Aussi faut-il consulter sans tarder.

Établir un bilan au plus tôt

Même si la maladie d'Alzheimer reste incurable, il existe malgré tout d'excellentes raisons de procéder à un diagnostic précoce.

- Les déficits intellectuels prononcés, la confusion mentale et l'apathie ne sont pas des signes normaux de vieillesse. Même chez une personne âgée, ces troubles doivent faire l'objet d'un examen approfondi. Parfois, en effet, ils ne résultent pas d'une maladie grave. Une déshydratation sévère, une carence en vitamine B ou encore une hypothyroïdie peuvent provoquer les mêmes symptômes qu'une démence. Avec le médecin, éliminez-en les causes possibles, vous pourrez par la même occasion atténuer vos troubles ou ceux de la personne concernée.
- La maladie d'Alzheimer n'est pas la seule forme de démence, et l'on peut agir contre certaines d'entre elles. Mais seul un examen approfondi par un spécialiste permet d'évaluer et de se donner des chances de guérison.
- Même dans le cas d'Alzheimer, un diagnostic précoce est crucial. Les médicaments antidémentiels agissent surtout au début de la maladie, et peuvent aussi, combinés à des mesures d'accompagnement appropriées, en retarder l'évolution.

La précocité du diagnostic est importante du point de vue non seulement médical mais aussi émotionnel. Le diagnostic rend tangibles des changements déroutants et angoissants. Les trous de mémoire, les troubles de la concentration et du langage jusqu'alors sources de sentiments de culpabilité et d'échec peuvent désormais être acceptés comme les conséquences d'une maladie.

Le diagnostic d'une maladie d'Alzheimer est dans un premier temps un choc pour la plupart des personnes concernées et leurs proches. Mais très vite une sorte de soulagement s'installe. L'incertitude passée, on entrevoit la possibilité d'apprendre à connaître la maladie et de s'adapter aux réactions auparavant incompréhensibles du malade. Au lieu de continuer à perdre un temps précieux et à douter d'une maladie qui à l'évidence progresse, les patients comme leurs proches peuvent prendre les choses en main pour s'informer, organiser l'accompagnement et préparer ensemble le futur.

Les patients atteints de la maladie d'Alzheimer peuvent encore influer sur leur avenir et prendre certaines orientations au stade précoce de la maladie. Plus tard, il leur sera plus compliqué d'exprimer des souhaits et des besoins, voire de régler de façon autonome leurs affaires personnelles. Malgré tout, la porte du cabinet médical est difficile à franchir.

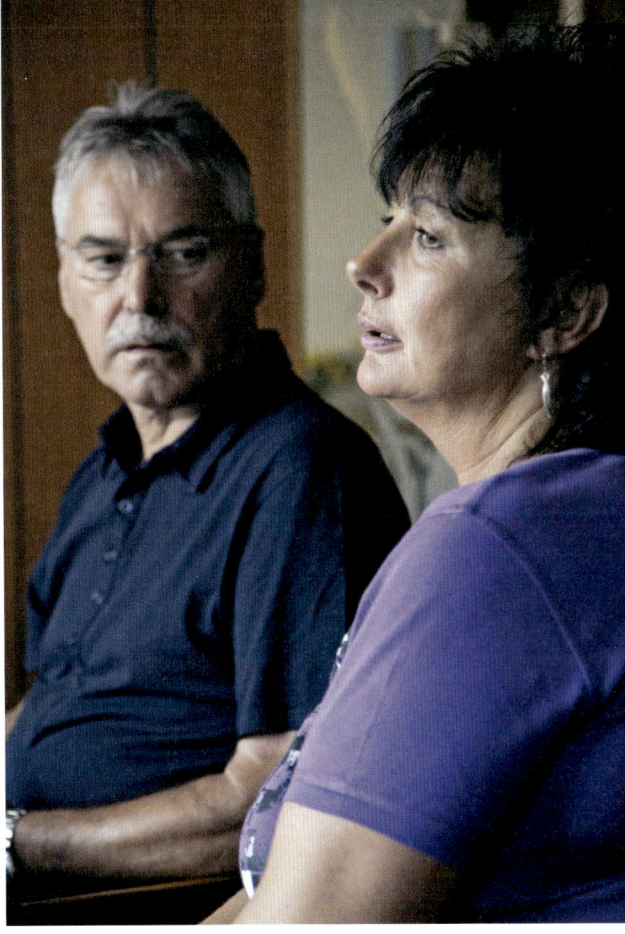

Comme cet homme, les personnes touchées sont désorientées et dépassées aux premiers signes de la maladie. Il est important de pouvoir en parler avec son conjoint.

Se sentant harcelés, mis sous tutelle, bien des intéressés refusent catégoriquement la visite médicale. Souvent, la peur et la honte leur font longtemps refouler ou masquer leurs troubles. « Je n'ai jamais pu me souvenir des noms » ou « Je ne suis pas fou », tel est le type de réponses auxquelles se heurtent les parents et les proches qui tentent de suggérer l'existence d'un déficit.

Il peut arriver que même un médecin minimise la situation, évoquant un « âge avancé » et les « méfaits du temps ». Les personnes concernées et leurs proches sont ainsi hâtivement conduits à penser que les troubles sont tout à fait normaux, ce qui retarde d'autant la décision d'aller consulter un spécialiste.

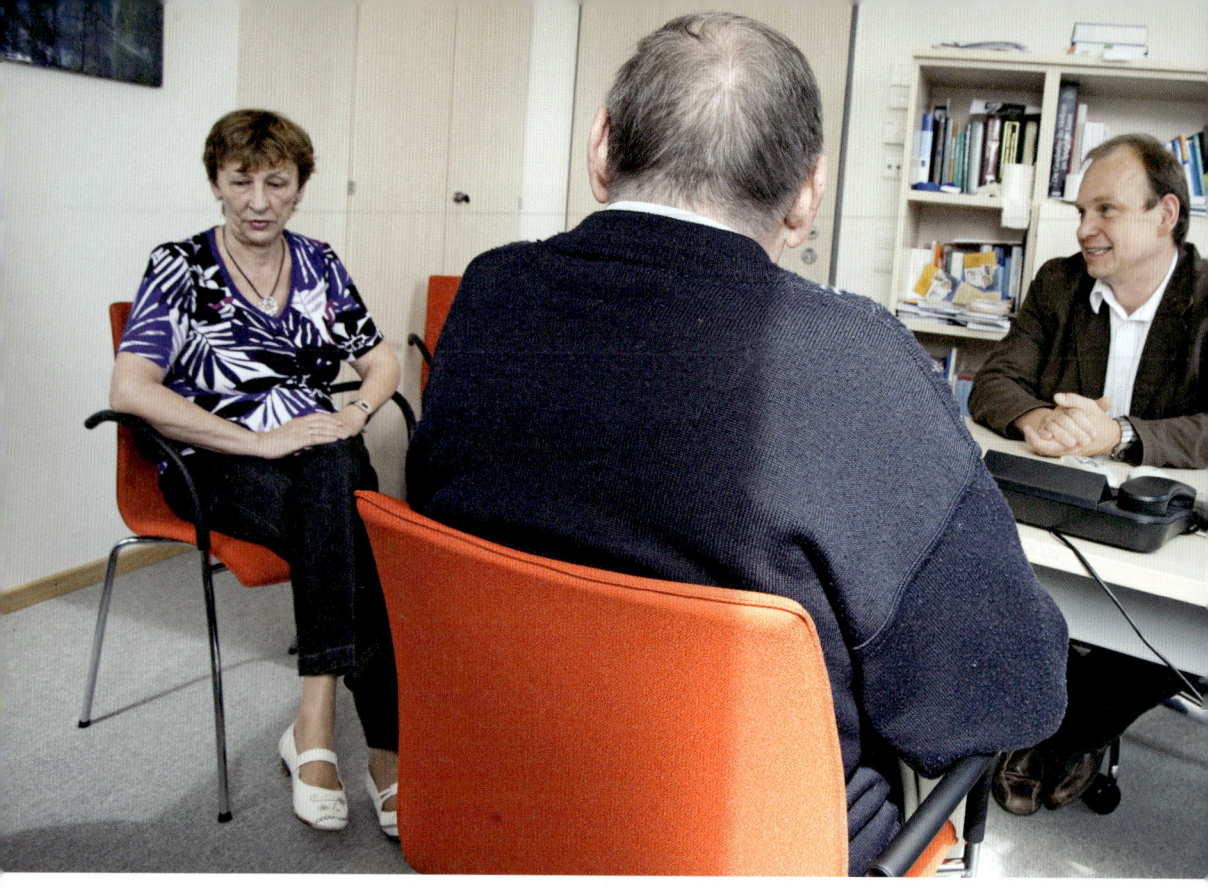

L'examen médical : la consultation du médecin traitant

Face à une personne familière, il est plus aisé de surmonter ses blocages et d'exposer ses défaillances et ses peurs. Commencez donc par consulter le médecin traitant. Celui-ci connaît souvent le patient depuis des années et peut par expérience bien évaluer les changements physiques et psychiques dont il est l'objet. Revers de la médaille : bien connaître le patient peut aussi priver le médecin d'un certain recul et l'induire en erreur dans l'interprétation des changements survenus.

Première étape : l'entretien

Le médecin procède d'abord à un interrogatoire (anamnèse) en règle pour déterminer le type de troubles dont souffre le patient et depuis combien de temps. Il cherchera également à savoir si ces troubles se sont déclarés insidieusement ou « du jour au lendemain ». En effet, des troubles soudains, tels que des vertiges, des troubles de la vue ou des sensations d'engourdissement peuvent être mis en relation avec une attaque qui serait passée inaperçue. Le rôle du médecin consiste aussi à explorer des pistes un peu plus délicates telles que la possibilité d'un abus d'alcool ou d'une dépendance médicamenteuse. L'intéressé ou le proche qui l'accompagne doivent être très honnêtes, car l'abus d'alcool, comme celui de médicaments, peut déclencher des troubles de type démentiel.

Les conditions de vie, l'état général et le quotidien du malade, ainsi que ses intérêts et ses contacts sociaux sont également à prendre en compte. Des conditions de vie peu enthousiasmantes et des épisodes douloureux, notamment la perte d'un proche, peuvent avoir une influence sur la psyché et se répercuter sur la capacité de concentration et de réflexion.

Les proches, des alliés du médecin

Les choses sont plus simples lorsque le malade reconnaît et décrit lui-même ses déficits. Malheureusement, dans la plupart – si ce n'est la majorité – des cas, la perception qu'a de ses problèmes un patient atteint de démence est assez éloignée de la réalité. Soit il ne veut ou ne peut les voir (parce qu'ils surviennent pendant son sommeil, par exemple), soit il ne veut ou ne peut les exprimer (par pudeur ou parce qu'il a déjà du mal à se faire comprendre). Pour autant qu'il remarque ses troubles, il tend donc plutôt à les nier ou à les minimiser. Les observations des proches (anamnèse familiale) sont par conséquent d'autant plus importantes dans l'établissement du diagnostic.

Si l'intéressé vit seul, les observations des voisins et amis pourront être prises en compte. Cela permet ainsi par exemple d'établir que la clé de

Conseils pour les proches

Il est rare que les proches n'aient pas à convaincre l'intéressé d'aller consulter un médecin. Il faut alors procéder le plus en douceur possible, la personne concernée étant souvent sensible aux reproches, qui renforcent son sentiment d'échec. Faites plutôt appel aux capacités et aux forces qui lui restent et laissez-la exprimer son inquiétude plutôt que d'exercer sur elle une quelconque pression.

Comme l'ont observé certains psychologues et médecins, les patients atteints de démence ont souvent des difficultés à évoquer leurs faiblesses et leurs peurs en présence de personnes très proches. Il peut donc s'avérer utile d'avoir un entretien préalable avec le médecin, sans l'intéressé, et de lui demander d'aborder d'autorité les questions délicates avec le patient lors de la prochaine visite.

l'appartement n'a pas été « oubliée une seule fois », mais que les voisins sont venus plusieurs fois dans la semaine ouvrir avec le double.

Une impression générale

Pour le médecin, il n'y a pas que les faits décrits qui comptent. Il observe aussi la manière dont le patient répond et se comporte durant l'entretien : parvient-il à suivre le fil des questions et à rester concentré assez longtemps ? S'exprime-t-il clairement, trouve-t-il ses mots sans trop réfléchir et construit-il des phrases compréhensibles ? Fait-il la différence entre l'essentiel et l'accessoire, passe-t-il du « coq à l'âne », est-il dispersé ? Ponctue-t-il sans arrêt son discours d'épisodes de son enfance et de son adolescence, au lieu de répondre à la dernière question posée ? Donne-t-il l'impression d'être dépassé ?

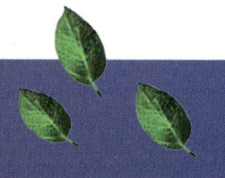

L'avis du médecin

Les proches et les amis qui côtoient le malade au quotidien doivent si possible l'accompagner lors des examens médicaux. Avant le premier entretien, il est utile de se préparer aux questions que pourrait poser le médecin.

- Qu'est-ce qui a changé ? Les réponses sont souvent très variées : mémoire défaillante, problèmes d'orientation, discours erratique, modifications du comportement, troubles du sommeil, incontinence.
- Depuis quand les troubles se sont-ils installés ? Sont-ils apparus soudainement ou progressivement ? Sont-ils stables ou évolutifs ?
- Les troubles sont-ils plus marqués ou plus virulents dans certaines situations (comme un nouvel environnement, la présence de personnes inconnues, des tâches difficiles ou inhabituelles) ?
- Comment le patient se nourrit-il ? De manière peu variée ou au contraire diversifiée, de manière régulière ou irrégulière ?
- De quels médicaments a-t-il besoin ? Prend-il des médicaments sur ordonnance, par exemple des hypotenseurs ou des antidiabétiques ?
- Le malade a-t-il eu un accident ou s'est-il blessé à la tête lors d'une chute ? A-t-il des antécédents ?

Problèmes de mémoire : vieillesse ou démence ?

L'entretien permet souvent au médecin d'émettre un premier avis sur la pathologie du patient et de s'orienter vers une défaillance de la mémoire « normale » liée à l'âge ou vers une démence réelle.

Il s'agit plutôt d'une défaillance de la mémoire bénigne liée à l'âge lorsque :
- les problèmes apparaissent occasionnellement et disparaissent généralement (le patient retrouve les noms qu'il avait oubliés) ;
- la mémoire n'est défaillante que de manière temporaire ;
- le patient parvient à se débrouiller avec des Post-it et autres aide-mémoire ;
- le patient peut s'exprimer clairement par écrit et par oral, et il peut également lire et comprendre des textes.

Il s'agit plutôt d'une démence lorsque :
- les symptômes se manifestent avant 60 ans ;
- les oublis durent assez longtemps et s'aggravent ;
- les problèmes se font plus fréquents et s'installent ;
- le patient ne parvient plus à compenser ses défaillances par des aide-mémoire ;
- le patient n'arrive plus à suivre un raisonnement et s'exprime de moins en moins correctement.

Le médecin tente ensuite de faire la différence entre dépression et démence. Les dépressifs sont souvent apathiques ou en proie à des sautes d'humeur. La dépression, qui touche beaucoup de personnes âgées, est reconnaissable aux symptômes suivants :
- le patient est abattu en permanence ;
- il admet la perte de certaines capacités intellectuelles, comme le calcul mental ;
- il n'essaye pourtant pas de rester performant ;
- les défaillances se manifestent avec plus d'intensité précisément au début de la maladie.

Il s'agit plus d'une démence que d'une dépression lorsque :
- le patient est sujet à des sautes d'humeur ;
- il ne considère pas gênante la perte de certaines facultés intellectuelles ;
- il tente de compenser ses défaillances, par exemple par des aide-mémoire ;
- les défaillances s'intensifient au cours de la maladie.

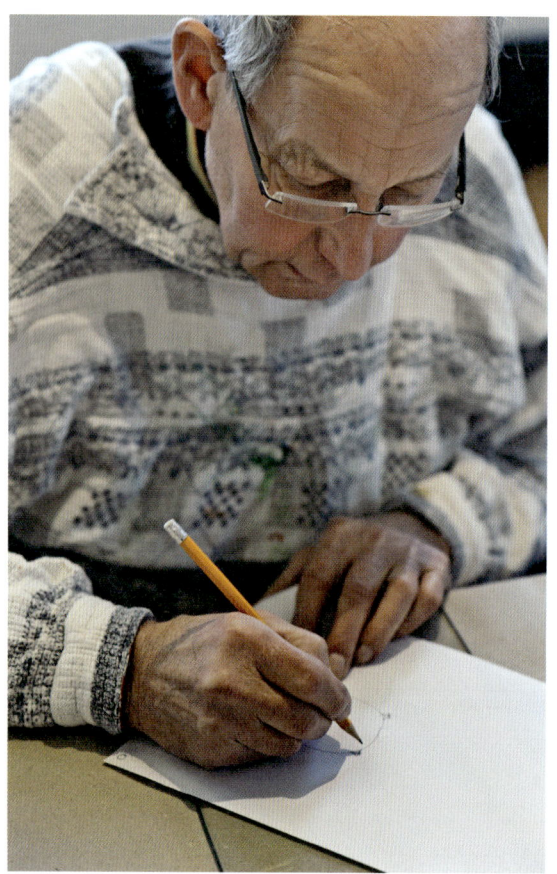

Si les signes de démence s'accumulent,
le médecin traitant peut soumettre le patient
à des tests simples, comme celui de l'horloge
(voir page 56).

L'examen clinique : un moyen d'écarter les maladies sous-jacentes

Tous ces aspects permettent au médecin de se faire une idée générale et de s'orienter en première intention vers une démence. D'autres pathologies pourraient en effet tout aussi bien être la cause des symptômes affichés.

Pour vérifier son diagnostic, le médecin procède alors à un examen clinique approfondi.

Il vérifie la coordination locomotrice, les signes éventuels de paralysie ou de troubles de la sensibilité. Les analyses de sang et d'urine permettent de déceler diverses pathologies : inflammations organiques, troubles thyroïdiens, carence alimentaire, affections hépatiques ou rénales, ou encore anémie. Nombre de médecins de famille peuvent réaliser dans leur cabinet un électrocardiogramme (ECG) pour contrôler l'état du cœur. Associé à une prise de tension et une radiographie du thorax, l'ECG permet en outre de déceler les affections cardiovasculaires sérieuses. Ces troubles peuvent donner lieu à des symptômes de démence en cas d'hypoxie (réduction de la concentration d'oxygène dans le sang), mais également contribuer à la formation d'une démence vasculaire.

Selon le diagnostic auquel il aboutit, le médecin peut lui-même prescrire un traitement ou orienter le patient vers un spécialiste. Les neurologues, gériatres, psychiatres et psychologues spécialisés pourront déterminer si les troubles sont liés à une démence et, le cas échéant, en préciser le type.

Les tests cognitifs

L'examen neuropsychologique sert d'une part à confirmer ou exclure la suspicion de démence et, d'autre part, à préciser la nature des déficits. Le spécialiste teste différentes fonctions cognitives du patient : mémoire, langage et attention. L'examen consiste en un entretien approfondi, le plus souvent en présence ou avec la participation d'un proche, et divers tests. Durant ces derniers, le médecin observe le comportement du patient et la nature de ses difficultés, afin par exemple d'exclure une dépression.

À chaque fonction cognitive (mémoire, langage, raisonnement logique et abstrait, capacité de jugement, etc.) sont associés des tests vérifiés et standardisés par des sociétés spécialisées.

Le médecin de famille peut lui-même effectuer les premiers tests (un MMS, le plus souvent – *voir ci-dessous*) au cours d'une consultation longue dite « gériatrique ». Cependant, ce type de consultation est récent et encore peu pratiqué par les généralistes français. Toujours est-il que le médecin adresse ensuite son patient à un neurologue (le plus souvent en ville), à une consultation mémoire (pratiquée par un gériatre ou un neurologue au sein d'une structure hospitalière) ou en CMRR (centre mémoire de ressources et de recherche).

Mini-examen de l'état mental (MMSE ou MMS)

Le MMSE (Mini Mental State Evaluation) ou, plus souvent, MMS, comprend 30 questions destinées à évaluer chez le patient l'orientation spatio-temporelle, la capacité de rétention mnésique et de calcul, ainsi que l'attention. Le praticien lui demande de donner la date, le jour de la semaine, le nom de sa rue ou de sa ville, ou de citer des objets simples, bracelet ou stylo, par exemple. Ce test éprouvé est le premier pratiqué en France et donne une première indication face à une suspicion de démence. D'une durée de quinze minutes, il se traduit par un score de 0 à 30 points. Plus celui-ci est faible, plus l'état de conscience est altéré. Toutefois, une dépression peut aussi parfois entraîner de nettes limitations des fonctions cognitives. En cas de démence non traitée, le patient perd 2 à 3 points par an.

Détection de la démence avec différenciation par rapport à la dépression

Il existe des tests destinés à établir une différenciation entre démence et dépression. En France, le diagnostic de dépression peut s'appuyer sur une échelle spécifique aux personnes âgées (les dépressions pouvant prendre

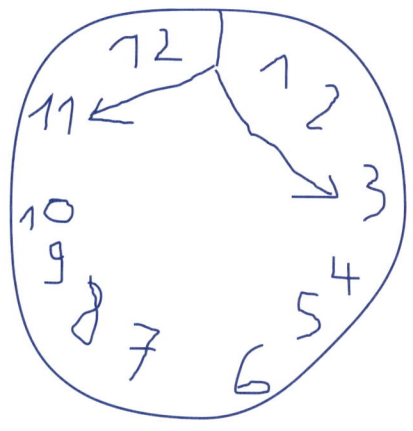

Représentation erronée par un patient atteint de démence.

des formes atypiques) : la Geriatric Depression Scale, dite GDS. Dans la pratique, lorsqu'une dépression est suspectée derrière des symptômes de démence, les médecins ont pour habitude d'administrer au patient des antidépresseurs et de le réévaluer au bout de six mois pour voir si les symptômes persistent.

Test de l'horloge

Le sujet doit inscrire les heures dans un cadran puis placer les aiguilles de sorte à indiquer une certaine heure. La cotation s'étend de 0 à 7 points. Le score normal est de 7 points sur 7, chaque point perdu étant considéré comme pathologique. Le MMS et le test de l'horloge permettent d'obtenir une première évaluation de l'état de démence, rapidement et avec peu de moyens.

Test ADAS-Cog

D'une durée de quarante-cinq minutes environ, ce test est destiné à vérifier la mémoire, le langage et les praxies (fonctions permettant l'organisation spatiale et temporelle des gestes selon un but) et à évaluer la sévérité des dommages cognitifs. Le score peut varier de 0 à 70 points. Plus il est élevé, plus la détérioration cognitive est sévère. Sans traitement, le score peut augmenter de 8 à 11 points par an.

Test MoCa (Montreal Cognitive Assessment)

Avec le DemText (peu pratiqué en France), le MoCa est utilisé pour les diagnostics précoces des troubles cognitifs légers. Il évalue l'attention, la concentration, les fonctions cognitives, la mémoire, le langage, les capacités visuoconstructives et d'abstraction, le calcul et l'orientation. Le test dure environ dix minutes. Le score maximal est de 30 points. Un résultat supérieur à 26 points est considéré comme normal. Il est important de noter qu'il peut y avoir des variations entre les consultations mémoire.

L'épreuve des cinq mots de Dubois

Test simple et rapide, l'épreuve des cinq mots a été validée pour le dépistage de la maladie d'Alzheimer. Il se fonde sur la mémorisation d'une liste de cinq mots puis sur la restitution de ces termes après que l'attention du patient a été temporairement détournée.

Test de fluence verbale ou test d'Isaac

Durant ce test, le praticien demande au patient de citer successivement et un en temps limité le plus grand nombre de noms possible se rapportant à quatre catégories sémantiques (couleurs, animaux, fruits, villes). Le score est calculé pour chaque catégorie avec un maximum de 10 par catégorie et de 40 pour le score total. Un score inférieur à 37 requiert une surveillance ; en dessous de 30, il est considéré comme pathologique.

Grilles ADL (Activity of Daily Living) et IADL (Instrumental Activity of Daily Living)

Il s'agit d'échelles visant à déterminer le niveau de dépendance. Elles sont complétées par le personnel médico-social, qui interroge le malade et son entourage sur ses activités quotidiennes (utilisation du téléphone, moyen de transport, autonomie dans la prise de médicaments, capacité à gérer son budget). Cette cotation est quasi systématique dans le processus de diagnostic de la maladie. Par ailleurs, **l'échelle de Zarit** (dite du **Fardeau**) permet d'évaluer la charge de travail pour l'aidant principal.

L'imagerie médicale et l'analyse génétique

L'anamnèse et les tests de dépistage permettent au praticien de se faire un premier avis sur les capacités de réflexion et de mémoire du sujet. En présence de déficits évidents non imputables à des pathologies guérissables, divers appareils permettent d'explorer plus avant les fonctions cérébrales. Des prélèvements de sang et de salive donnent en outre des indications sur les causes génétiques.

Représentation de l'activité cérébrale par électroencéphalographie (EEG)

Des électrodes fixées sur le cuir chevelu du patient enregistrent l'activité électrique des cellules du cerveau et donnent une image directe de l'activité cérébrale. Cette méthode peu stressante permet de détecter d'éventuels troubles fonctionnels, tels qu'épilepsie, inflammation ou tumeur. Les résultats peuvent être complétés par ce que l'on appelle les « potentiels évoqués visuels » (PEV), qui mesurent les modifications de l'activité cérébrale liées à une stimulation visuelle.

Radiographie du cerveau par des procédés d'imagerie

La **tomodensitométrie** (ou scanner à rayons X) et l'**imagerie par résonance magnétique** (IRM) sont les deux principaux procédés d'imagerie utilisés pour détecter les signes de démence. Dans la tomodensitométrie cérébrale, les rayons X analysent le cerveau par couches très fines. La qualité des images suffit souvent à faire apparaître les hémorragies cérébrales, les tumeurs ou les signes d'AVC aigu. Le scanner permet également de visualiser des ventricules cérébraux dilatés suite à l'accumulation de liquide cérébrospinal, la destruction de tissu cérébral ou un épisode inflammatoire. N'utilisant pas de rayons X mais des champs magnétiques et des ondes radio, l'IRM donne une représentation des plus petites structures plus détaillée que la tomodensitométrie. Pour cet examen, le patient doit toutefois passer jusqu'à une demi-heure dans un tube étroit. L'IRM peut révéler des modifications du cerveau typiques de la maladie d'Alzheimer, mais seulement à un stade avancé. Certaines zones, notamment les lobes temporaux et l'hippocampe, sont alors rétrécies, tandis qu'un cerveau marqué par un vieillissement normal présente une dégénérescence dans d'autres régions.

Il est difficile de dire si ce « diagnostic positif » d'Alzheimer pourra être couramment mis en pratique, car l'on ne dispose encore que de résultats expérimentaux. Quoi qu'il en soit, l'IRM reste un élément essentiel dans l'exclusion d'autres pathologies à un stade précoce du diagnostic, car elle détecte les plus petites tumeurs, hémorragies ou altérations des vaisseaux.

La médecine moderne dispose d'autres procédés d'imagerie, dont la **tomographie par émission de positons (TEP)** et la **tomographie d'émission monophotonique (TEMP)**. Ces procédés permettent de visualiser la vascularisation et le métabolisme de diverses zones du cerveau, et d'en déduire l'existence d'une pathologie donnée. L'**IRM fonctionnelle (IRMf)** montre le degré de vascularisation dans les diverses zones du cerveau et renseigne ainsi sur d'éventuels troubles fonctionnels.

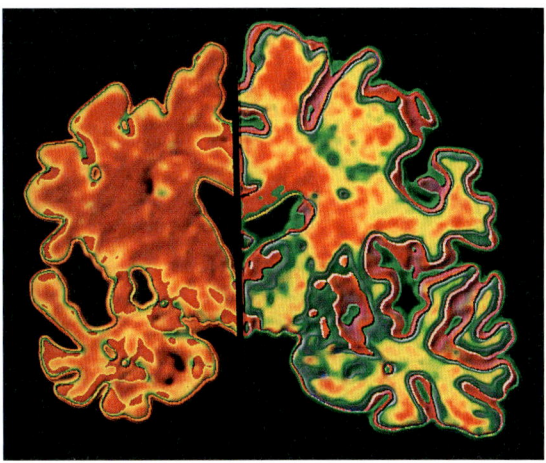

Coupe densitométrique d'un cerveau sain (à droite) et du cerveau déjà très détérioré d'un patient souffrant d'Alzheimer.

Coûteux et complexes à mettre en œuvre, ces trois procédés sont surtout utilisés pour la recherche. Employés pour le diagnostic, ils aident à mieux différencier les diverses pathologies cérébrales dégénératives. Il reste toutefois encore à déterminer dans quelle mesure l'emploi de ces procédés est raisonnable dans le diagnostic clinique de la démence.

Examens génétiques à partir du sang ou de la salive

Une forme très rare de la maladie d'Alzheimer est héréditaire. Elle touche plutôt les sujets jeunes. Un test génétique permet de déterminer si le patient est porteur des caractères héréditaires correspondants. Dans l'affirmative, il est très probable que ses enfants soient eux aussi un jour frappés par cette maladie. L'examen étant par conséquent difficile à gérer, il est recommandé d'être au préalable bien conseillé et accompagné. Comme pour tous les tests génétiques, les résultats n'ont qu'une valeur de probabilité pour le patient. Même chez un enfant porteur de gènes Alzheimer, il se peut que la maladie ne se déclare jamais, car l'activation des gènes dépend de facteurs environnementaux, tels que le style de vie ou l'alimentation. Le fait de connaître la situation très tôt a un avantage : il permet d'entamer une thérapie à un stade précoce, avant l'apparition de tout symptôme, et d'optimiser ainsi son efficacité. Malheureusement, il n'existe pas encore de médicament agissant à titre préventif.

Quelle est la fiabilité du diagnostic ?

Le diagnostic formel de la maladie d'Alzheimer ne peut intervenir qu'après la mort du sujet, par la mise en évidence des dépôts caractéristiques dans les tissus cérébraux. Supposant une autopsie, il requiert dans ce cas le consentement des proches. En effet, les avancées médicales ne permettent pas encore, du vivant du patient, d'établir un diagnostic autrement que par exclusion. Les méthodes de diagnostic servent donc essentiellement à écarter les causes guérissables de démence, d'autant plus probables que le sujet est jeune. Chez les sujets plus âgés, au contraire, le risque est que les médecins diagnostiquent un Alzheimer trop hâtivement, sans avoir exclu toutes les autres causes possibles.

Une fois le diagnostic établi, il ne faut pas non plus oublier qu'un déficit pathologique peut n'entraîner qu'une légère perte de qualité de vie pour un patient et être dramatique pour un autre. Les observations médicales ne tiennent en effet pas compte de l'ensemble des conditions de vie, qui devront être prises en considération par le praticien dans ses recommandations thérapeutiques.

En bref

Des consultations mémoire (CM), organisées en milieu hospitalier, permettent aux personnes souffrant de troubles cognitifs et ayant été adressées par leur médecin traitant de bénéficier d'un diagnostic précis et d'une prise en charge adaptée. Des équipes pluridisciplinaires comptant en général au moins un spécialiste et un psychologue travaillent en étroite collaboration avec le médecin traitant pour dépister une démence et établir un diagnostic neurologique et clinique complet, avec analyses et examens par imagerie médicale. Leur objectif est de déceler au plus tôt les maladies cérébrales, d'établir un diagnostic différentiel et de définir un traitement. Vous pouvez vous procurer la liste des hôpitaux proposant des consultations mémoire auprès de l'antenne France Alzheimer de votre département. En 2011, il existait 511 points consultation mémoire labellisés en France.

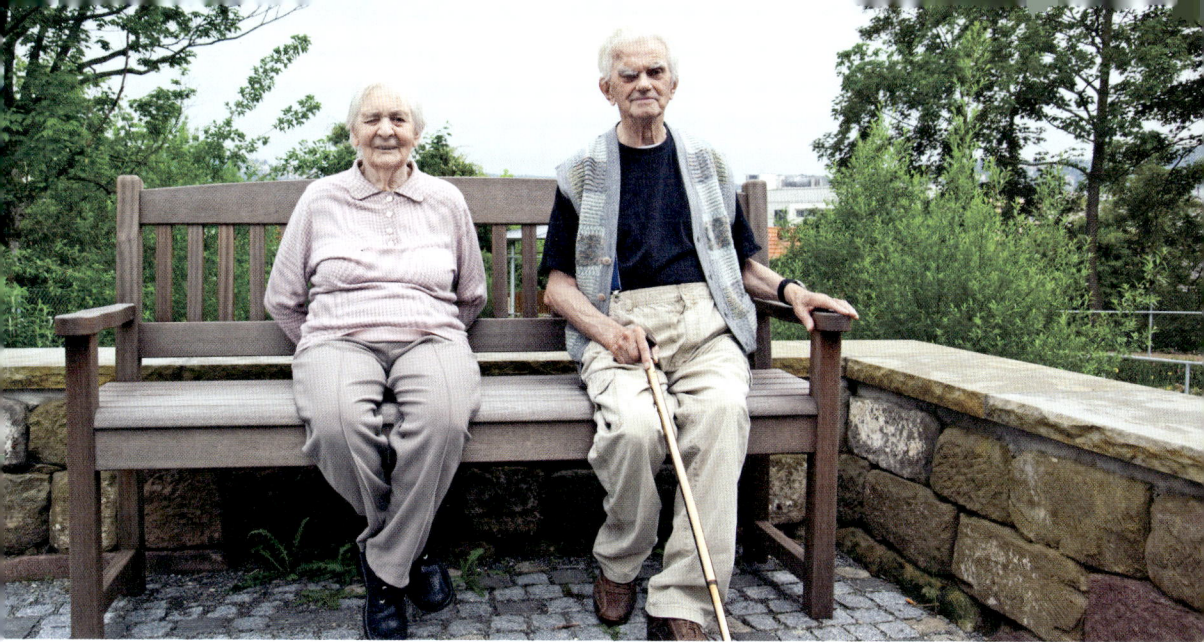

Les différentes formes de démence

En entendant le mot démence, la plupart des gens pensent à la maladie d'Alzheimer. Or il ne s'agit que d'une forme de démence parmi d'autres. On connaît en effet plus de cinquante pathologies susceptibles d'entraîner des symptômes démentiels.

Lorsque les médecins parlent de démence, ils n'évoquent pas une maladie en tant que telle, mais un ensemble de symptômes pouvant procéder de causes multiples. Ainsi des troubles ioniques, des troubles de la circulation cérébrale, une intoxication alcoolique chronique ou encore une carence sévère en vitamines peuvent-ils se traduire par des symptômes démentiels.

Les neurologues classent en général les démences en deux grandes catégories : les démences primaires et les démences secondaires. Dans le cas d'une démence primaire, les symptômes sont provoqués par une altération des tissus cérébraux : on est en présence d'une atteinte cérébrale organique. C'est le cas par exemple de la maladie d'Alzheimer ou de la démence vasculaire. La médecine ne peut guérir ces pathologies, mais seulement, au mieux, en ralentir l'évolution et en atténuer les symptômes.

Une démence secondaire est au contraire la conséquence d'autres maladies sous-jacentes ou d'autres troubles, par exemple d'une hypothyroïdie. Si l'on parvient à en identifier la cause, ces formes de démence peuvent dans de nombreux cas être soignées. C'est pourquoi l'on parle aussi de démences réversibles.

Les démences primaires

Concernant 90 % des cas, elles constituent l'essentiel des formes de démence, tous types confondus. Figurent dans cette catégorie les démences dégénératives, comme la maladie d'Alzheimer, et les démences vasculaires. Dans les deux cas, quoique le processus soit différent, il y a perte de neurones dans diverses régions du cerveau et, partant, diminution des capacités cognitives, notamment de la capacité de réflexion et du langage ou de la capacité de mémoire et d'orientation.

La maladie d'Alzheimer (démence de type Alzheimer)

La maladie d'Alzheimer (MA), également appelée Morbus Alzheimer ou démence de type Alzheimer (DTA), est de loin la forme de démence la plus répandue. Elle correspond à une dégénérescence insidieuse des neurones et de leurs connexions dans le cerveau (les synapses). Cette dégénérescence entraîne une réduction de la masse cérébrale, notamment au niveau des régions liées à la mémoire et à la capacité de réflexion.

Malgré des années de recherche acharnée, les causes de la MA sont loin d'avoir été totalement élucidées. C'est la raison majeure pour laquelle il n'existe pas, à l'heure actuelle, de médicaments pour la prévenir ou la guérir.

La démence vasculaire

Deuxième cas de démence le plus fréquent après la maladie d'Alzheimer, elle résulte de troubles de la circulation cérébrale, causés par exemple par des caillots qui obstruent les vaisseaux irriguant le cerveau. Cela se traduit par un approvisionnement insuffisant en oxygène et en substances

En bref

Démences primaires :
Formes de démence résultant de lésions directes du cerveau.

Démences secondaires :
Formes de démence résultant d'autres maladies ou problèmes – comme l'alcoolisme ou une carence en vitamine B12.

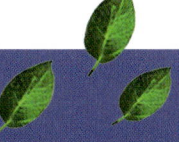

L'avis du médecin

Les facteurs de risque associés à une démence vasculaire sont nombreux, mais vous pouvez faire en sorte d'en réduire la portée.

- Faites régulièrement prendre votre tension, en pharmacie par exemple. Si vous dépassez durablement les valeurs normales de 13/8 cm Hg, consultez un médecin.
- Vous êtes particulièrement menacé si vous souffrez d'une coronaropathie, d'une insuffisance cardiaque ou de troubles du rythme cardiaque. Dans ce cas, une surveillance médicale régulière est indispensable.
- Luttez contre l'hyperglycémie et l'hypercholestérolémie. Évitez les graisses animales et les sucreries. Privilégiez les aliments riches en fibres, comme les produits aux céréales complètes, les légumes et les fruits.
- Débarrassez-vous de vos kilos superflus.
- Évitez de consommer régulièrement de l'alcool en trop grandes quantités.
- Essayez d'arrêter définitivement le tabac.

nutritives, qui conduit à une nécrose des zones touchées, autrement dit un infarctus cérébral. L'imagerie médicale permet de diagnostiquer ce type de pathologie. Plus la zone du cerveau touchée est grande, plus les symptômes sont marqués. En général, une démence vasculaire débute assez brusquement. C'est pourquoi les sujets prennent souvent pleinement conscience de leurs déficits et en souffrent beaucoup. Avec des pertes de mémoire et des troubles de l'orientation, les symptômes sont quasiment les mêmes que ceux de la maladie d'Alzheimer. Mais dans le cas d'une démence vasculaire, les troubles du langage sont fortement marqués très tôt : le sujet s'interrompt en plein milieu d'une phrase et cherche longtemps ses mots. À cela s'ajoutent des troubles de la coordination des mouvements, des troubles de la marche et donc aussi un risque de chute important. La démence vasculaire se caractérise en outre par une grande variabilité. On peut assister le même jour à une rapide aggravation, immédiatement suivie par une stabilisation voire une amélioration des troubles – puis soudain une nouvelle aggravation.

La lutte contre la démence vasculaire se limite à réduire les divers facteurs de risque et à traiter la calcification des artères (artériosclérose), en tant que pathologie sous-jacente. À cet effet, le médecin peut prescrire des hypotenseurs ou, dans certains cas, des médicaments pour fluidifier le sang. Les tissus cérébraux déjà détruits sont toutefois perdus à jamais. Aussi, plus la thérapie est précoce, plus elle a de chances de réussir.

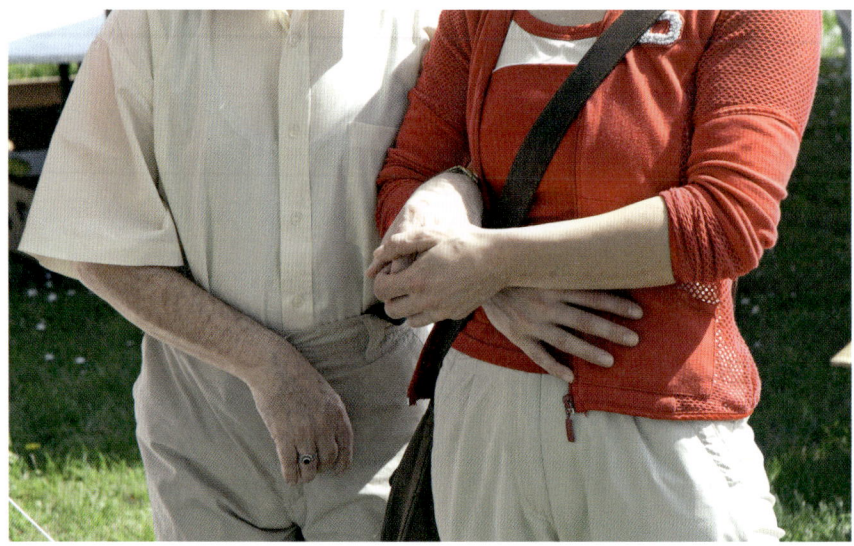

La maladie de Parkinson peut s'accompagner d'une démence. Dans ce cas, le patient a besoin d'aide pour se déplacer.

La démence liée à la maladie de Parkinson

Les parkinsoniens souffrent de troubles locomoteurs typiques : attitude courbée en permanence, démarche à petits pas donnant une impression de raideur, tremblements constants des mains et des jambes au repos. Cette maladie résulte d'une dégénérescence du locus niger (substance noire), la zone du cerveau où est produit le neurotransmetteur dopamine. Cette carence en dopamine conduit à un relatif excédent d'autres neurotransmetteurs, dont l'acétylcholine ou le glutamate.

Fait moins connu, un tiers environ des parkinsoniens développent une démence avec l'âge ou au stade avancé de la maladie. Comme pour un Alzheimer, pertes de mémoire, désorientation et états confusionnels font partie des symptômes. Mais, plus souvent et plus tôt que les patients Alzheimer, les parkinsoniens souffrent de problèmes de langage, de troubles du comportement, d'apathie et d'altérations de la personnalité. Malgré tout, les premiers symptômes sont toujours de nature physique, puisque ce sont des troubles locomoteurs.

On peut traiter la démence liée à la maladie de Parkinson par des inhibiteurs de la cholinestérase, également utilisés comme médicaments antidémentiels dans le cas d'un Alzheimer. Ceux-ci sont censés aider le patient à conserver des capacités cognitives et une certaine autonomie dans sa vie quotidienne. Cela étant, tous les médicaments anti-Alzheimer ne conviennent pas pour les parkinsoniens, car ils peuvent aggraver les symptômes locomoteurs. Par ailleurs, il ne faut pas oublier que les médicaments contre les symptômes physiques de la maladie de Parkinson peuvent avoir des effets psychiques secondaires, du type état confusionnel, désorientation ou hallucinations.

Les formes mixtes

À un âge avancé, le risque de développer une maladie neurodégénérative avec perte de neurones cérébraux s'accroît. La probabilité que plusieurs facteurs pathogènes provoquent simultanément les mêmes symptômes de démence est donc élevée. Aussi, les tableaux cliniques mixtes combinant démence vasculaire et Alzheimer ou Alzheimer et Parkinson

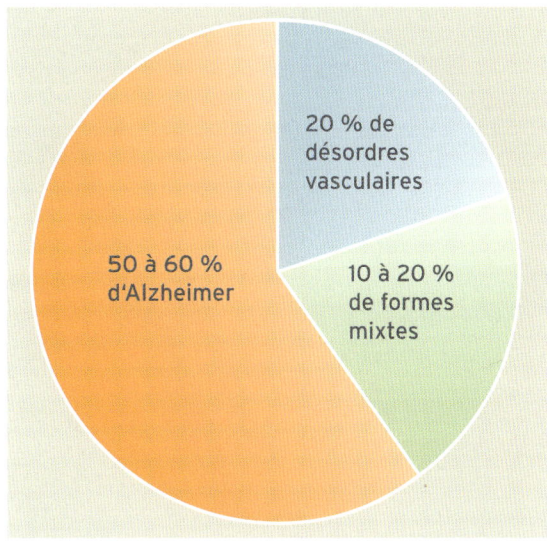

Répartition estimative des causes de démence primaire. Il est difficile, voire impossible, d'établir un classement individuel car les formes mixtes sont fréquentes.

ne sont pas rares. D'une part cette conjonction de symptômes complique le diagnostic, mais d'autre part elle présente le risque que les symptômes se potentialisent les uns les autres. Ainsi, les déficits liés à Alzheimer sont encore plus marqués lorsque le cerveau est le siège d'un infarctus silencieux ou d'une attaque. Pour élaborer une stratégie thérapeutique adaptée, le médecin traitant doit essayer de détecter les différents facteurs pathogènes et de les considérer isolément.

Autres formes de démence primaire

Outre la maladie d'Alzheimer, qui est la plus fréquente, il existe d'autres formes de démence procédant de pathologies cérébrales, même si elles sont peu fréquentes.

Démence à corps de Lewy : son nom lui vient de minuscules dépôts ronds du tissu cérébral, composés d'une protéine particulière, qui s'ajoutent souvent aux altérations cérébrales causées par les maladies d'Alzheimer et de Parkinson. Si les symptômes se ressemblent, les capacités mnésiques sont conservées plus longtemps. Contrairement à la maladie de Parkinson, les déficits intellectuels succèdent très vite aux déficits locomoteurs.

Démence fronto-temporale (rare) : également appelée maladie de Pick, du nom du médecin qui l'a décrite, elle débute souvent vers la cinquantaine

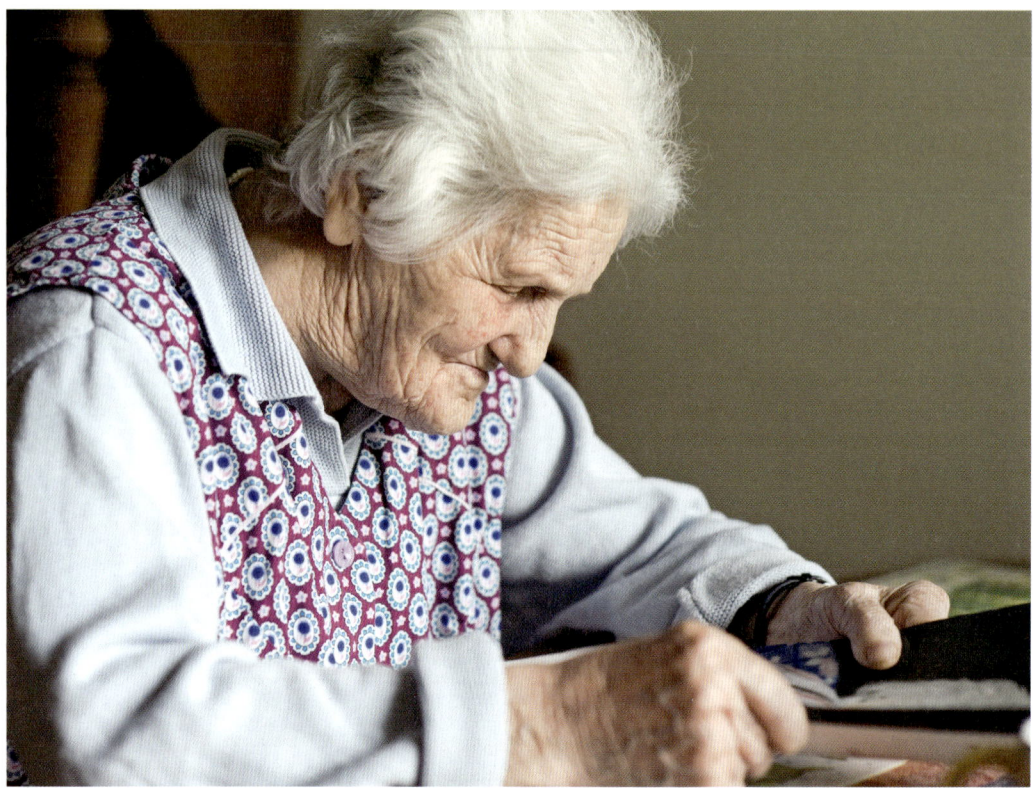

Cinq ans après le diagnostic initial, cette ancienne aubergiste porte toujours le tablier.

et s'installe de manière insidieuse. Affectant les lobes frontal et temporal, elle touche ainsi les régions du cerveau déterminant le comportement, le langage et la vie affective. Elle se manifeste donc surtout par des changements de la personnalité, une absence de motivation et une sclérose du langage, alors que la mémoire et la capacité d'orientation restent intactes assez longtemps. Il n'existe aucun médicament pour guérir cette maladie. À un stade avancé, les sujets touchés ont besoin de soins intensifs permanents.

Maladie de Creutzfeldt-Jakob : ayant acquis une certaine notoriété avec la crise de la vache folle dans les années 1990, cette maladie que l'on rencontre partout dans le monde est malgré tout très rare. Elle évolue très vite et l'issue est toujours fatale. Elle est provoquée par les prions, particules protéinées semblables à des virus attaquant le cortex cérébral et détruisant les tissus, qui prennent alors une consistance spongieuse.

Elle se manifeste d'abord par des modifications de la personnalité, des difficultés de concentration, des troubles de la mémoire et de la coordination, puis par des troubles du langage, de la vision et de la locomotion. En phase

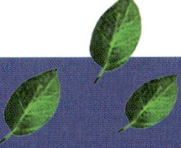
avancée, après seulement quelques mois, les sujets souffrent de démence sévère et sont totalement dépendants.

Les démences secondaires

Pour les médecins, 5 à 10 % des démences sont guérissables. En effet, les symptômes d'une démence ne relèvent pas tous d'une atteinte cérébrale organique et peuvent provenir d'une maladie métabolique ou infectieuse, de médicaments ou d'une carence alimentaire. Ces affections sous-jacentes sont souvent sous-estimées, surtout chez les personnes âgées. Or, bien diagnostiquées et bien traitées, elles peuvent être guéries. Non traitées, elles entraînent des dégâts irréparables.

Les démences liées à des troubles du métabolisme

Un métabolisme qui se dérègle peut affecter le fonctionnement du cerveau.

Hypothyroïdie : lorsque la thyroïde ne sécrète pas assez d'hormone thyroïdienne, les fonctions organiques tournent « au ralenti ». Tous les organes viennent alors à manquer de substances nutritives et d'oxygène, et ces carences touchent plus particulièrement le cerveau, l'organe qui a le plus besoin d'énergie.

Si l'hypothyroïdie entraîne chez les jeunes des symptômes caractéristiques, comme un ralentissement du pouls, une légère sensation de froid ou de constipation, les troubles sont plutôt diffus chez les personnes âgées.

Elles réfléchissent ou parlent plus lentement. Leur mémoire s'appauvrit, tout comme leur capacité à se concentrer de façon prolongée. Pour détecter un dysfonctionnement de la thyroïde, le médecin peut recourir à une prise de sang et à une échographie. Le traitement hormonal permet une amélioration rapide.

Diabète : un diabète non décelé ou incorrectement stabilisé par des médicaments peut entraîner des états d'hyper- ou d'hypoglycémie. Dans les cas sévères plus particulièrement, cela peut conduire à des troubles de la mémoire et du comportement. Si le taux de glycémie se normalise, notamment par la prise de glucose ou l'injection de la bonne dose d'insuline, les troubles disparaissent. Dans une perspective à long terme, le diabète figure également parmi les facteurs de risque de démence vasculaire.

Maladie de Wilson : ce trouble héréditaire empêche les reins d'excréter le cuivre. Des particules du métal se déposent alors dans le foie et sont véhiculées par le sang vers d'autres organes. Tout comme en cas d'intoxication par des métaux lourds ambiants, ces particules entraînent des problèmes neurologiques, notamment des troubles de la parole et de l'écriture, une limitation des performances intellectuelles et des défaillances motrices. Décelable par des analyses de sang, l'accumulation de cuivre peut être corrigée grâce à un traitement médicamenteux.

L'encéphalopathie alcoolique

L'abus d'alcool des années durant endommage sérieusement le cerveau. À un stade avancé, les médecins parlent d'encéphalopathie alcoolique. Cette pathologie se manifeste par des symptômes rappelant une démence de type Alzheimer, notamment une capacité de réflexion très réduite, ainsi que des

problèmes
d'orientation
et de mémoire.

Un sevrage com-
plet peut faire ré-
gresser la démence – à
condition toutefois que les neurones du cerveau ne soient pas
irrémédiablement détruits. Cela
s'applique aussi au syndrome
de Wernicke-Korsakoff.
Causé par une carence
massive en vitamine B1
(thiamine), observée sur-
tout chez les alcooliques,
il entraîne un état confusionnel, des troubles des
mouvements oculaires et des problèmes
moteurs. Une abstinence radicale et l'apport de vitamines par perfusion peuvent
malgré tout être bénéfiques. Non traitée,
cette pathologie est fatale.

La démence médicamenteuse

Les effets de bien des médicaments courants sur le cerveau ne sont pas non plus
à négliger. Les somnifères et les calmants
du groupe des benzodiazépines présentent un risque particulièrement élevé
de troubles de la mémoire et de problèmes de concentration et d'attention.
Mais ils ne sont pas les seuls à ralentir
la mémoire et à entraver les processus
d'apprentissage. C'est aussi le cas des
antiépileptiques et de divers remèdes
contre les allergies et l'incontinence, qui
agissent sur le système nerveux végé-
tatif. De même, certains analgésiques
et hypotenseurs, certains médicaments

En bref

Bien des médicaments peuvent déclencher
des symptômes rappelant une démence.
Le risque s'élève :

- si vous êtes déjà âgé, car le corps élimine
  moins vite nombre de substances,
  qui sont ainsi actives plus longtemps
  et plus virulentes ;
- si vous prenez plusieurs médicaments
  simultanément, car leurs effets peuvent
  se potentialiser ;
- si vous devez augmenter les doses
  des médicaments que vous prenez
  ou en prendre un nouveau.

Si vous craignez que l'un des médicaments
que l'on vous a prescrits nuise à votre
mémoire ou à votre capacité de réflexion,
ne l'abandonnez pas brutalement de votre
propre chef. Faites part de vos craintes à
votre médecin, qui saura évaluer les bienfaits
et les risques liés à ces médicaments et vous
proposer une autre prescription.

pour le cœur et l'estomac ainsi que certains antiasthmatiques peuvent fortement nuire au fonctionnement du cerveau et du système nerveux. Si l'arrêt progressif de ces médicaments sous contrôle médical fait disparaître les troubles de la mémoire, il ne s'agit pas d'une démence mais seulement d'effets secondaires liés aux médicaments.

Les démences résultant de carences alimentaires

Les personnes âgées souffrent souvent d'inappétence et de difficultés à mâcher et à avaler. Elles ne mangent pas assez ou seulement des aliments faciles à mâcher, par exemple du pain ou des gâteaux moelleux. Mais cette alimentation déséquilibrée peut entraîner une carence en nutriments essentiels et en vitamines. Le plus souvent, elle concerne les vitamines du groupe B, indispensables au système nerveux.

Surveillez par conséquent les signes avant-coureurs : des brûlures de la langue, des paresthésies et des troubles sensitifs aux mains et aux pieds peuvent relever d'une telle carence. Les symptômes de démence n'apparaissent que tardivement et ressemblent à ceux d'une démence de type Alzheimer. Des injections de vitamine B12 et une alimentation équilibrée suffisent à les faire rapidement et complètement disparaître.

Les démences liées à des infections ou à des inflammations

Les symptômes de démence peuvent aussi résulter de processus inflammatoires dans le cerveau. Le plus souvent, ils proviennent d'infections propagées par un virus. Ainsi un virus d'herpès peut-il provoquer une encéphalite marquée par des symptômes allant de légers problèmes de mémoire à de très graves manifestations de démence.

Une encéphalite peut également être déclenchée par des processus auto-immuns, notamment une sclérose en plaques, ou encore par des MST, VIH ou syphilis par exemple.

En cas d'infection bactérienne ou d'infection virale, le patient reçoit respectivement des antibiotiques fortement dosés ou des antiviraux. Si ces traitements réussissent et si le cerveau n'est pas trop lésé, les symptômes de démence liés à l'inflammation peuvent disparaître.

L'hydrocéphalie à pression normale (HPN)

L'hydrocéphalie à pression normale (HPN) est une cause souvent négligée des symptômes de démence. Dans ce cas, le liquide céphalorachidien (LCR) ne peut s'écouler librement des cavités crâniennes, il s'accumule dans les ventricules et provoque une hypertension intracrânienne, ce qui déclenche des symptômes de démence. L'HPN se caractérise par l'apparition simultanée de trois signes que les proches peuvent eux aussi repérer : déficits du type mémoire défaillante et problèmes d'attention, troubles de la marche (progression lente, à petits pas) et incontinence.

Une HPN est aisément décelable par une tomodensitométrie crânienne ou un IRM. Lorsqu'une ponction lombaire (prélèvement d'une petite quantité de liquide céphalorachidien) entraîne une nette amélioration, le médecin est conduit à recommander une intervention chirurgicale.

Les démences procédant de traumatismes craniocérébraux (TCC)

Un traumatisme crânien peut lui aussi entraîner une limitation fonctionnelle du cerveau et des symptômes de démence. Si les troubles se manifestent juste après un accident, une chute par exemple, il est facile d'identifier la pathologie et éventuellement d'améliorer la situation par une opération. Dans des cas moins graves, les séquelles d'un accident peuvent rester ignorées et n'apparaître qu'après un certain temps. C'est le cas des hémorragies entre le cerveau et les os du crâne, jugées insidieuses, car elles détériorent progressivement les tissus cérébraux et peuvent parfois entraîner des troubles de la mémoire des semaines ou des mois après l'accident.

Les démences liées à des tumeurs cérébrales

Les tumeurs à évolution lente, bénignes ou malignes, ont des effets similaires aux TCC. On peut aisément les identifier à l'aide des procédés d'imagerie. L'exérèse des tumeurs cérébrales détectées à temps peut faire régresser et disparaître les symptômes de démence.

Les démences causées par la dépression

De même que les pathologies organiques, les troubles psychiques peuvent grandement affecter les facultés intellectuelles. Une dépression peut par exemple entraîner de graves troubles de concentration, des blocages mentaux et des difficultés à décider – des symptômes que l'on peut tous aisément prendre pour une démence chez le patient âgé. Les médecins parlent d'ailleurs alors de « pseudo-démence ». Pour distinguer une démence d'une dépression, on utilise des grilles d'évaluation comme la Geriatric Depression Scale *(voir page 56)*. Le diagnostic est toutefois particulièrement difficile à poser lorsque le patient souffre à la fois d'une démence et d'une dépression.

Quelle aide les proches peuvent-ils apporter dans un premier temps ?

Au fur et à mesure que la maladie progresse, la capacité à s'exprimer et la compréhension verbale s'amenuisent. Le patient a de plus en plus de difficultés à s'orienter, à évaluer correctement une situation donnée, à planifier et exécuter les tâches quotidiennes. Il a besoin d'aide.

Les proches se demandent comment aider leur parent dans la phase précoce de la maladie, alors que les handicaps sont encore peu marqués. Faut-il corriger ses erreurs et rectifier ses allégations erronées ? Faut-il éviter les conflits ? Quelle est l'aide la plus efficace au quotidien ? Faut-il délester son parent le plus possible de ce qui lui pèse ? Doit-on au contraire l'inciter à s'occuper et l'aider à se rendre plus fort ? Des exercices de mémoire et d'expression orale sont-ils utiles ?

La réponse à ces questions est simple : est efficace ce qui permet au sujet de s'habituer aux déficits liés à sa maladie. Comme chacun de nous, les personnes atteintes de démence tiennent à conserver leur estime de soi

Cette grand-mère malade (2ᵉ en partant de la gauche) bénéficie du soutien des membres de sa famille.

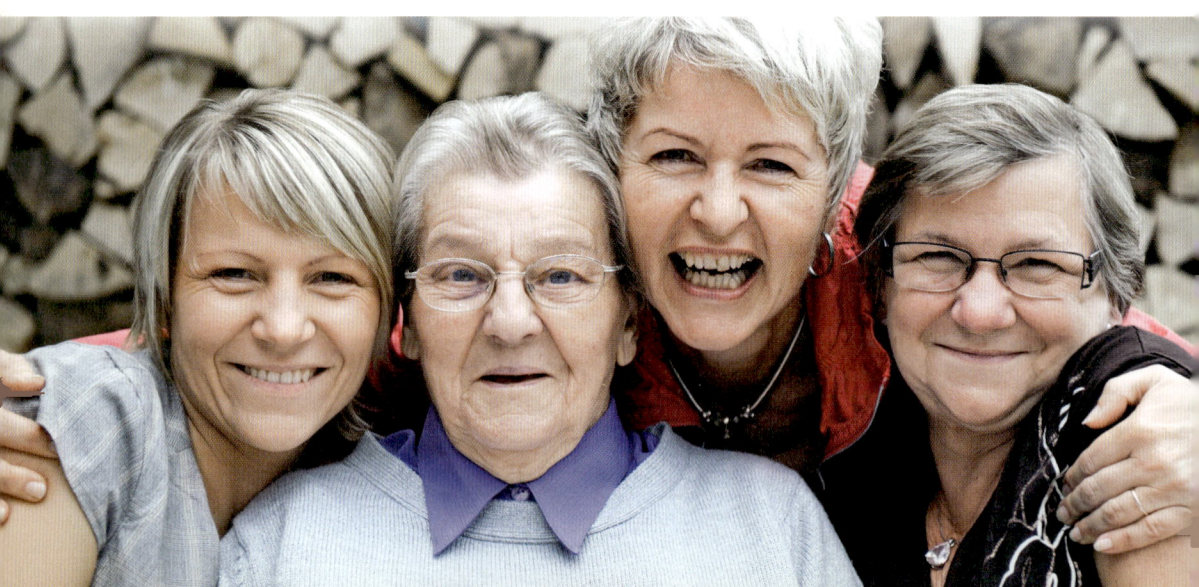

et l'image qu'elles ont d'elles-mêmes. Il est bien plus utile de les aider dans ce sens – notamment par un suivi psychologique, éventuellement assuré par un psychologue – que de tenter en vain de faire resurgir des capacités définitivement perdues.

L'attitude à adopter face à la maladie

Le mode de communication qui a fonctionné des années voire des décennies durant n'est plus viable avec un parent atteint de démence, car ses capacités sont altérées. Les changements qui l'affectent étant irréversibles, c'est aux proches de s'adapter et de faire en sorte que la communication avec le malade reste possible.

L'acceptation de la maladie

Plus les proches seront informés sur l'évolution et les répercussions d'une atteinte de démence, moins ils auront de difficultés à maintenir la communication et à soutenir leur parent avec affection et empathie.

À cet effet, ils doivent faire le deuil de ce que le patient représentait pour eux lorsqu'il était valide, de leur vie ensemble, de leurs objectifs communs et de tout espoir de guérison. C'est une tâche difficile, qui exige beaucoup de temps et de patience. Pour affronter la nouveauté de la situation, il est bon que les proches puissent en parler avec d'autres personnes.

L'accompagnement empathique

Une personne atteinte de démence s'enfonce au fur et à mesure dans sa propre réalité. L'évolution de la maladie lui donne de moins en moins accès au monde tel qu'il est réellement. Aussi appartient-il aux proches de se projeter dans son univers et de le reconnaître comme sa réalité de référence.

L'accompagnement empathique respecte en priorité les besoins du patient et prend ses sentiments au sérieux. Pour que celui-ci se sente bien, différents besoins essentiels doivent être satisfaits. Il a besoin de contacts humains et veut se sentir accepté et aimé. L'estime qui lui est portée peut renforcer l'estime qu'il a de lui-même.

De plus, il souhaite se sentir plus sûr de lui et avoir l'impression qu'il comprend les choses qui l'entourent et que ses actes ont un sens.

Les propos et les actes du patient dans un premier temps incompréhensibles sont souvent des appels à l'aide codés pour exprimer des désirs du type « Je veux être de la partie » ou « Je veux me sentir protégé ».

Les reproches, une attitude à éviter

Au stade précoce de la maladie, le sujet est conscient de l'aggravation de ses déficits, sources pour lui de honte et de frustration. Aussi, évitez de lui faire inutilement remarquer ses défaillances. Nul n'apprécie d'être confronté à ses erreurs et ses faiblesses.

L'adoption ou la modification d'un comportement suppose chez le malade une prise de conscience, qui implique elle-même une capacité d'apprentissage. Or, n'étant plus en mesure d'apprendre, ce dernier ne se trouve plus non plus en mesure d'intégrer vos arguments et de réagir en conséquence. Toute adaptation ne peut donc venir que de vous, tant pour ce qui relève de la communication que pour ce qui concerne la vie quotidienne.

Des phrases du type « Tu te trompes ! » ou « Ça, tu ne peux plus le faire ! » vexent le malade. Un patient atteint de démence n'est plus capable de prendre sur lui et d'endurer les vexations, qui peuvent lui devenir insupportables et l'amener à réagir vivement, voire de manière agressive.

Gérer un comportement agressif

Un comportement agressif peut toujours s'expliquer de diverses manières, et il ne faut pas le prendre comme une attaque personnelle. Il est normal que le malade soit parfois frustré, malheureux ou mécontent. N'oubliez pas qu'à ce stade précoce il a conscience de ses déficits. De plus, l'état de démence va de pair avec une détérioration constante du lobe frontal, partie du cerveau qui nous permet de gérer les frustrations sans agressivité. L'agressivité du patient naît souvent de situations anxiogènes, par exemple lorsqu'il n'arrive pas à exprimer ses besoins. Un comportement blessant sert à attirer votre attention sur des sentiments négatifs, des douleurs ou la perception d'exigences démesurées à son encontre. Afin de ne plus reproduire la même erreur, essayez d'identifier le motif de ses angoisses.

L'emploi d'un langage clair et simple

La mémoire à court terme, qui permet d'enregistrer des informations de quelques secondes à quelques minutes, est déjà limitée au stade précoce d'une démence. Le patient qui demande sans arrêt la même chose, l'heure qu'il est par exemple, oublie qu'il a déjà posé la question. Ce n'est pas l'aider que de lui faire remarquer qu'il se répète ou de feindre l'indifférence. Pour l'apaiser, vous pouvez le faire participer à une activité liée à cette heure de la journée, comme la préparation du dîner.

La bonne manière de conduire une conversation

Au fur et à mesure que la maladie progresse, le patient perd ses capacités d'expression et de compréhension verbale. Or, il faut faire en sorte de conserver aussi longtemps que possible ses compétences langagières. Vous pouvez l'encourager à discuter de ce qui l'intéresse particulièrement, en lui posant des questions du type « C'était bien agréable lorsque nous…, tu te rappelles ? », et l'inciter ainsi à vous parler de sa vie. La dégradation de la mémoire à court terme conduit le malade à s'exprimer de manière alambiquée et à chercher de plus en plus ses mots. S'il perd le fil de la conversation, laissez-lui beaucoup de temps pour trouver ses mots et évitez de lui couper la parole.

L'avis du médecin

- Aidez votre parent atteint de démence dans l'organisation ou l'exécution de ses tâches quotidiennes, mais veillez toujours à lui laisser faire ce qu'il parvient encore très bien à faire par lui-même.
- Témoignez-lui de l'empathie.
- Prenez-le au sérieux.
- Évitez les reproches, les leçons ou les menaces de punition lorsqu'il se comporte de façon inadéquate.
- Ne lui tenez pas rigueur de ses défaillances.
- Ne cherchez pas à argumenter longuement.
- Évitez les disputes avec lui. En cas de réaction agressive, restez calme, essayez de l'apaiser et de détourner son attention. S'il vous arrive de vous mettre en colère, éclipsez-vous.

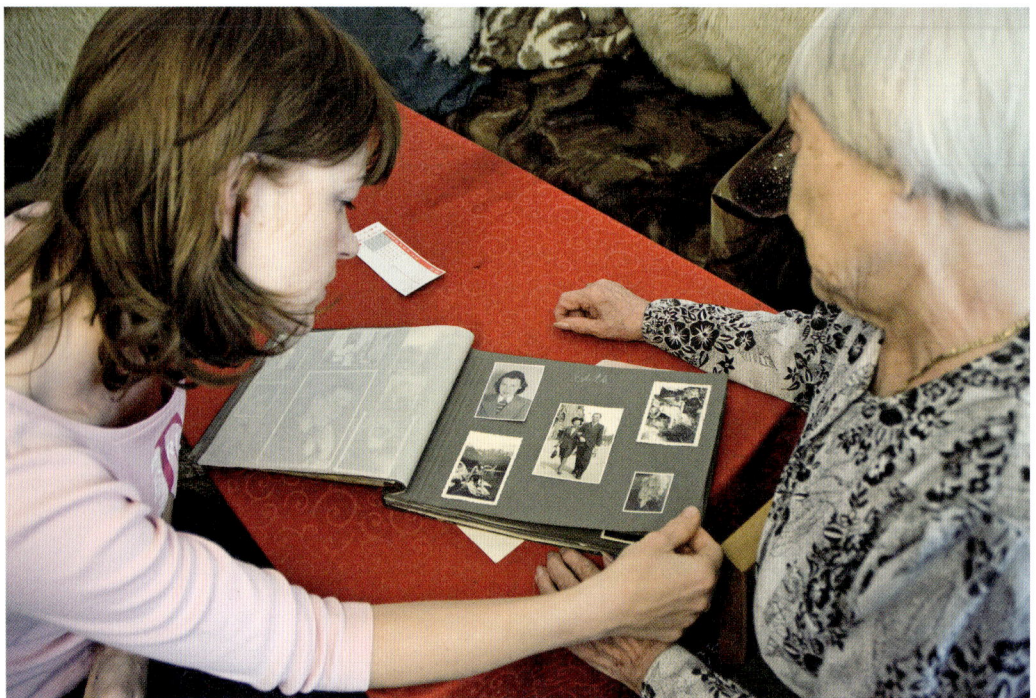

Le rappel du temps passé est un bon moyen d'engager des conversations chaleureuses.

N'essayez pas non plus de vouloir terminer les phrases à sa place. Il se peut qu'il ait voulu dire autre chose et que votre impatience le stresse. Au lieu de cela, attendez un moment avant de proposer un mot susceptible de convenir, puis demandez-lui si c'est ce qu'il voulait dire.

L'instauration d'une atmosphère propice à l'échange

Choisissez un endroit calme, autant que possible sans bruits de fond parasites, ainsi qu'un climat détendu pour écouter l'histoire que vous raconte votre parent. Et laissez-lui du temps. Si une personne en bonne santé peut filtrer les signaux acoustiques et se focaliser sur l'essentiel, le patient atteint d'une démence a besoin de toute sa concentration pour comprendre les mots et leur donner un sens. C'est trop lui demander que de faire abstraction des parasites pour capter les paroles de son interlocuteur, et il sera vite gêné par un téléviseur, un lave-linge ou des bruits de la rue.

Le brouhaha aussi peut le perturber : en présence de plusieurs personnes, il aura plus de facilité si elles parlent tour à tour. S'il utilise une prothèse auditive, veillez à ce qu'elle soit bien réglée pour éviter que les bruits parasites ne soient désagréablement amplifiés.

La communication non verbale

À mesure que progresse la maladie, le patient saisit de moins en moins les mots et leur sens. Pour transmettre des informations et des sentiments, il est toutefois possible de communiquer sans paroles. Ainsi les mimiques, l'intonation et la gestuelle peuvent-elles être une grande ressource pour souligner le sens du discours.

En effet, les patients comprennent souvent mieux ces signaux que les mots. Il peut être bon pour les proches de s'entraîner pour apprendre à les utiliser de façon ciblée. Une voix grave et douce produira par exemple un effet apaisant, en particulier dans les situations d'excitation ou d'agressivité. Les malades apprécient généralement le contact physique, et une caresse ou une accolade peuvent leur donner un sentiment de proximité et de sécurité.

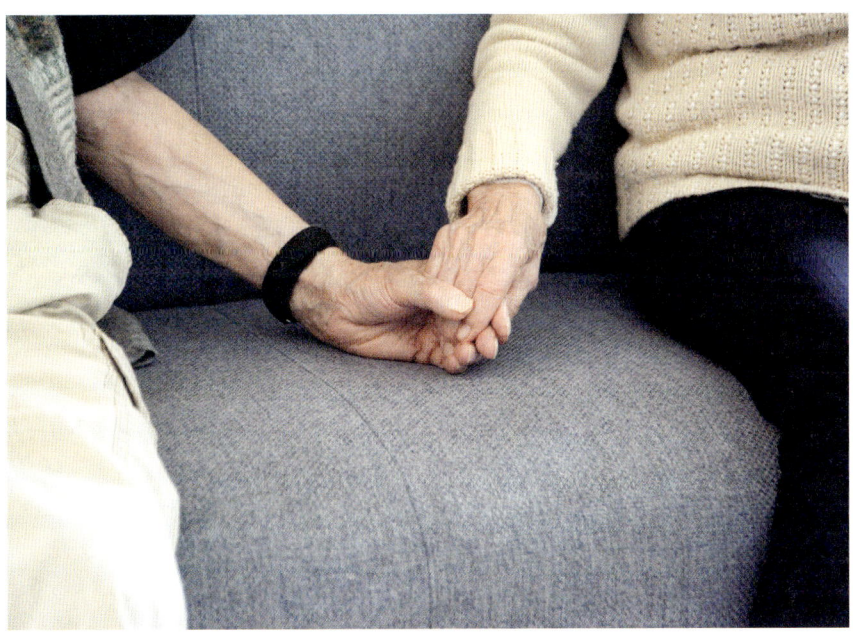

Dans les moments d'insécurité, un simple geste peut apporter paix et réconfort.

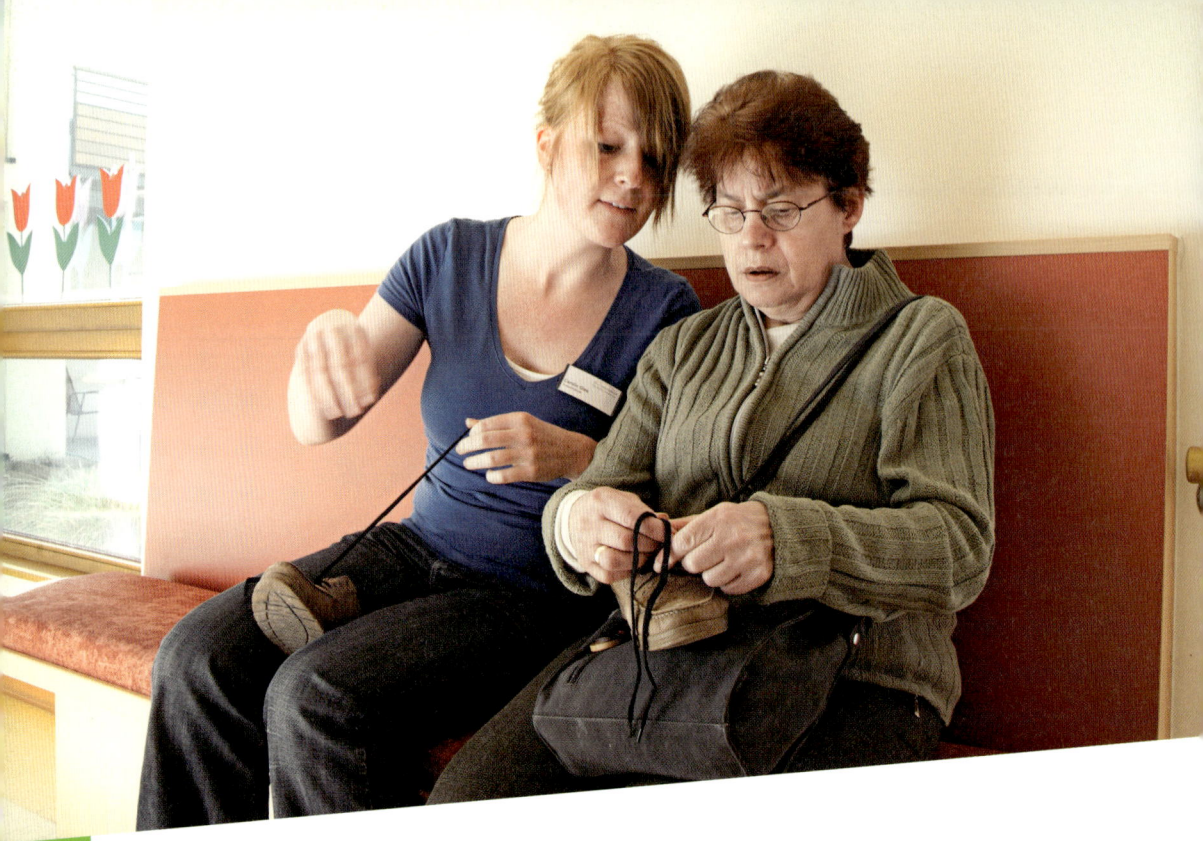

Le mode de communication adapté

Parlez lentement et distinctement. Le patient souffrant d'une démence a besoin de suffisamment de temps pour comprendre les mots et en saisir le sens. S'il ne saisit pas ce que vous lui dites, répétez lentement, avec des mots différents ou plus simples. Évitez de hausser le ton, et a fortiori de crier.

    Donnez une seule information par phrase. Les phrases les plus faciles à comprendre sont courtes et ne comportent qu'un seul énoncé. Si vous utilisez une construction complexe, le patient pourra avoir oublié le début de la phrase quand vous arriverez à la fin et ne saisira donc pas l'énoncé complet. Pour décrire des événements liés les uns aux autres, comme dans une histoire par exemple, scindez le tout en petits fragments. Faites des phrases courtes et ménagez des pauses entre chacune d'elles. Parlez lentement et distinctement.

Posez des questions très simples, comme celles auxquelles on peut répondre par oui ou par non. Les interrogations à choix multiples (du type « Tu veux du fromage ou du pâté ? ») sont pour un patient atteint de démence beaucoup plus difficiles qu'une question dite totale. S'il souffre de troubles de la mémoire, il ne pourra pas non plus répondre aux questions ouvertes débutant par « Où », « Que », « Qui » ou « Quand », du type « Que veux-tu manger ? » ou « Qui a appelé ? ».

Répétez les noms. L'utilisation de pronoms (il ou elle) suppose que l'interlocuteur peut se souvenir du nom d'une personne citée au début sur toute la durée d'une conversation. Or, cela est souvent difficile voire impossible pour un patient atteint de démence. Le mieux est de mentionner le nom de la personne à chaque nouvelle phrase. Les énoncés importants doivent être répétés plusieurs fois et, si possible, placés en fin de phrase.

Évitez de changer brusquement de sujet. Le patient atteint de démence éprouvera plus de difficultés de compréhension si les sujets sont abordés trop rapidement. Mieux vaut clore tranquillement un thème et faire une pause avant de passer au suivant.

Utilisez le contact visuel et les mimiques. Ces deux astuces peuvent aider le patient à suivre ce que vous dites. Un regard engageant ou un geste tendre lui indiqueront que c'est à lui de parler. C'est pourquoi il est utile de se placer face à lui pour discuter.

Ne relevez pas les erreurs de vocabulaire du patient. Ne corrigez pas ses incorrections, vous pourriez le décourager. Pratiquez l'écoute active, en répétant avec vos mots ce que vous avez compris.

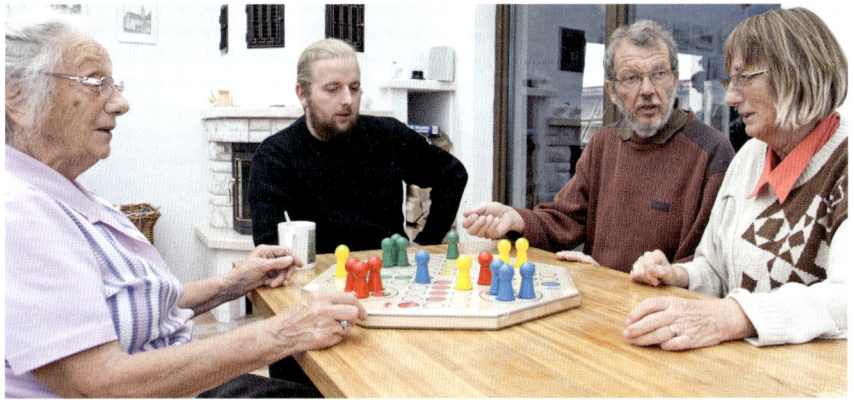

Bien que le mari souffre d'une démence, cela n'entame aucunement le plaisir que ces quatre personnes prennent à jouer en famille.

La prise en compte des sentiments et des émotions

La vie affective d'une personne atteinte de démence n'est pas altérée, mais ses troubles de mémoire ne lui permettent souvent plus de mettre des mots sur ses sentiments.

Dans certaines situations, le recours à la communication « empathique » (ou validation) peut être très utile : il s'agit de prendre le point de vue de la personne et d'essayer de la rencontrer dans sa propre réalité.

De cette manière, vous pouvez gagner sa confiance et la conforter dans l'image qu'elle a d'elle-même. Lorsqu'elle rabâche sans arrêt le même épisode de sa vie, ne lui rappelez pas qu'elle vient de raconter la même histoire pour la cinquième fois, cela ne lui serait d'aucune aide puisqu'elle l'a oublié. Essayez de comprendre les émotions que dissimule son récit et de traduire ces émotions en mots. Vous lui montrerez ainsi que vous la comprenez.

Cette personne ne peut plus compatir ou se mettre à la place des autres, car certaines parties de son lobe frontal sont lésées. C'est la raison pour laquelle ses proches ont l'impression qu'elle devient de plus en plus égoïste et s'intéresse de moins en moins aux autres. Il s'agit d'une conséquence de la démence et non d'une faiblesse de caractère.

Conseils pour les proches

Proposez votre aide au malade.

- ☐ Demandez-lui si vous pouvez l'aider et en quoi.
- ☐ Évitez d'adopter une attitude surprotectrice ou paternaliste.
- ☐ Soyez patient et accordez-lui du temps. Bien des choses vont moins vite qu'avant.
- ☐ Utilisez des aide-mémoire, un carnet de notes par exemple.
- ☐ Structurez ses journées et observez certains rituels.
- ☐ Effectuez certaines tâches quotidiennes avec lui.
- ☐ Incitez-le à pratiquer des activités sportives et à faire de l'exercice.
- ☐ Stimulez les capacités dont il dispose encore, afin qu'il les conserve le plus longtemps possible.
- ☐ Renoncez à faire travailler les facultés dont il se trouve privé, il ne pourra jamais les recouvrer.
- ☐ Soyez compréhensif et indulgent face à ses erreurs.

Les premières mesures de soutien

Au début de la maladie, la mémoire, l'orientation et l'accomplissement des actes de la vie quotidienne ne sont que légèrement limités. La personne touchée ne veut pas être considérée comme un malade et éprouve bien au contraire le besoin et le désir d'être traitée comme auparavant, malgré ses déficits. Ce n'est pas parce que sa mémoire défaille qu'elle est impotente ou complètement déboussolée.

Le plus souvent, elle a seulement besoin qu'on lui fasse penser à accomplir certaines tâches quotidiennes. Vous ne serez contraint de l'encadrer et de l'aider concrètement qu'avec la progression de

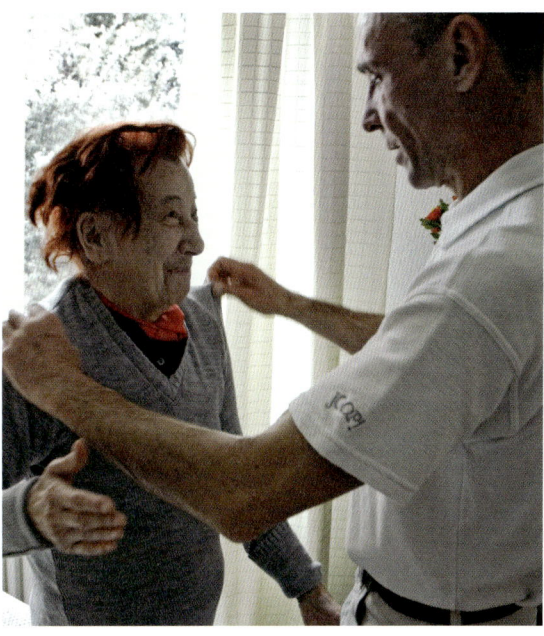

De petites attentions, notamment lors de l'habillage, peuvent procurer beaucoup de joie au malade et lui redonner le goût de vivre.

la maladie. D'autant plus que bien des malades refusent de recevoir de l'aide car ils ne supportent pas de se sentir commandés ou contrôlés. Pour les accompagnants, il faut savoir rester attentif tout en respectant le désir d'indépendance du patient. Le soutien qu'il convient d'apporter est déterminé par les capacités dont celui-ci dispose encore, mais aussi par ses préférences et ses aversions. L'aide que vous pouvez fournir dépend en outre de vos propres forces, de vos habitudes et de vos conditions de vie.

Proposer son aide pour l'habillage

Au début, le malade ne rencontre pratiquement aucun problème pour s'habiller et se déshabiller, si ce n'est qu'il lui faut plus de temps qu'auparavant. Au fur et à mesure que la démence progresse, il a du mal à décider des mouvements qu'il doit effectuer et à les contrôler. L'aide dont il a besoin dépend des gestes qu'il maîtrise encore. Au début, il suffit de lui préparer les vêtements qu'il doit porter. Au stade suivant, il faut les disposer dans l'ordre dans lequel ils doivent être enfilés. À la fin, il faut lui passer les vêtements un à un et l'aider à les mettre et à les enlever.

Restez calme et indulgent malgré les difficultés et les échecs. Utilisez votre créativité et votre imagination pour ne pas faire remarquer trop directement une erreur au malade, cela le vexerait. Mieux vaut corriger cette erreur discrètement à la prochaine occasion. Ainsi, si la personne a passé ses sous-vêtements sur son pantalon, vous pouvez faire comme si vous ne l'aviez pas remarqué puis, après le petit déjeuner, dire que le pantalon a une tache et aller en chercher un autre pour la changer.

Disposez les vêtements de façon claire dans la penderie, pour que le malade puisse aussi longtemps que possible choisir sa tenue sans aucune aide. Faites le tri dans l'armoire en fonction de la saison. Vous éviterez ainsi des erreurs et des conflits. Un patient souffrant de démence a une autre perception de la chaleur et du froid. Aussi ne comprend-il pas pourquoi le gros pull qu'il aime tant ne convient pas un jour de canicule.

S'il a besoin d'aide pour choisir un vêtement, évitez les questions du type « Quelle chemise voudrais-tu porter aujourd'hui ? », il serait dépassé. Mieux vaut choisir une chemise et la lui présenter en disant : « Tu aimes tellement cette chemise, tu pourrais la porter aujourd'hui, qu'en penses-tu ? » De même, bien des patients ne comprennent plus (tout de suite) les questions relatives au choix d'un menu ou à l'organisation de leurs loisirs. Mieux vaut formuler des questions claires facilitant déjà le choix pour l'intéressé.

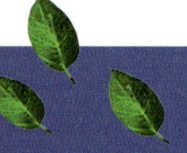

L'avis du médecin

Un patient atteint de démence ne peut plus différencier le jour de la nuit ou les minutes des heures. Vous devez donc l'aider à structurer sa journée.

- Marquez bien l'alternance des jours et des nuits : lumière et activités le jour, obscurité et silence la nuit.
- Vous pouvez encore lui apprendre des techniques qui l'aideront à trouver plus facilement le sommeil en soirée (training autogène ou relaxation musculaire progressive, par exemple).
- Les calmants doivent être administrés à titre exceptionnel ; à long terme, ils risquent d'avoir des effets contraires à l'effet souhaité. En effet, ils continuent souvent d'agir durant la journée. Aussi le malade est-il mou et fatigué le jour, mais à nouveau en forme le soir. Un cercle vicieux peut ainsi s'installer et aggraver son état de confusion.

Utiliser des aide-mémoire

Au début de la maladie, des aide-mémoire peuvent aider le patient à trouver ses marques face à ses défaillances nouvelles.

Rappelez-lui constamment de les utiliser. Un carnet qu'il peut glisser dans la poche d'une chemise ou d'une veste lui permettra de se souvenir de ce qui lui reste à faire et de cocher ce qu'il a déjà fait. Placez un bloc-notes près du téléphone, il pourra ainsi garder une trace précise des messages reçus. Vous pouvez enfin utiliser une page de ce même bloc-notes en guise de pense-bête, pour lui rappeler de consulter son carnet.

En concertation avec lui, placez toujours les objets importants au même endroit (trousseau de clés ou portefeuille, par exemple). Un petit panneau dans le corridor lui rappellera qu'il doit toujours poser les clés à l'endroit préalablement convenu.

Pour faciliter des conversations avec le patient sur des événements passés, tenez un journal dans lequel vous noterez les épisodes et les événements importants de sa vie. Vous pouvez y coller des photos au dos desquelles vous inscrirez le nom des personnes y figurant, ainsi que le lieu et la date.

Entraîner les facultés encore intactes

Il est important que le malade mène une vie active dans la mesure de ses capacités. Aidez-le à les exploiter et à les renforcer. Toutefois, inutile de se servir de livres ou de cours pour lui faire faire de l'exercice cérébral : cela n'améliorera en rien ses performances et peut même au contraire, en le confrontant à ses déficits, le conduire à un état de frustration ou de mal-être dépressif. Mieux vaut consolider ce qu'il maîtrise encore.

Renforcer son sens de l'orientation

Bien des patients ont des difficultés d'orientation spatio-temporelle. De plus, ils sont agités : ils entament des activités sans les terminer ou bien tournent en rond. Cette perte d'orientation génère des angoisses. Pour les aider, faites en sorte que leurs journées suivent toujours le même rythme. Les rituels redonnent une orientation et ont un effet apaisant. Des heures de repas fixes permettent par exemple de structurer la journée. Entre les repas, prévoyez de l'exercice et des activités, ainsi que des phases de repos.

Pour ne pas risquer de désorienter l'intéressé en le prenant au dépourvu, informez-le toujours de vos projets. Faites-le participer à la vie de tous les jours : les travaux ménagers (plier le linge, passer l'aspirateur, etc.), le jardinage ou le petit bricolage (tondre la pelouse, tailler les rosiers, s'occuper de menus travaux de réparation et de rénovation) lui donnent le sentiment de faire quelque chose d'intéressant et d'être utile à vos côtés.

L'exercice au grand air l'aidera à se sentir en forme et à trouver le sommeil plus facilement. S'il somnole ou dort souvent le jour, il aura en effet du mal à s'endormir le soir.

Pour son bien-être, favorisez la détente et le calme, mais également les discussions et les activités comme la musique, la peinture, la poterie ou le bricolage…

Quelle que soit l'activité, ce n'est pas la performance et la réussite qui comptent, mais la joie procurée. Même si vous pouvez effectuer certaines tâches beaucoup plus vite par vous-même, faites participer le malade et incitez-le à faire le maximum de choses seul.

N'oubliez pas que la forme physique et intellectuelle d'un patient atteint de démence peut varier d'un jour à l'autre, voire d'une heure à l'autre. Pour le tenir occupé, n'hésitez pas à demander de l'aide à des amis et connaissances. Adressez-vous à des hôpitaux de jour et des groupes d'accompagnement qui pourront vous faire partager leur expérience dans ce domaine.

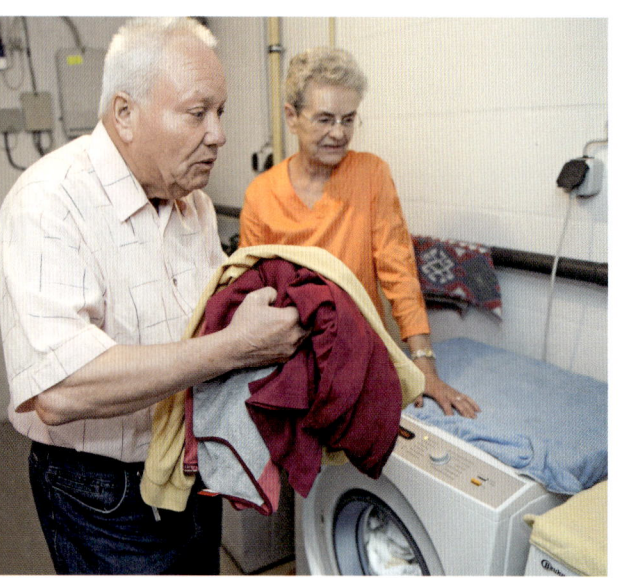

Inversion des rôles : avant la maladie, cette femme gérait seule des tâches domestiques pour lesquelles elle doit désormais s'en remettre à son mari.

Aider à la toilette

Au début de la maladie, le patient peut encore s'occuper seul de sa toilette, même s'il faut parfois lui rappeler qu'il doit se laver. Cependant, habituez-le le plus tôt possible à votre présence dans la salle de bains et faites de la toilette un moment agréable.

Aménagez la salle de bains de façon à ce que l'on s'y retrouve facilement. Des étiquettes ou petits panneaux aideront le patient à savoir quelle brosse à dents et quelles serviettes il doit utiliser.

Plus tard, il faudra laisser uniquement la brosse à dents et les serviettes qui lui sont destinées dans cette pièce.

Manger équilibré

Une alimentation saine, équilibrée et suffisamment riche en eau est d'autant plus importante pour une personne atteinte de démence que les sensations de faim et de satiété sont parfois altérées par la maladie. Prenez les repas en commun à des heures régulières et faites-en des moments agréables. Vous pouvez associer le patient à leur préparation. Faites en sorte qu'il mange et boive de façon autonome aussi longtemps que possible. Coupez-lui sa nourriture en petits morceaux lorsqu'il n'y parvient plus seul.

Pour les encas entre les repas, vous pouvez prévoir des fruits coupés en petits morceaux. Il arrive que les patients oublient peu après le repas qu'ils ont déjà mangé. Essayez alors de détourner leur attention par une activité au lieu de leur faire remarquer leur erreur.

Informer l'entourage personnel et professionnel

Les personnes qui côtoient régulièrement le patient doivent être informées de sa maladie et de ses conséquences. Cela facilite les rapports et évite les quiproquos. Expliquez aux amis et à la famille ce qu'entraîne une démence dans la pratique, quelles sont les capacités altérées et celles qui sont restées intactes. Expliquez également à votre entourage comment se comporter face aux erreurs et aux déficits du patient, pour que celui-ci ne se décourage pas et ne se détourne pas d'eux. Privilégiez des sujets de conversation sur

Le patient a de plus en plus de mal à s'acquitter de tâches complexes au bureau.

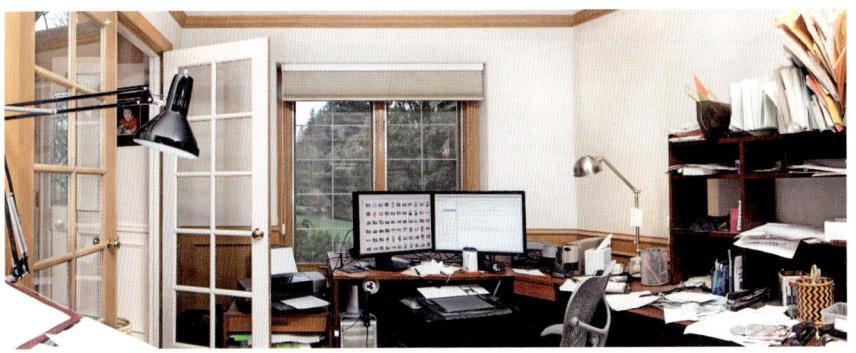

En bref

Conseils au malade :

- Parlez spontanément de vos trous de mémoire et de vos difficultés de concentration.
- Informez vos amis, parents, collègues et employeurs de votre maladie.
- Faites-vous reconnaître comme handicapé sévère pour bénéficier de facilités financières et d'une aide juridique.

Conseils aux proches :

- Expliquez à vos parents, amis et connaissances ce qu'est une démence et de quelle manière communiquer avec les personnes qui en souffrent si l'on ne veut pas qu'elles se sentent blessées et qu'elles s'isolent.

Poursuivre son activité professionnelle

Les patients atteints de démence ne doivent pas quitter leur travail trop vite. L'activité professionnelle donne en effet un sens à la vie, elle permet d'être reconnu et procure un sentiment d'appartenance. Par ailleurs, n'oubliez pas que le montant de la future retraite dépend du nombre de trimestres cotisés.

Si vous êtes frappé par cette maladie alors que vous êtes encore actif, n'essayez pas de cacher à vos collègues et à votre employeur les trous de mémoire et les difficultés de concentration que cela provoque chez vous. Si vous êtes dépassé par votre activité, parlez-en à votre employeur ou à votre DRH, qui pourront peut-être vous orienter sur un autre poste plus en rapport avec vos capacités intellectuelles actuelles et moins stressant.

Faites le plus rapidement possible une demande de carte d'invalidité (auprès de la MDPH, maison départementale des personnes handicapées, dont vous dépendez) et profitez de l'aide juridique des services d'intégration des handicapés, pour bénéficier d'une meilleure protection contre le licenciement, de congés supplémentaires et d'une aide à l'intégration.

À la maison : conseils pour le logement et la vie quotidienne

Malgré un diagnostic de démence, on peut encore mener une vie autonome chez soi durant des années. Quelques adaptations d'agencement et d'équipement permettent de faciliter le quotidien.

Réaménager le logement

L'étendue des éventuelles mesures de transformation doit être définie avec les proches le plus tôt possible après le diagnostic d'une démence. Vous devez décider ensemble jusqu'à quel niveau de soins l'accompagnement doit et peut s'effectuer à domicile. Le patient veut-il tenir sa maison comme avant aussi longtemps que possible ? A-t-il la possibilité de vivre auprès de sa famille ? Tous les intéressés sont-ils d'accord ? L'espace disponible est-il suffisant ou faut-il chercher un nouveau logement commun ? Les transformations du logement doivent-elles anticiper les soins qui seront nécessaires à un stade avancé ?

Une fois ces points essentiels résolus, il est conseillé d'agencer très vite le domicile selon un plan précis, afin que le patient ait le temps de s'habituer aux changements. Il est essentiel que son domicile soit clairement structuré, pour qu'il puisse s'y orienter facilement et s'y sente en sécurité. Privilégiez des revêtements unis à motifs discrets pour les murs, une couleur qui ressorte bien pour les portes, ainsi qu'un éclairage suffisant pour les trajets courants. L'intensité lumineuse optimale conseillée est de 500 lux, car elle donne une clarté suffisante sans jamais aveugler.

Si la chambre et la salle de bains ne sont pas au rez-de-chaussée, mieux vaut installer, pour les déplacements nocturnes aux toilettes, des détecteurs de mouvement enclenchant automatiquement la lumière. Pour que le patient ait le champ libre et ne risque pas de chuter, limitez le mobilier. Seuils de porte et tapis doivent être supprimés. Remplacez-les par des nattes antidérapantes et installez des poignées de maintien aux couleurs contrastées – surtout dans la salle de bains.

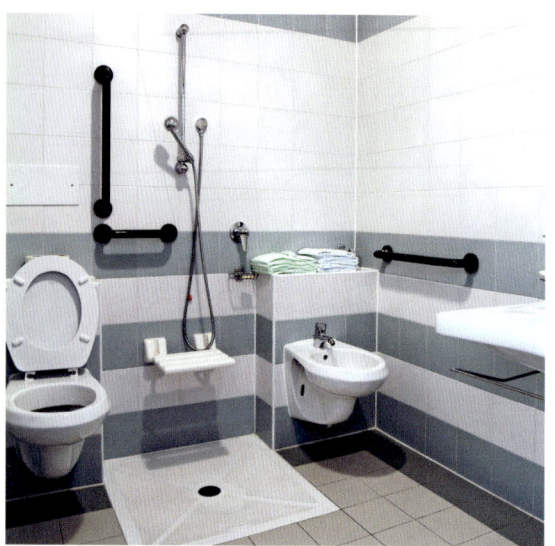

Des W.-C. surélevés, des mains courantes et un siège dans la douche et la baignoire apportent plus de sécurité et de confort.

L'aggravation de la maladie s'accompagne souvent d'une plus grande envie de bouger – et en particulier de quitter le domicile, ce qui peut naturellement poser problème. La porte d'entrée doit donc être « masquée », peinte de la même couleur que le mur attenant ou dissimulée derrière un paravent, un rideau. Ce sont les couleurs sombres qui fonctionnent le mieux, car les patients évitent souvent ce qui est sombre. Une raie colorée sur le sol devant la porte, agissant comme une barrière optique, peut aussi très bien faire l'affaire. Pour empêcher toute tentative de passer par la fenêtre, il est conseillé d'utiliser, surtout dans les étages, des poignées qui peuvent être verrouillées.

Le patient qui souhaite être soigné à son domicile dans les phases ultérieures de la maladie doit penser à faire élargir les portes pour le passage d'un fauteuil roulant. Dans le même ordre d'idées, une douche à l'italienne avec un bac au ras du sol s'impose, car elle évite les délicates entrées et sorties de la baignoire. Attention, en France, l'assurance maladie rembourse les chaises percées mais pas les rehausseurs de siège ni les accoudoirs bilatéraux pour W.-C.

Électroménager

Des aménagements techniques s'avèrent très utiles dès les premiers stades de la maladie.

Cuisine. Pour éviter les fuites en cas d'oubli, il est conseillé de remplacer la cuisinière au gaz par des plaques électriques. Optez pour un équipement traditionnel à sélecteurs ; les plaques vitrocéramique sont en général trop compliquées. Les plaques à induction sont aussi très sûres, mais plus coûteuses.

On trouve aujourd'hui sur le marché plusieurs dispositifs de sécurité qui coupent rapidement la cuisinière si la chaleur ou la fumée augmentent de façon excessive suite à un oubli.

Robinets. L'installation de limiteurs de température sur la robinetterie des lavabos permet d'éviter les brûlures. De même, il vaut mieux remplacer le distributeur de savon liquide par un pain de savon. Pratiquez-y un trou et attachez-le par une cordelette au robinet.

Pour éviter d'éventuels dégâts des eaux, vous pouvez utiliser des détecteurs d'inondation (qui se posent au sol) ou des alarmes antidébordement, le mieux étant encore de retirer les bouchons des baignoires et lavabos.

Le système individuel d'alarme d'urgence permet, d'une pression du doigt sur une touche, d'appeler le service de téléassistance dans les situations imprévues ou de détresse. Mais ce service n'est que d'une utilité limitée, car l'assuré pris de panique peut ne plus réussir à appuyer sur cette touche. Mieux vaut relier le système directement à un détecteur de fumée, à des capteurs d'humidité ou à des barrières infrarouges (couvrant un certain périmètre, par exemple jusqu'à la porte du jardin) ou à des détecteurs de chute, pour qu'il se déclenche automatiquement.

Téléphone. Pour les mêmes raisons, mieux vaut avoir un téléphone à grosses touches disposant de raccourcis programmables, avec les photos ou les noms des proches sur les touches. Au stade avancé de la démence, un « Baby phone » qui se connecte sur un téléphone quelconque est très utile. Que l'on appuie sur n'importe quelle touche, c'est toujours le même numéro qui est composé.

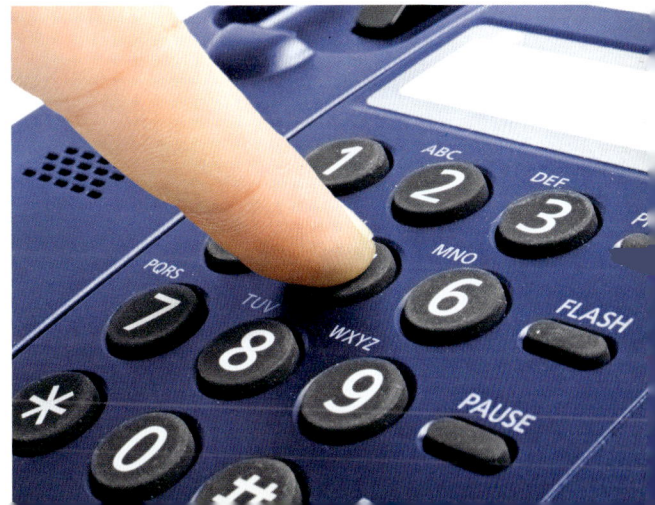

Le téléphone doit être simple d'utilisation, avec des indications aisément identifiables. Les numéros d'urgence doivent être faciles à composer.

Éclairage. Les interrupteurs doivent être faciles à trouver et à manipuler, et l'ensemble de la maison bien éclairée (à l'exception des pièces dont vous souhaitez écarter le patient). L'essentiel avec tous les appareils électriques, c'est leur simplicité d'utilisation. Ainsi, un vieil enregistreur de cassettes à touches procure plus de joie au patient qu'une installation hi-fi ultramoderne dont il ne peut se servir parce qu'elle est trop compliquée.

Aide médicale à domicile

Pour assurer les soins de base à domicile, les aménagements techniques et le dévouement des proches ne suffisent pas. Le médecin traitant a un rôle essentiel à jouer. Par un contact régulier avec le patient et un suivi permanent, il peut moduler le traitement suivant les évolutions constatées et proposer des aides personnalisées, des séances de kinésithérapie, par exemple. Pour les proches s'occupant d'un parent, il est souvent le premier référent et il représente par son rôle de conseiller et d'interlocuteur privilégié une certaine sécurité pour tous les intéressés.

Avec l'évolution de la maladie, les services proposés en consultations ambulatoires (ou externes) peuvent être d'un grand secours : toilette, pansements, administration de médicaments, piqûres, contrôle de la glycémie et même accompagnement chez le médecin. Malgré ces aides, la journée doit être réorganisée autour du patient : par des processus bien structurés et une organisation immuable, on crée des habitudes qui aident celui-ci à se repérer, à se sentir soutenu et en sécurité.

Parmi ces processus figurent les repas, ainsi que le lever et le coucher à heures fixes. Entre ces moments, il est bon de faire participer le patient à

Conseils pour les proches

Renseignez-vous sur les formations ouvertes aux aidants : vous pourrez y obtenir des informations sur les équipements existants. Dans ces cours, financés par les caisses d'assurance maladie, des associations ou des services médicaux, vous apprendrez les bons gestes et l'attitude à adopter avec un patient souffrant de démence. Renseignez-vous auprès de France Alzheimer.

des tâches du quotidien, et ce dans la mesure de ses possibilités.

Il faut en outre qu'il puisse régulièrement faire des promenades ou de l'exercice au plein air. Au début, il peut encore le faire de façon autonome, sans surveillance.

Malgré tout, munissez-vous d'un terminal radio simple d'utilisation, équipé d'une touche d'appel d'urgence. Plus tard, vous doublerez cet équipement d'une localisation par GPS, pour plus de sécurité. Le GPS permet de suivre le patient durant sa balade et d'intervenir rapidement en cas de problème. Les puces de localisation se logent dans un bracelet, une ceinture et, depuis peu, dans des chaussures.

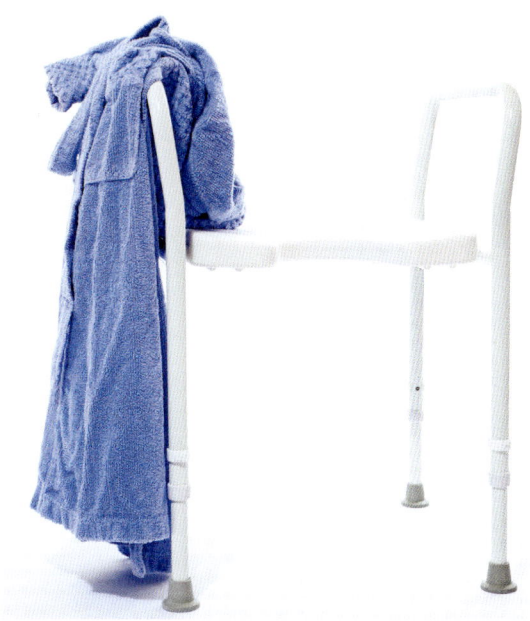

Ce type de siège, que l'on peut installer dans la douche, facilite la toilette du patient.

L'organisation du quotidien du patient

Même si les repas en commun deviennent de plus en plus difficiles, il faut conserver le plus longtemps possible cette habitude, car cela renforce le sentiment d'appartenance du patient et lui donne en outre la possibilité de « copier » les bonnes attitudes. Les proches ne doivent pas s'impatienter, notamment si le malade ne cesse de se tacher en mangeant. Il faut éviter de le materner et de bafouer sa dignité : ne coupez pas systématiquement son repas en petits morceaux (du moins tant que cela n'est pas nécessaire) et ne l'affublez pas d'une bavette. Une serviette en tissu fait très bien l'affaire.

Les sièges doivent en outre être adaptés – même s'ils déparent dans le coin salon commun. S'extirper d'un fauteuil trop profond est non seulement difficile et pénible pour le patient, mais cela l'atteint aussi dans sa dignité. La bonne hauteur de siège se situe à environ 40 cm et, dans tous les cas, plus bas que la hauteur des genoux, pour que les pieds reposent confortablement sur le sol.

Questions-réponses

Vos craintes se sont confirmées : vous ou l'un de vos proches êtes atteint de démence. Les questions se bousculent alors dans votre tête.

? Quel médecin faut-il consulter ?

Le médecin traitant est souvent le premier interlocuteur. L'entretien, l'examen clinique et les analyses de sang lui permettent d'exclure d'autres pathologies. Selon des procédures de test spéciales, il peut évaluer les capacités intellectuelles – mémoire, langage, réflexion et capacité de perception – par des questions et des exercices simples. S'il soupçonne une atteinte de démence, il vous orientera vers un cabinet de neurologie ou un service de consultation externe sur la mémoire. Des examens spéciaux seront pratiqués, scanner et IRM notamment, pour faire le point sur d'éventuelles atteintes cérébrales.

? Pourquoi un diagnostic précoce est-il important si l'on ne peut pas guérir cette maladie ?

Le diagnostic du médecin est une aide importante pour le patient comme pour les proches : il clarifie les problèmes et pose les bases nécessaires pour apprendre à gérer la situation et planifier l'avenir.

Le diagnostic est important du point de vue thérapeutique, car les médicaments destinés au traitement d'une démence sont plus efficaces au début de la maladie. Ils ne permettent pas de la guérir mais peuvent atténuer certains troubles et au mieux retarder son avancée.

? En tant que proche, dois-je accompagner un parent en consultation ?

Souvent, le patient en phase initiale est incapable d'évaluer correctement ses déficits, il les minimise ou les réfute. Les descriptions de membres de la famille ou d'amis proches peuvent aider le médecin à réaliser une évaluation réaliste de son état. C'est très important pour un bon diagnostic.

? Mon père se refuse à consulter un médecin. Que dois-je faire ?

Au début de la maladie, il faut que le patient consente à ce qu'un diagnostic soit établi et qu'il désigne la personne à qui les informations importantes seront communiquées. Si le patient refuse un rendez-vous chez le médecin,

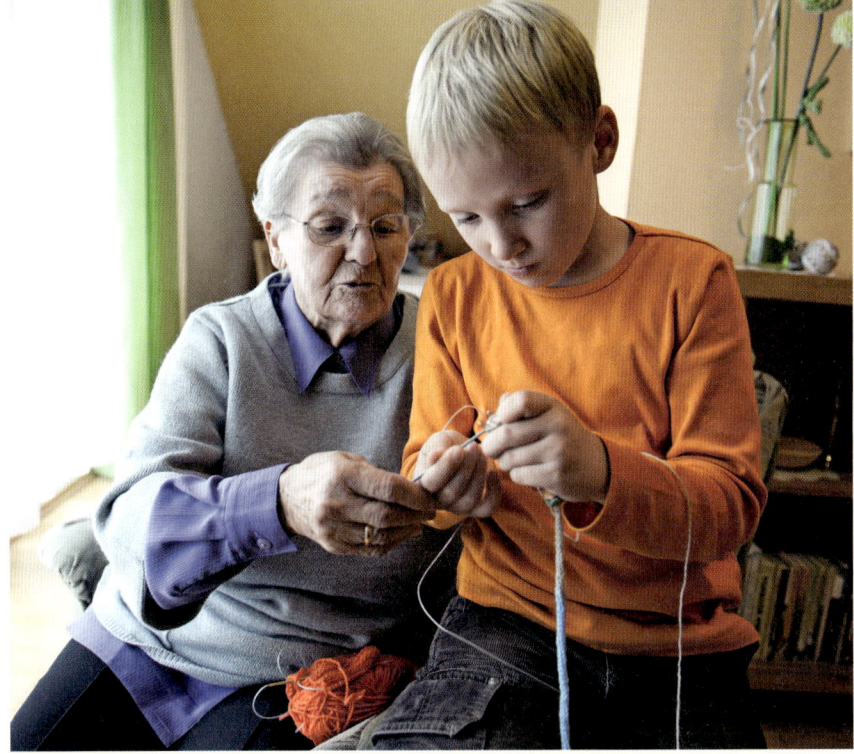

Enrichissement réciproque pour la famille : la grand-mère apprend le crochet à son petit-fils, qui veille pour sa part à ce que tout son attirail soit bien rangé.

vous pouvez peut-être le motiver en lui faisant part de vos craintes et aussi en lui expliquant qu'il y a des causes de démence guérissables et qu'il est donc dans son propre intérêt de faire le point. Une trop grande prudence ou une trop grande peur, ou encore une pression trop importante sur le patient, n'aboutissent en général à rien. Il est souvent utile d'avoir un entretien au préalable avec le médecin, sans le patient.

Dois-je dire à ma mère que le médecin lui a diagnostiqué une démence ?

Si la personne est disposée à discuter de son état, il faut lui expliquer sa maladie. Les patients sont toutefois nombreux à se protéger émotionnellement en refoulant la maladie. Il n'y a aucun intérêt à les informer contre leur volonté.

Essayez de voir avec le médecin ce que le patient est à même de supporter. Suivant sa réceptivité et sa résistance, il pourra ou non être informé de son état. Toutefois, s'il refuse une aide nécessaire et urgente ou qu'il surestime ses capacités et met en danger sa vie ainsi que celle des autres, au volant par exemple, vous vous devez d'intervenir.

Dans ce contexte, il ne faut pas oublier une chose : la phase précoce d'une démence est peut-être la dernière occasion pour le patient d'influer encore sur son avenir ; il peut alors prendre des dispositions et établir une procuration à une personne de son choix qui sera plus tard habilitée à prendre les décisions requises.

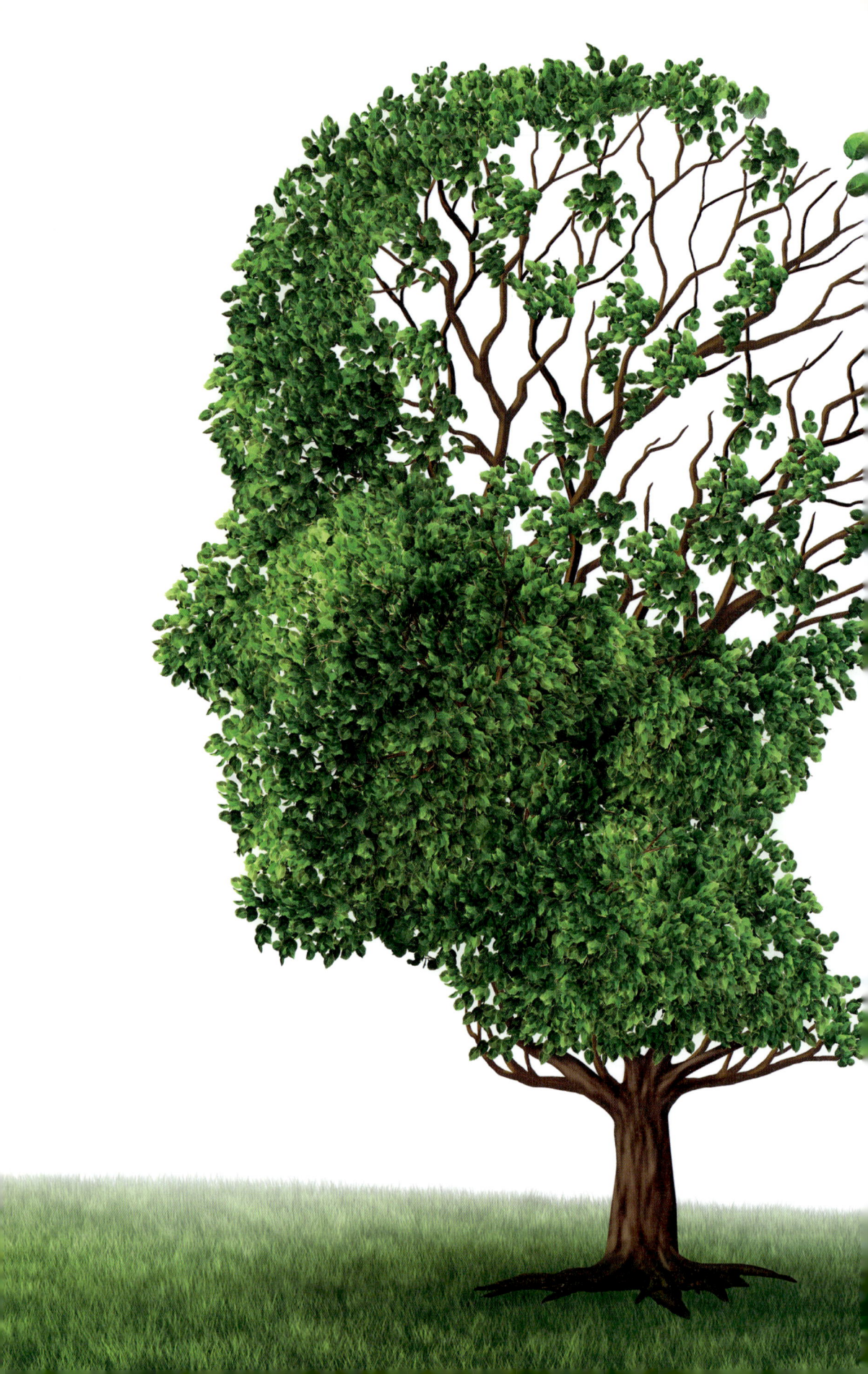

La démence intermédiaire

Le diagnostic vient de tomber. Qu'est-ce qui attend les proches ? Que sera le quotidien aux côtés d'une personne atteinte de démence ? Quels sont les traitements existants ? Et y a-t-il des solutions pour ralentir de manière significative l'évolution de la perte de mémoire ?

La vie quotidienne, un défi renouvelé

À mesure que la démence évolue, la vie quotidienne devient de plus en plus difficile pour les malades et leurs proches. Les patients perdent en autonomie et leur entourage doit davantage s'occuper d'eux.

Tandis que la maladie s'installe, les déficits que l'entourage soupçonnait deviennent une certitude : le conjoint ou le parent perd toujours plus la mémoire et il a désormais besoin d'aide pour les gestes du quotidien. Lorsqu'une personne obtient entre 10 et 19 points au test MMS (Mini-Mental State Evaluation, *voir page 55*), elle répond aux critères correspondant au stade intermédiaire de la démence de type Alzheimer. Le test MMS ne recense certes pas l'ensemble des symptômes, mais il est largement utilisé pour évaluer le degré de sévérité des démences de type Alzheimer. Pour les autres formes de la maladie, en revanche, il convient moins.

Les troubles cognitifs

Durant le stade intermédiaire de la démence, qui peut durer des mois ou des années, les capacités cognitives et fonctionnelles du malade déclinent. À terme, son autonomie est compromise.

La rapidité de l'évolution de la maladie et les capacités un temps préservées varient d'un individu à l'autre : si les uns perdent rapidement la mémoire, celle-ci reste assez longtemps épargnée chez les autres, même lorsqu'elle concerne des événements peu éloignés dans le temps, comme les articles inscrits sur une liste de courses ou un rendez-vous à la banque – qui relèvent de la mémoire à court terme.

Généralement, les événements remontant à un certain temps, stockés dans la mémoire à long terme, sont mieux préservés que ce que la personne vient de vivre ou d'entendre. Pour cette raison, les conversations sur des vacances en famille, avec les enfants, feront non seulement plaisir à la personne atteinte de démence, mais aussi à ses proches. Elles permettent de communiquer et de se comprendre.

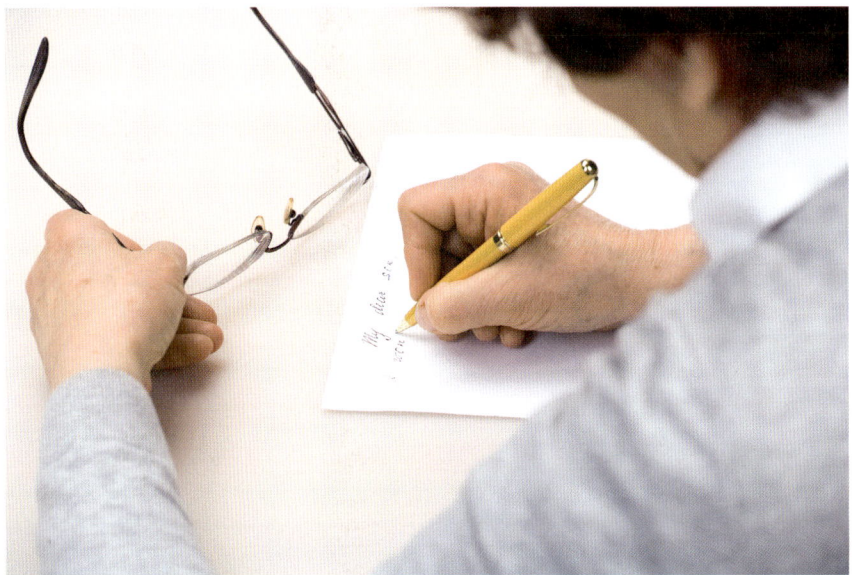

Les proches doivent désormais davantage prendre en charge les affaires courantes du malade, par exemple en s'occupant de son courrier et en prenant ses rendez-vous.

Chercher ses mots

Même si les conversations restent souvent possibles, la personne perd de plus en plus fréquemment le fil de la discussion, elle n'arrive pas à s'exprimer comme avant et elle cherche ses mots – des difficultés de plus en plus flagrantes, pour elle-même, pour ses proches et pour les tiers. Malgré tout, le malade parvient à recourir à des périphrases ou à des termes proches de ceux qui lui manquent. Rapidement, il apparaît aussi qu'il est en forme à certains moments, moins à d'autres – il peut ne pas réussir à prononcer une phrase complète avec fluidité et évoquer peu après certains événements de manière tout à fait compréhensible.

Les liens émotionnels jouent un rôle important – lorsque des événements et des informations sont associés à des sentiments agréables, les malades s'en souviennent généralement mieux et arrivent à en parler. N'hésitez pas à évoquer régulièrement ces événements à connotation positive : la personne atteinte de démence se les remémorera volontiers et constatera avec satisfaction que sa mémoire fonctionne. Souvent, l'interlocuteur joue lui aussi un rôle essentiel – lorsque le malade entretient des liens positifs avec la personne qui l'écoute, des conversations sensées restent possibles. Ainsi, un interlocuteur attentif parvient parfois à deviner ce que le malade veut dire et à lui fournir des « mots-clés » permettant une conversation fluide.

Le sentiment d'être capable de participer à une conversation permet de lutter contre le manque croissant de confiance en soi et l'angoisse qui guettent les malades, confrontés quotidiennement aux pertes de mémoire qui s'amplifient et face auxquelles ils se sentent de plus en plus démunis. Cependant, avec l'évolution de la maladie, les souvenirs fermement ancrés dans la mémoire vont s'estomper, eux aussi.

Aux difficultés à s'exprimer et à trouver ses mots s'ajoutent des problèmes pour lire, écrire ou calculer. Ce phénomène, qui commence par une réduction de la taille de l'écriture, rend la graphie de plus en plus illisible et entraîne une difficulté à écrire des phrases complètes. La physionomie de l'écriture change – il arrive par exemple que le malade associe majuscules et minuscules. Certains mots sont mal écrits et le tracé des lettres évolue, lui aussi. Cependant, beaucoup de malades continuent un temps à se débrouiller. Certains arrivent longtemps à lire à haute voix, en comprenant toutefois de moins en moins ce qu'ils lisent. Les amateurs de « sport cérébral », de mots croisés (faciles) ou d'autres jeux de lettres pourront continuer à s'adonner à ce loisir. Cependant, ils éprouvent parfois colère ou déception en constatant qu'ils ne trouvent pas les réponses. De la même manière, certains malades se souviennent longtemps de leurs tables de multiplication. En revanche, il est extrêmement frustrant pour ceux qui savent qu'ils étaient bons en calcul mental de constater lentement qu'ils doivent se cantonner à des multiplications toutes simples.

Conseils pour les proches

Les personnes atteintes de démence ont du mal à assimiler simultanément plusieurs informations.

- Faites des phrases courtes et claires, en ne fournissant qu'une information à la fois.
- Proposez aux amateurs de mots croisés des versions simples de leur loisir favori.

Quand les gestes du quotidien deviennent de plus en plus difficiles

Il est important de donner des consignes claires et simples au malade pour lui permettre d'accomplir des tâches qu'il effectuait autrefois automatiquement. Des gestes qui hier encore lui paraissaient simples, comme s'habiller, deviennent compliqués – dans quel ordre mettre la chemise, le pantalon et les chaussettes ? Voici quelques conseils qui faciliteront la vie quotidienne.

■ Si votre mari malade s'apprête à enfiler son pantalon, lui dire : « Commence par les chaussettes. Ensuite, tu mettras le pantalon, et la ceinture en dernier » ne l'aidera guère. Préparez le tout, puis citez chaque vêtement ou tendez-le lui, l'un après l'autre, avec une consigne simple. L'ordre des vêtements restera le même tous les jours, pour devenir un rituel. Ainsi, il pourra continuer à s'habiller tout seul pendant un temps, sans se sentir humilié d'être entièrement pris en charge.

■ Certains sujets atteints de démence tiennent à remettre les mêmes vêtements familiers de nombreux jours d'affilée, même s'ils sont sales.

D'autres refusent de dormir dans un lit dont les draps viennent d'être changés. Ce comportement s'explique souvent par une peur de l'inconnu : les vêtements fétiches sont inscrits dans la mémoire, et de nouveaux draps peuvent s'apparenter à un lit inconnu. Achetez le pull préféré et le linge de maison en double. Ainsi, vous pourrez faire des lessives sans stress et le malade, lui aussi, se sentira rassuré.

- La salle de bains doit être suffisamment éclairée, et les tapis de salle de bains bien visibles – préférez des couleurs claires. Placez des tapis antidérapants au fond de la baignoire et de la douche. Si le malade ne tient pas bien sur ses jambes, vous pourrez avoir du mal à l'aider à sortir de la douche. En glissant, il risquerait de s'agripper à vous, au point de vous faire perdre l'équilibre. Veillez à ce qu'il y ait toujours une troisième personne non loin, à appeler en renfort si nécessaire, ou équipez la douche d'un siège spécial.
- Il sera peut-être utile d'engager rapidement un aidant, qui viendra au moment de la toilette. Notez que beaucoup de malades préfèrent pour cela une personne de même sexe qu'eux. Des raisons religieuses peuvent également intervenir dans ce choix.
- Pour la toilette, la pudeur pose parfois un problème difficilement surmontable : se faire laver par un tiers exige de prendre sur soi, et beaucoup de gens trouvent cela difficile. Si le conjoint ou l'enfant que vous êtes reste en arrière-plan, en tendant le gant de toilette, le savon ou la serviette au bon moment, tout en donnant quelques consignes utiles, la personne pourra continuer un temps à faire elle-même sa toilette.

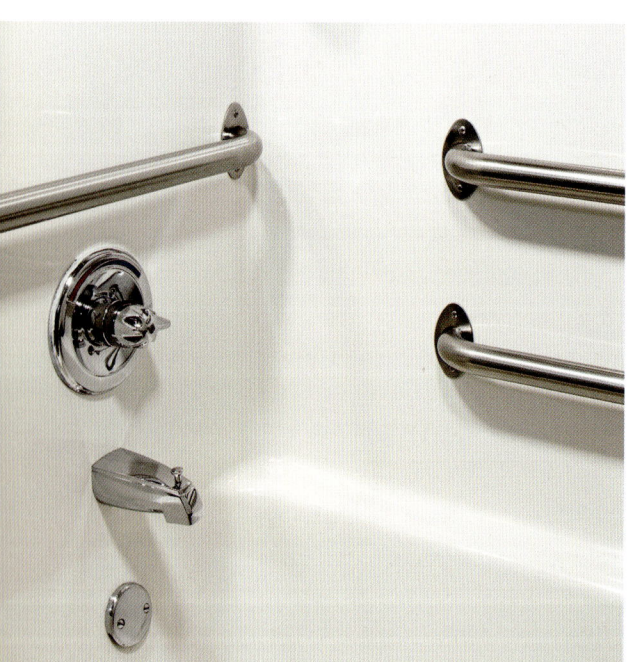

Des comportements alimentaires qui changent

La démence induit des changements physiologiques qui ont aussi une incidence sur le poids des malades – en

Dans la salle de bains, des accessoires tout simples, comme ces poignées, évitent les accidents.

Conseils pour les proches

- Pour les repas, respectez des horaires réguliers, avec des rituels familiers.
- Servez des pains garnis prédécoupés ou de la viande tendre accompagnée de légumes coupés en portions, faciles à manger.
- Privilégiez des aliments qui se mangent facilement avec les doigts : morceaux de pain garnis de fromage, biscuits salés, mini-saucisses, fruits coupés en morceaux...
- Laissez bien refroidir les aliments, pour éviter tout risque de brûlure.

Ces mesures aident les malades à conserver une certaine autonomie. Leur donner prématurément à manger à la fourchette serait contreproductif.

Si vous constatez que la personne atteinte de démence n'a plus d'appétit et perd toujours plus de poids, consultez une diététicienne pour savoir comment couvrir ses besoins nutritifs.

effet, ils sont nombreux (comme les personnes âgées en bonne santé) à avoir une perception altérée de la faim et de la soif. Soit ils mangent en permanence parce qu'ils ont oublié qu'ils viennent de sortir de table, soit ils ne mangent presque plus car ils ne ressentent plus la sensation de faim ou l'oublient.

À table, il est fréquent que les sujets atteints de démence ne veuillent plus manger avec leurs couverts, préférant utiliser leurs doigts. Ou bien ils ont oublié que le saucisson se met sur du pain, et non dans le café. Ces comportements sont souvent difficiles à supporter pour les proches, surtout en public. Ils inciteront certaines connaissances à ne plus venir prendre le café chez vous, ce qui ne vous facilitera pas la vie. Évitez de rappeler à l'ordre la personne atteinte de démence (même si c'est parfois difficile) – cela ne ferait que la déstabiliser. À l'affliction concernant le comportement du patient s'ajoute l'inquiétude de le voir perdre du poids. Les malades très actifs physiquement ont besoin de plus de calories – jusqu'à 1 800 kcal de plus par jour – que les personnes en bonne santé du même âge, pour compenser le surplus d'exercice et ne pas perdre de poids. Souvent, les malades voient leurs goûts changer. Ainsi, ils sont nombreux à apprécier les aliments très sucrés. N'hésitez pas à répondre favorablement à ces demandes : le lait chaud au miel et les entremets au chocolat sont nourrissants. De plus, le lait aide à trouver le sommeil le soir. S'occuper d'un malade demande beaucoup

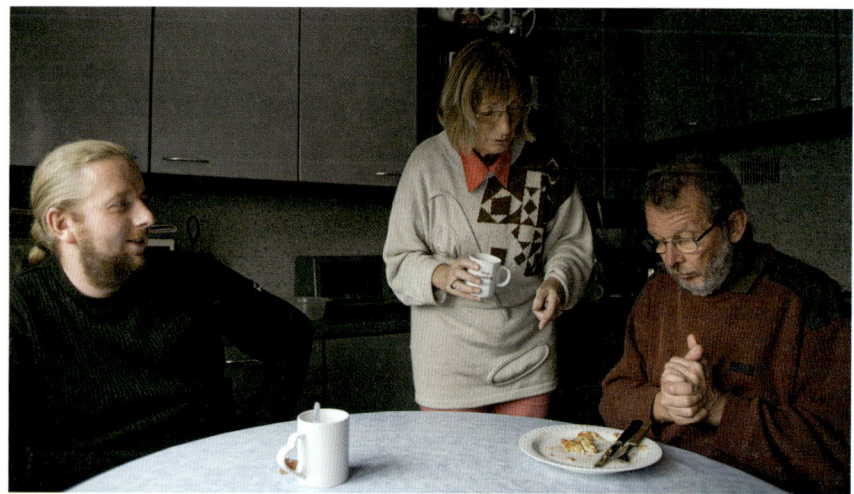

Depuis que ce père de famille ne travaille plus, il apprécie le petit déjeuner tardif que lui prépare son épouse.

de travail. Si vous n'avez ni le temps ni l'envie de cuisiner, pourquoi ne pas commander des plats à emporter chez un traiteur ou au restaurant ?

Autre solution : le portage de repas à domicile – ces repas tout prêts sont apportés jusqu'à la porte du logement, voire dans l'appartement. Des associations, les services sociaux et des sociétés privées proposent ce service. Les repas sont généralement adaptés aux besoins des personnes âgées ou dépendantes ne pouvant plus ou ne voulant plus cuisiner, et les menus tiennent souvent compte des habitudes (alimentation végétarienne, par exemple) et des problèmes de santé de chacun (diabète ou allergies).

Une désorientation croissante

La perte du sens de l'orientation est un autre sujet de préoccupation pour les proches. Alors qu'ils pouvaient envoyer sans s'inquiéter leur conjoint ou leur grand-mère seuls à la boulangerie ou à la poste, ces trajets durent soudain bien plus longtemps que d'habitude. Ces difficultés sont plus ou moins marquées. Souvent, on constate qu'il y a de « bons » et de « mauvais » jours – ce qui pose problème un jour fonctionne de nouveau très bien le lendemain.

De manière générale, la désorientation s'accroît à mesure que la démence évolue – on dit que la dégradation se produit « de l'extérieur vers l'intérieur ». Si les malades éprouvent des difficultés à descendre au bon arrêt de bus lorsqu'ils partent faire des courses, le court chemin qu'ils doivent parcourir à pied entre l'arrêt de bus et la maison, et qui leur est familier, ne pose pas de problème. Et lorsque ce trajet-là commence lui aussi à devenir difficile, ils conservent néanmoins leurs repères à la maison. Il arrive toutefois un moment où beaucoup de malades ne parviennent plus à situer les différentes pièces du logement. Dans ce cas, des affiches sur les portes rendent de précieux services – on évitera ainsi des « accidents » devant la mauvaise porte en apposant à l'endroit idoine une pancarte colorée, indiquant « toilettes ».

À la désorientation spatiale s'ajoute inévitablement une désorientation temporelle croissante. L'horloge interne du malade est perturbée, ce qui l'empêche d'avoir une bonne notion du temps. La perception de l'heure peut par exemple être altérée (13 heures = déjeuner), ou bien le malade ne fait plus la différence entre une heure et une minute. De la même manière, la faculté de lire l'heure sur une montre se perd de plus en plus.

À mesure que la maladie évolue, d'autres problèmes surviennent, ayant trait aux repères personnels : le père ne connaît plus son nom ni sa date de naissance, l'épouse a oublié qu'elle est mariée et mère de famille, le mari ne se souvient plus du métier qu'il a exercé, la mère ne sait plus combien de personnes vivent sous son toit.

Enfin, le malade finit par oublier la fonction des objets qui l'entourent : à quoi sert un ouvre-boîte ou un téléviseur ? Comment utilise-t-on une bouilloire ou un distributeur de savon liquide ? Cette désorientation situationnelle se manifeste également par le fait que le malade ne sait plus comment il est arrivé à un endroit donné et comment il en est reparti, ou pourquoi il se trouve là où il est. De plus, il n'arrive plus à évaluer le contexte dans lequel il se trouve, de sorte qu'il n'identifie plus les situations dangereuses, par exemple dans une rue avec beaucoup de circulation.

Qui est cette personne ?

Les proches sont affligés de constater que l'épouse ou la grand-mère atteinte de démence ne se souvient plus du nom de ses amis et connaissances, mais surtout qu'elle oublie aussi l'identité de membres de sa famille. À terme, il arrive que le mari ne reconnaisse plus sa femme ou la confonde avec d'autres proches comme sa mère, depuis longtemps décédée. Il est donc important de mentionner fréquemment le nom de l'interlocuteur, afin que le malade sache avec qui il parle. Citez aussi régulièrement les noms des gens figurant sur les photos que vous regardez ensemble. Le sujet atteint de démence continuera cependant à se reconnaître dans la glace et sur les photos.

Une réflexion et des réactions ralenties

Les situations complexes, comme la circulation automobile, deviennent de plus en plus difficiles à appréhender pour le malade, dont les processus cognitifs sont ralentis. Tandis que dans un premier temps il parvient encore à se déplacer à pied, en train ou en bus, la conduite automobile devient de plus en plus problématique : il lui est difficile de prendre des décisions rapidement et de réagir, de sorte qu'il ne tarde pas à mettre en danger sa vie et celle des autres. Certaines personnes comprennent aisément qu'il est préférable de ne plus prendre le volant. Le médecin a le devoir d'informer le malade et sa famille sur les risques que comporte la conduite automobile en cas de démence. Cependant, il n'a aucune légitimité pour interdire au patient de conduire, et ne peut pas faire de signalement en préfecture en raison du secret médical. Seuls les proches peuvent obtenir, sur dénonciation, une interdiction de conduire à l'encontre de la personne atteinte. Il convient bien sûr de tout faire pour éviter d'en arriver à prendre une telle mesure, humiliante pour le patient et pénible pour ses proches.

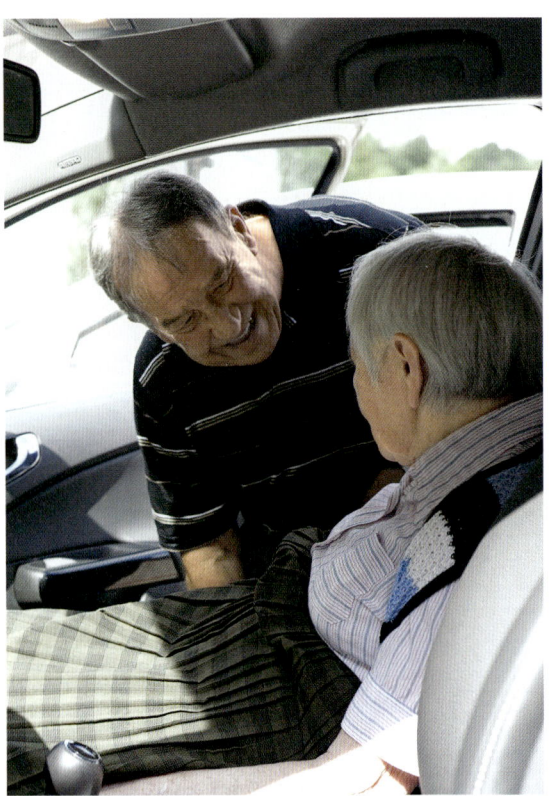

En prenant le volant, cette femme mettrait en péril sa vie et celle des autres. Son mari l'aide à s'installer à la place du passager.

Les troubles psychiques

Aux pertes de mémoire et à la désorientation vient s'ajouter, à mesure que la maladie évolue, un changement de l'état psychique et du comportement, qui touche neuf malades sur dix. Le pessimisme ou l'inertie, surtout le matin, sont souvent les signes indicateurs d'une dépression. Des études ont montré que presque la moitié des personnes atteintes de démence en souffrent, et de nombreuses statistiques ont identifié un état dépressif plus ou moins marqué chez près de 90 % des malades d'Alzheimer. Les symptômes de la dépression, comme les sautes d'humeur, le doute et une estime de soi diminuée, mais aussi des troubles physiques, comme des problèmes cardiovasculaires et des troubles digestifs, sont souvent marqués au début de la maladie, avant de devenir secondaires lorsque celle-ci évolue. L'agitation est également caractéristique, touchant plus de la moitié des personnes atteintes. Les malades sont aussi nombreux à être beaucoup plus craintifs qu'avant. Les proches jugent épuisantes l'apathie (le malade ne s'intéresse à rien et manque d'énergie) et l'agressivité soudaine qui peuvent se manifester. Pour les soignants professionnels, l'agitation devient souvent un réel problème, car les malades acceptent alors mal que l'on s'occupe d'eux. Contrairement à la dépression, les symptômes comme l'apathie, les idées délirantes et les hallucinations ont plutôt tendance à s'intensifier à mesure que la maladie évolue. Les idées délirantes se manifestent fréquemment par de la jalousie : lorsque l'épouse qui s'occupe de son mari part cinq jours seule en vacances, le mari, craignant la présence d'un rival, réagit avec humeur et jalousie. De plus, les proches et les aidants sont soupçonnés de voler les objets du malade – un comportement d'autant plus blessant qu'ils s'occupent assidûment de lui. Les proches peuvent également juger agressif, le comportement d'un

En bref

Voici comment réagir aux idées délirantes du malade.
- Essayez de lui expliquer les hallucinations dont il est victime.
- Tentez de détourner son attention.
- Cherchez l'origine du problème et modifiez l'environnement (par exemple, un tableau peut lui faire peur).

Que faire en cas de comportement agressif ?
- Conservez votre calme.
- Changez de sujet.
- Ne tentez pas de retenir le malade contre sa volonté.
- Pensez à votre sécurité et quittez la pièce si nécessaire.

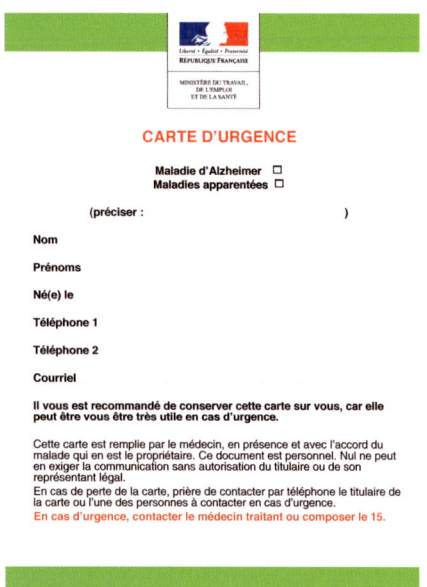

La carte d'urgence, nominative, mentionne le diagnostic de maladie d'Alzheimer ou maladie apparentée et les coordonnées des personnes à contacter.

homme atteint de démence qui tire énergiquement sa femme par le bras, qui se met en colère contre le soignant en allant aux toilettes ou qui insulte un médecin qu'il ne connaît pas. L'agressivité du malade est alors souvent l'expression d'une peur ou d'un manque d'assurance. Il n'arrive pas à s'exprimer autrement. Cependant, elle peut avoir d'autres explications : au début de la maladie, le malade ressent frustration et tristesse, car il se rend compte qu'il perd la mémoire – une situation face à laquelle il est démuni. Des attentes excessives de la part des proches (« Mais enfin, tu vas quand même arriver à faire ça ! ») génèrent parfois du stress et des troubles psychiques. De plus, l'alcool, certains médicaments, le manque de sommeil, les infections, etc., peuvent accentuer ces symptômes. Les proches seront attentifs au lien entre la prise de certains médicaments et ces comportements, afin d'adapter éventuellement le traitement.

En Allemagne, pour pouvoir se rendre en toute sécurité dans des lieux publics avec un malade et expliquer son comportement potentiellement « embarrassant », il existe des petites cartes comportant un message du type « Merci d'être compréhensif. La personne qui m'accompagne souffre de démence, ce qui explique son comportement inhabituel ». En France, une « carte d'urgence », que le malade conserve sur lui et sur laquelle sont renseignées les coordonnées des

Conseils pour les proches

Votre conjoint se met en colère ? Essayez de changer l'environnement qui le met dans cet état. Peut-être a-t-il du mal à voir dans les toilettes étroites, ce qui l'angoisse. Assurez un éclairage suffisant. S'il frappe autour de lui et vous met en danger, quittez la pièce à temps. Ne prenez pas ces manifestations de colère personnellement. Souvent, le malade ne peut pas réagir ou communiquer autrement.

proches et professionnels responsables de son suivi ainsi que son parcours médical, facilite sa prise en charge en situation d'urgence.

La maladie elle-même, à mesure qu'elle évolue, peut également être à l'origine de troubles psychiques : des processus dégénératifs affectant le cerveau entraînent dépression, angoisses, idées délirantes ou agressivité. Ces symptômes varient en fonction du type de démence : si les personnes atteintes de la maladie d'Alzheimer commencent par avoir des troubles de la mémoire, la démence à corps de Lewy provoque hallucinations et idées délirantes. La démence fronto-temporale, elle, entraîne des modifications de la personnalité et du comportement social : agressivité, manque de tact, appétit incontrôlé, mais aussi apathie. Chez les personnes atteintes de cette forme de démence, aussi appelée maladie de Pick, la dégénérescence des cellules nerveuses survient d'abord dans les régions du front et des tempes (lobe fronto-temporal), qui contrôlent notamment les émotions et le comportement social. Dans un premier temps, la mémoire reste assez bien préservée. L'entourage des malades ne remarque donc pas tant les troubles de la mémoire que des « comportements étranges », par exemple une désinhibition. Dans les démences vasculaires, on constate souvent une évolution par paliers, avec de longues phases de stabilité et des améliorations passagères. Tous ces symptômes ont cependant un point commun : ils finissent par pousser les proches à bout et jouent souvent un rôle déterminant dans la décision de placer le malade en institution.

Les problèmes psychomoteurs

Aux troubles de la mémoire et aux symptômes psychiques s'ajoute un changement de comportement moteur du malade : pendant la journée, il est très agité, toujours debout et en mouvement. Souvent, il est impossible de le faire asseoir calmement sur une chaise – et lorsque l'on y parvient, il ne cesse de tourner les pages de son livre, de trier le contenu d'un tiroir ou de se lever pour ouvrir ou fermer les rideaux. La situation devient problématique lorsque les chutes ou les fugues se multiplient.

Les malades sont confrontés à un manque d'assurance en marchant et à des troubles de l'équilibre. De plus, ils sont nombreux à avoir tendance à fuguer – soudain, le malade enfile son manteau et pense devoir aller au bureau ou faire des courses. Certains ne reconnaissent pas leur logement et se disent qu'il est temps de rentrer « à la maison ». Leurs troubles de la mémoire et de l'orientation les incitent à oublier où ils avaient l'intention d'aller et à se perdre.

L'agitation et la tension peuvent expliquer ces fugues, mais elles sont aussi parfois simplement dues à l'ennui. Cela peut conduire à des situations désagréables, par exemple si le petit-fils adolescent tente d'empêcher son grand-père, encore robuste, de quitter la maison. Dans ce cas, mieux vaudrait que l'ado sorte faire un tour avec son grand-père – ce que celui-ci acceptera généralement volontiers.

De manière générale, faire diversion est souvent utile : les malades impliqués dans la vie quotidienne, pour participer au ménage, éplucher les pommes de terre ou ranger les couverts, se sentent mieux – et qu'importe si toutes les fourchettes ne sont pas placées dans le bon tiroir. Une promenade en famille ou un thé avec quelques proches empêchera les malades de sortir tout seuls faire un tour. De plus, si la porte d'entrée est cachée derrière un rideau, l'idée de quitter le logement ne leur viendra pas aussi vite. Quoi qu'il en soit, la personne devra avoir sur elle des papiers visibles, mentionnant une adresse et un numéro de téléphone, ainsi qu'un message adressé à ceux qui la retrouveront demandant de prendre contact avec ses proches.

Conseils pour les proches

Les proches doivent être attentifs aux tentatives de fugue du malade non seulement durant la journée mais aussi la nuit, où les risques de chute (dans l'escalier, par exemple) sont accrus. Installez des barrières devant les escaliers ainsi que des détecteurs de mouvements déclenchant une lumière ou une sonnerie, pour vous réveiller dès que le malade se lève.

Une incontinence qui évolue

C'est souvent la nuit que les défaillances de la vessie se produisent – la catastrophe survient dans le couloir, avant que le malade ait eu le temps d'arriver aux toilettes. Avec le temps, la plupart des sujets perdent le contrôle de leur vessie et de leurs intestins. Dans un premier temps, les proches devront tout mettre en œuvre pour que le malade puisse parvenir rapidement aux toilettes – en proposant aussitôt leur aide et en apposant des symboles clairs sur la porte des toilettes, pour qu'elles soient faciles à repérer. De plus, insistez pour que la personne s'y rende après avoir bu.

Pour les malades comme pour leurs proches, l'incontinence constitue un réel problème. Le mari trouve extrêmement humiliant de ne plus être capable de contrôler sa vessie et son sphincter anal. Son épouse pourra éprouver du dégoût ou de la colère, voire de la culpabilité si elle ne parvient pas à gérer le problème assez sereinement. Essayez d'être compréhensif – malgré la difficulté de la situation. Car lorsque les malades se sentent coupables, il arrive qu'ils essaient de dissimuler le « fruit de leurs mésaventures » dans les placards, sous le tapis ou dans des tiroirs.

Par la suite, des protections pour adultes, en vente dans les grandes surfaces, en pharmacie ou dans les magasins d'articles médicaux rendront de précieux services. Parfois, ils seront remplacés par des sondes urinaires. Cependant, les malades trouvent souvent ces accessoires gênants et tentent de les arracher, au risque de se blesser ; sans compter les risques d'infection.

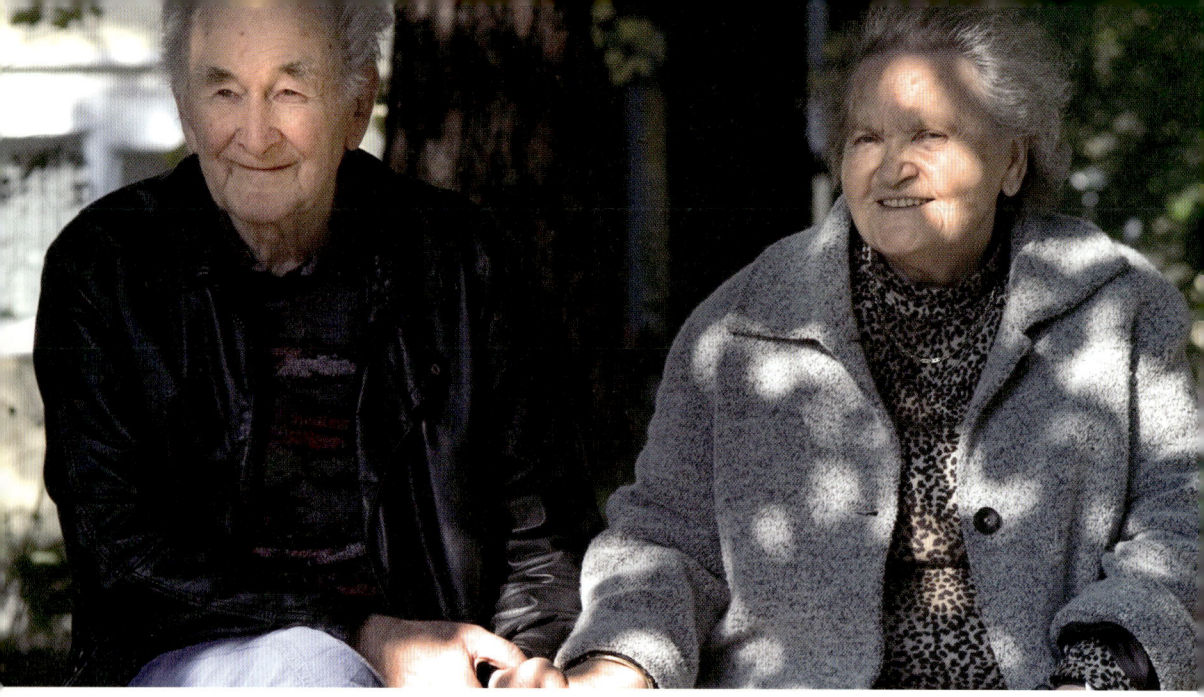

Le traitement adapté : quel médicament, quels effets ?

Plus le diagnostic est établi tôt, plus le traitement des symptômes peut commencer précocement et mieux on peut influer sur l'évolution de la maladie. La prise en charge doit être adaptée à chaque cas.

La maladie peut évoluer de manière très variable d'un individu à l'autre, notamment parce que les besoins et les comportements du malade et de ses proches diffèrent. Il n'existe donc pas de prise en charge type de cette pathologie. L'élément décisif, lors du choix du traitement, réside dans le bien-être du malade et de ses proches, afin que tous puissent passer ensemble des années aussi agréables que possible. Les malades et leurs proches pourront se tourner vers les caisses d'assurance maladie, les municipalités, les associations et les ressources disponibles en ligne pour trouver de l'aide. Leur interlocuteur privilégié reste toutefois le médecin traitant, qui choisira la prise en charge la mieux adaptée, sous forme de médicaments ou de traitement non médicamenteux. Il est essentiel que le médecin collabore avec son patient et les proches de celui-ci, mais aussi avec le personnel soignant.

Les traitements médicamenteux

Les médicaments peuvent jouer un rôle essentiel, en améliorant les performances intellectuelles et la vie quotidienne du malade, en atténuant les troubles du comportement et en empêchant de plus amples dommages sur le cerveau.

S'il est possible de guérir les démences secondaires en traitant la maladie qui en est à l'origine, ce n'est pas le cas des démences de type Alzheimer. À ce jour, il n'y a pas de médicament guérissant ou prévenant la maladie. Cependant, il existe des médicaments pouvant en ralentir la progression et aider ainsi le patient à conserver une certaine qualité de vie. Associée à une prise en charge psychosociale, comme la danse-thérapie ou la validation (dans laquelle le proche se plonge dans l'univers de la personne atteinte de démence, s'abstenant de juger ou de critiquer ses comportements et ses énoncés), la prise en charge médicamenteuse constitue la base du traitement. Les symptômes étant très différents d'un individu à l'autre, le traitement doit être défini, planifié et, si possible, convenu avec le malade.

Les médicaments anti-Alzheimer

Ces médicaments peuvent atténuer les symptômes cardinaux de la démence de type Alzheimer – troubles de la mémoire et de l'orientation et autres problèmes cognitifs – ainsi que les problèmes psychiques et les troubles du comportement. Les principes actifs des inhibiteurs de l'acétylcholinestérase (IAChE) et de la mémantine, antagoniste du N-méthyl-D-aspartate ou antagoniste des récepteurs NMDA, agissent sur la transmission des messages nerveux. Malgré de nombreuses études, il n'a pas été démontré que ces substances peuvent ralentir l'évolution biologique de la démence. Elles permettent uniquement une atténuation des symptômes.

Le donépézil, la galantamine et la rivastigmine sont des inhibiteurs de l'acétylcholinestérase autorisés pour la démence légère ou modérée. La mémantine est quant à elle le seul médicament antidémentiel autorisé en Europe pour traiter les démences de type Alzheimer modérées ou avancées.

La mémantine ralentit nettement l'évolution de la maladie : une prise en charge précoce peut aider le patient à mener le plus longtemps possible une vie largement autonome, celui-ci parvenant à mieux gérer les gestes et les actions de la vie de tous les jours.

Un traitement à base de mémantine présente ainsi l'avantage de permettre au patient de rester plus longtemps dans son environnement familier, avant d'envisager un placement en institution.

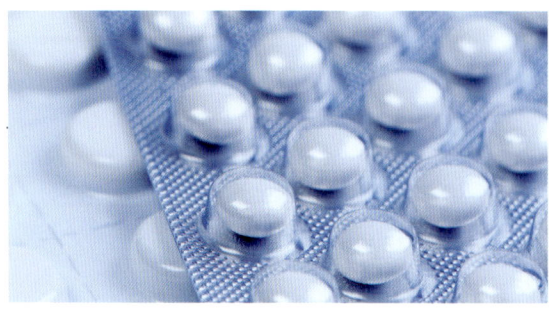

Pour être efficaces, les médicaments antidémentiels doivent être administrés à doses élevées.

Une évaluation finale de l'IWWiG (Institut allemand pour la qualité et l'efficience dans le secteur de la santé) a démontré les effets positifs des IAChE sur les capacités cognitives et sur les actes de la vie quotidienne (s'habiller, faire sa toilette, manger), comparés à un placebo. Une prise en charge médicamenteuse précoce porte ses fruits, et les médicaments sont d'autant plus efficaces que leur dosage est élevé (dans les limites des quantités préconisées). Le dosage doit être augmenté lentement – en tenant compte des éventuels effets secondaires : nausées, diarrhée, maux de tête ou vertiges. Si l'administration d'un IAChE donné n'entraîne pas d'amélioration chez un malade, il est possible qu'un autre IAChE fasse effet – cela vaut la peine d'en parler avec le médecin traitant.

De manière générale, il est difficile de savoir s'il y a une amélioration chez les personnes atteintes de démence de type Alzheimer et de l'évaluer, l'absence de détérioration, alors même que la maladie progresse, pouvant être considérée comme un effet positif du traitement. Si l'état du patient reste stable, il peut s'agir d'un effet indéniable du médicament.

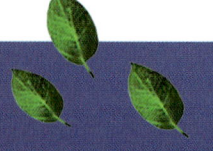

L'avis du médecin

Les médicaments autorisés pour les démences légères et modérées (donépézil, galantamine et rivastigmine) stabilisent les capacités cognitives du patient pendant un an environ. Comme ces substances ont des effets différents d'une personne à l'autre (de l'absence d'effets sur certaines, à la production d'effets secondaires sévères sur d'autres), le médecin devra régulièrement vérifier le succès du traitement, pour modifier éventuellement le dosage, remplacer le médicament par un autre ou interrompre le traitement. Les médicaments contre les troubles psychiques (antidépresseurs, tranquillisants) doivent être prescrits avec précaution, car ils peuvent diminuer les capacités intellectuelles.

Pour les autres formes de démence, des études ont partiellement démontré l'efficacité de certains IAChE : ainsi, les symptômes de patients atteints de la maladie de Parkinson avec démence réagissent à la rivastigmine, et les IAChE sont efficaces dans le cas de démences vasculaires – moins toutefois chez les patients atteints de la maladie d'Alzheimer. Pour les démences vasculaires, la prévention des dommages sur les vaisseaux est primordiale.

Les psychotropes

À mesure que la démence évolue, beaucoup de malades voient leur état psychique se modifier : angoisses, troubles du sommeil, agitation, idées délirantes, hallucinations et dépressions. Pour les proches et les soignants, ce sont surtout l'agressivité des patients et l'inversion du cycle jour-nuit qui posent problème. Malheureusement, peu de médicaments antidémentiels ont un effet démontré sur ce plan. Diverses études ont montré que la galantamine et le donépézil n'ont qu'un effet limité sur les changements psychiques dans le cas de démences légères et modérées. En fonction des études, la mémantine n'a démontré qu'un effet limité, voire nul, dans les cas de démences modérées et avancées.

Les psychotropes sont prescrits lorsque les médicaments antidémentiels et les traitements non médicamenteux ne sont pas suffisamment efficaces. De manière générale, les médicaments sont à réserver aux cas les plus graves (à l'exception des dépressions). Les médecins prescrivent alors des antipsychotiques, des antidépresseurs et des tranquillisants. Ainsi, la rispéridone est autorisée pour les patients qui se mettent en danger ou qui mettent leur entourage en danger. Tous les psychotropes accroissent le risque de détérioration des capacités cognitives, d'attaques et de chutes, notamment pour les patients d'un certain âge. Ces effets diffèrent d'un médicament à l'autre. C'est pourquoi le recours à ces substances doit être envisagé avec précaution et faire l'objet d'une discussion approfondie avec le médecin.

Certains antidépresseurs sont recommandés contre les symptômes dépressifs et une anxiété accrue. Les antidépresseurs tricycliques en revanche ne sont pas adaptés, car ils ont tendance à renforcer la dégénérescence liée à la démence. Ils ont un effet bénéfique sur l'humeur qui apparaît généralement au bout de deux à quatre semaines seulement. Une étude a démontré que les neuroleptiques et les antipsychotiques, à l'effet anxiolytique et calmant, sont administrés à plus de la moitié des personnes atteintes de démence vivant en maison de retraite. Les médicaments antidémentiels, en revanche, sont prescrits dans des cas relativement rares. En cas de troubles

Les médicaments prescrits dans le traitement des démences

Pour les démences de type Alzheimer légères et modérées : inhibiteurs de l'AChE (donépézil, rivastigmine et galantamine)

Dosage par jour	Avantages	Inconvénients
Donépézil 5 mg (pour la nuit) en dose initiale ; 10 mg après 1 mois **Rivastigmine** 2 x 1,5 mg (à l'heure des repas) en dose initiale ; 6-12 mg après 1 mois **Galantamine** 2 x 4 mg en dose initiale ; 16-24 mg après 1 mois	• Une amélioration des performances de la mémoire est possible. • Les activités de la vie quotidienne (s'habiller, faire sa toilette, manger, etc.) paraissent plus faciles pour un temps à la personne atteinte de démence.	• La progression de la maladie ne peut être enrayée. • L'efficacité contre les troubles du comportement reste très faible. • Effets secondaires possibles – en général peu marqués : → Maux de tête → Nausées, vomissements → Diarrhées → Vertiges → Troubles digestifs → Maux de ventre → Perte de l'appétit et perte de poids ↪ Plus rarement : troubles du sommeil, fatigue, crampes musculaires

Pour les démences de type Alzheimer modérées ou avancées : antagoniste des récepteurs NMDA (mémantine)

Dosage par jour	Avantages	Inconvénients
Mémantine 1 x 5 mg en dose initiale ; 2 x 10 mg ou 1 x 20 mg après 1 mois	• La vie quotidienne et les capacités cognitives peuvent être (légèrement) améliorées. • Une réduction de la dépendance est possible.	• L'évolution de la maladie ne peut être enrayée. • L'efficacité en cas de troubles du comportement reste très faible. • Effets secondaires possibles – en général peu marqués : → Vertiges → Confusion mentale → Maux de tête → Constipation

Autres médicaments

Type	Avantages	Inconvénients
Antidépresseurs	• Stabilisation de l'humeur	• Effets secondaires
Neuroleptiques	• Réduction de l'agitation et de l'agressivité	• Risque de mortalité accru (causalité inconnue à ce jour)
Tranquillisants	• Atténuation de la peur, de l'agitation, de l'agressivité et des troubles du sommeil	• Manque d'études cliniques • Effets indésirables des médicaments • Risque de chutes accru • Risque d'attaques accru

du comportement, les spécialistes préconisent d'envisager le recours à des alternatives aux médicaments. En effet, pour lutter contre les angoisses, l'agitation, l'agressivité, les troubles du sommeil et la tendance aux fugues, des modifications dans le champ social du patient ont souvent des effets bénéfiques. Par exemple, une institution accueillant des personnes atteintes de démence a installé un Abribus à côté de son bâtiment – où ne s'arrêtait jamais aucun bus. Les patients attirés par l'extérieur faisaient souvent halte sur ce banc familier, où ils restaient à attendre. De la même manière, un lieu spacieux offrant beaucoup d'espace aux malades est bénéfique. Ils peuvent se déplacer librement et mieux maîtriser leur agitation que dans des espaces confinés.

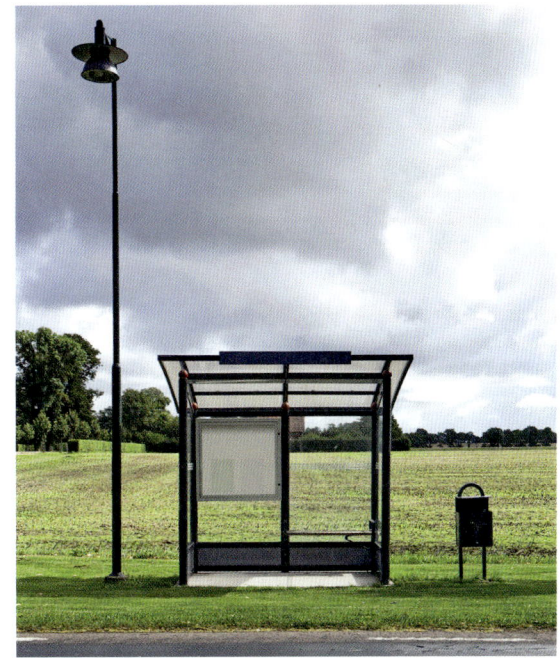

Les Abribus ont souvent un effet apaisant sur les personnes souffrant de démence.

Contrairement aux médicaments, ces « traitements » sont dépourvus d'effets secondaires.

Les préparations à base de plantes

Quantité d'autres substances, comme des préparations à base de plantes, des vitamines ou des hormones – notamment destinées aux femmes –, sont réputées aider les personnes atteintes de démence. Ces préparations ne sont cependant pas recommandées par les spécialistes, dans la mesure où il n'existe (pour le moment) pas de certitudes quant à leur efficacité sur la mémoire. Cependant, nombreuses sont les personnes qui ne jurent que par l'effet bénéfique sur la mémoire des produits à base de plantes – à titre préventif ou en accompagnement d'un traitement. Si ces produits sont utilisés en association avec des médicaments antidémentiels prescrits par le médecin, parlez-en au praticien, car ils sont nombreux à provoquer des interactions aux effets négatifs. Demandez conseil au médecin traitant sur les bienfaits éventuels pour le patient et les avantages et inconvénients envisageables de ces principes actifs.

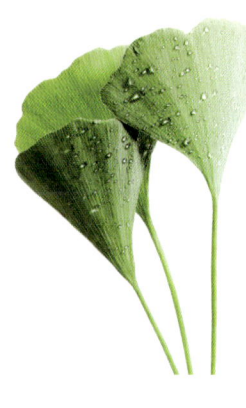

Ginkgo biloba

Certaines études démontrent l'effet bénéfique (mais variable selon le dosage) du ginkgo pour les activités de la vie courante. Ainsi, une dose élevée, de 240 mg par jour, aurait probablement un effet positif, au contraire d'une dose inférieure. En raison de l'hétérogénéité des résultats obtenus, le recours au ginkgo n'est toutefois pas recommandé.

Ail

L'ail était déjà connu des Égyptiens de l'Antiquité pour son action vitalisante, la plante contenant des substances dont l'effet serait bénéfique pour le cœur, les vaisseaux et le cerveau. L'alliine abaisserait, dit-on, le taux de cholestérol.

Lécithine

La lécithine améliorerait la performance de la mémoire et la faculté de concentration. Divers aliments en contiennent, comme les germes de soja, le jaune d'œuf et les abats.

Rhodiola rosea

On attribue à cette plante, aussi appelée orpin rose, un effet bénéfique sur les performances intellectuelles et physiques. Elle stimulerait la libération de neurotransmetteurs dans le cerveau. De plus, on pense qu'elle aiderait l'organisme à s'adapter à un changement de conditions de vie, ce qui entraînerait une amélioration de la vivacité intellectuelle, de l'attention et de la faculté de décision. Enfin, *Rhodiola rosea* contiendrait aussi des antioxydants qui protègent les cellules du cerveau des radicaux libres, et donc du stress intellectuel et physique.

Gui

Les protéines venant se lier au sucre qui sont contenues dans le gui sont réputées améliorer l'état général, l'appétit, la forme physique et intellectuelle, et réduire les douleurs, le risque d'infection et l'hypertension artérielle. Le gui a toutefois de nombreux effets secondaires : maux de tête, fièvre ou troubles circulatoires.

Thé vert

Des chercheurs ont découvert très récemment qu'une substance contenue dans le thé vert, l'EGCG (épigallocatéchine-3-gallate), dissout des dépôts néfastes de protéines que l'on rend responsables de la maladie d'Alzheimer, et qu'elle peut empêcher la nouvelle formation de ces dépôts. Pour le moment, il s'agit uniquement de résultats obtenus en laboratoire sur des cultures de cellules, et il n'y a aucune certitude quant à l'efficacité clinique de ces effets.

Curcuma

Le curcuma possède divers effets bénéfiques sur la santé, notamment en termes de digestion et de confort gastro-intestinal. Il atténue gonflements et infections, et passe pour un antioxydant naturel. De plus, des études ont démontré les bienfaits du curcuma sur les maladies cardiaques et son efficacité contre la démence. L'Inde ayant l'un des taux de démence les plus bas au monde, des chercheurs tentant d'expliquer ce phénomène ont été conduits à s'intéresser au curcuma. Les résultats de leur étude montrent que cette épice asiatique jaune, que l'on trouve notamment dans le curry, favorise la croissance de nouvelles cellules nerveuses dans le cerveau. De plus, le curcuma entretiendrait notre santé mentale et préviendrait l'apparition de la maladie d'Alzheimer.

Ginseng

En Asie, le ginseng est considéré comme une panacée utilisée contre tous les désagréments et maladies possibles et imaginables, externes ou internes. On lui attribue le pouvoir de stimuler les capacités intellectuelles, et donc d'améliorer les facultés de concentration et de mémorisation, la compréhension ainsi que la faculté de réaction et de gestion des situations de crise. Le ginseng ralentirait aussi, dit-on, l'évolution de la démence, améliorant la qualité de vie du malade.

D'autres substances se sont révélées inefficaces. Les experts déconseillent l'utilisation de la vitamine E et des hormones pour les femmes, en raison de leurs possibles effets secondaires.

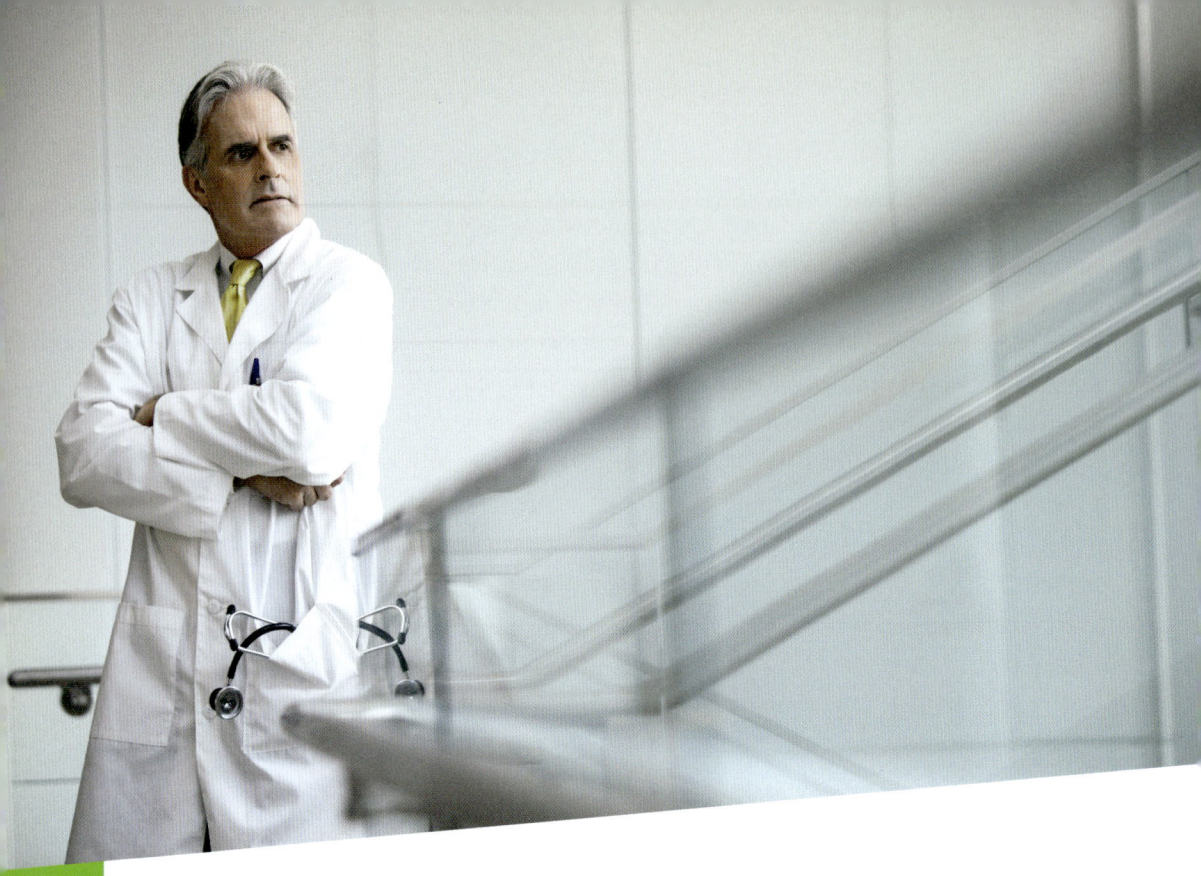

Perspectives thérapeutiques d'avenir

La perte de la mémoire dans les démences de type Alzheimer est la conséquence de différents processus à l'œuvre dans notre cerveau. Pour un jour guérir cette pathologie, il faudrait pouvoir enrayer, voire faire reculer, ces processus par le biais d'un ou de plusieurs traitements. Des études existent sur quantité de ces mécanismes. Voici certaines options thérapeutiques, présentées succinctement.

- Des récentes études ont démontré que l'administration de différents anticorps se liant spécifiquement aux fibrilles d'amyloïde permetterait d'entraîner une nette réduction de la quantité de bêta-amyloïdes, qui sont néfastes, dans le cerveau. Cependant, on ne sait pas encore si ce procédé, parfois qualifié d'« **immunisation passive** », provoquera effectivement une amélioration des symptômes chez les malades. Les experts pensent qu'il faudrait administrer un anticorps de ce type avant même l'apparition des premiers signes de démence pour protéger les cellules du cerveau.

- Le **vaccin actif**, actuellement à l'étude, est lui aussi destiné à détruire l'amyloïde. Le principe de base est le suivant : une bêta-amyloïde spécialement modifiée est injectée au patient, incitant son système immunitaire à produire des anticorps spécifiques contre la bêta-amyloïde (comme c'est le cas, par exemple, lors du vaccin contre la rougeole). Ceux-ci détruisent l'amyloïde présente dans le cerveau, ce qui a eu des effets positifs chez quantité de patients. En revanche, lors de la première étude réalisée à grande échelle sur le vaccin actif, 6 % des patients ont contracté des méningo-encéphalites, ce qui a conduit à l'interruption de l'étude en 2002. Malgré tout, les chercheurs jugent prometteur le principe du vaccin actif contre la bêta-amyloïde et explorent de nombreuses autres pistes à l'heure actuelle.

- Une autre méthode, très différente, consiste à recourir aux courants électriques pour stimuler, dans le cerveau de malades d'Alzheimer, la production d'acétylcholine – un neurotransmetteur qui leur fait défaut. La **stimulation cérébrale profonde** a donné des résultats assez positifs sur certains patients. Les conclusions de cette étude n'ont toutefois pas encore été publiées. Par le biais d'une électrode implantée dans le cerveau, le noyau basal de Meynert, l'une des principales structures nerveuses synthétisant de l'acétylcholine, est stimulé électriquement. Des chercheurs travaillent aussi sur la stimulation d'autres zones du cerveau. La stimulation cérébrale profonde est déjà utilisée sur les patients parkinsoniens.

- Parmi les autres pistes, citons la prévention de la formation de la bêta-amyloïde ou de neurofibrilles, la protection des cellules nerveuses saines ou la prévention des processus infectieux dans le cerveau des malades. Si certaines nouvelles options thérapeutiques étudiées jusqu'ici ont donné des résultats encourageants, il n'existe pas à ce jour de solution permettant de stopper ou de faire reculer la dégénérescence due à la démence. Les spécialistes misent sur l'**association de diverses pistes** pour permettre un dépistage beaucoup plus précoce de la maladie d'Alzheimer et la prescription précoce de substances spécifiques ou de thérapies.

Tout comme il est souvent possible de ralentir l'évolution des démences secondaires par une bonne hygiène de vie, avec une alimentation équilibrée, suffisamment d'exercice et une hypertension ou un diabète sucré (le cas échéant) parfaitement pris en charge, ces pistes sont efficaces aussi pour la maladie d'Alzheimer. Mais le traitement permettant de guérir la démence ou d'enrayer son évolution reste à découvrir.

Les traitements non médicamenteux

Parallèlement à la prise en charge médicamenteuse, les traitements non médicamenteux jouent un rôle particulièrement important dans l'évolution de la démence. Pour cette maladie de longue durée passant par différents stades, avec des symptômes variant d'un individu à l'autre, diverses thérapies peuvent venir compléter ou remplacer les médicaments, afin de préserver plus longtemps les facultés des malades dans la vie quotidienne ainsi que leur qualité de vie. Des études ont démontré qu'associées à un traitement médicamenteux, elles peuvent atténuer certains symptômes. Plus on commence tôt après le diagnostic, plus on accroît les chances du patient de mener longtemps une vie autonome, dans le cadre des possibilités autorisées par son état de santé.

Lors du choix du traitement, les besoins des malades et de leurs proches sont aussi importants que les préconisations médicales. L'enjeu est d'associer une prise en charge déterminée par les besoins émotionnels du malade à une modification du contexte adaptée. D'autre part, l'entraînement régulier à des activités de la vie quotidienne (par exemple s'habiller et manger tout seul) a lui aussi un effet positif avéré sur l'évolution de la maladie.

L'ergothérapie

Si le malade, ayant perdu la maîtrise des gestes à accomplir, a du mal à s'habiller ou à faire sa toilette seul, l'ergothérapie peut lui apporter de l'aide. Le malade s'entraîne alors à effectuer les gestes du quotidien, afin de préserver ses compétences. Avec ses proches ou avec les ergothérapeutes, sa vie quotidienne est structurée, et il est occupé. Cette thérapie cible l'autonomie (manger, s'habiller), les loisirs (jeux, travaux manuels, etc.) et les tâches de la vie quotidienne (nettoyer les carreaux, jardiner, etc.). L'objectif est de permettre l'exécution satisfaisante des gestes du quotidien et la participation du malade aux tâches de la vie courante le plus longtemps possible. En petits groupes, les malades apprennent par exemple, par la répétition du geste, à peler une

L'exercice physique régulier stimule aussi le cerveau. C'est valable pour les personnes en bonne santé comme pour celles atteintes de démence.

pomme de terre ou une carotte. L'enjeu n'est pas d'obtenir une exécution irréprochable, mais de réapprendre ces gestes, ou de ne pas les oublier. Des études ont montré que les personnes atteintes de la maladie d'Alzheimer ou d'autres formes de démence restent autonomes nettement plus longtemps dans leur vie quotidienne sans placement en institution ou avec une aide à domicile lorsqu'elles bénéficient d'une ergothérapie régulière. Lors du déroulement ultérieur de la maladie, cette thérapie leur sera profitable sur le

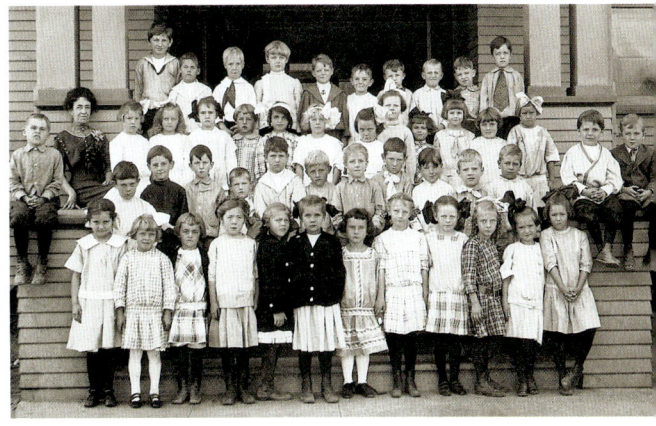

Des questions comme « Quel âge avais-tu à l'époque ? » stimulent la mémoire.

plan médical et psychologique : l'entraînement régulier sous la supervision des ergothérapeutes permet de libérer le quotidien d'une part de son aspect si menaçant pour les personnes atteintes de démence.

Pensez aussi à l'orthophonie, qui permet une stimulation individuelle du langage et de la mémoire et qui est intégralement remboursée par la Sécurité sociale.

La thérapie par réminiscence

Les personnes atteintes de démence « vivent » dans le passé ; elles se souviennent d'objets, d'événements, de personnes d'autrefois, mais pas d'aujourd'hui. C'est sur cette réalité que le travail de réminiscence prend appui : albums, photos de vacances en famille, anecdotes de la vie professionnelle ou autres apportent une stimulation positive au malade et éveillent des souvenirs. Ainsi, de vieilles photos de camarades de classe pourront servir à un voyage dans le temps : qui est-ce, là, sur cette photo ? Les classes étaient-elles mixtes autrefois ? Quels sont les mauvais tours que vous avez joués ? Lors de la conversation, mentionnez régulièrement la période, le lieu et les personnes présentes, pour éviter que le malade ne perde le fil et pour qu'il puisse profiter de ce travail.

En bref

Dans la conversation, répétez régulièrement le nom du visiteur ou la date du jour, pour rassurer le malade et lui donner des repères. Ne lui reprochez pas de demander au visiteur son nom de manière répétée, cela n'apporte rien.

La validation

Une conversation ciblée avec le malade est une marque de considération, de respect, de compréhension et de reconnaissance à son égard – cette attitude du proche ou du soignant est appelée validation. L'objectif est de ressentir l'environnement du malade tel que lui le perçoit – ce qui exige beaucoup de patience et d'empathie, mais qui permet de maintenir le lien avec le malade, même si celui-ci évolue déjà grandement « dans son monde à lui ». Cette forte empathie permet par exemple de comprendre que la grand-mère qui tire à elle son petit-fils avec brusquerie ne cherche sans doute qu'à exprimer son désir de sécurité et d'appartenance.

La thérapie environnementale

Cette thérapie vise à réacquérir dans un environnement familier des compétences perdues, et à les tester dans un environnement sûr. De plus, elle favorise les activités du malade dans la vie quotidienne et dans ses loisirs, l'intègre le plus possible à la vie de la famille et construit une relation basée sur l'empathie et la dignité entre les soignants et le malade. Pour cela, on met en œuvre les éléments suivants.

■ L'adaptation de l'environnement extérieur : les locaux doivent être lumineux et bien éclairés, débarrassés d'objets susceptibles de faire trébucher le

Dans le cadre de la thérapie environnementale, ces deux personnes atteintes de démence qui vivent dans une institution adoptent des rôles familiers pendant le carnaval.

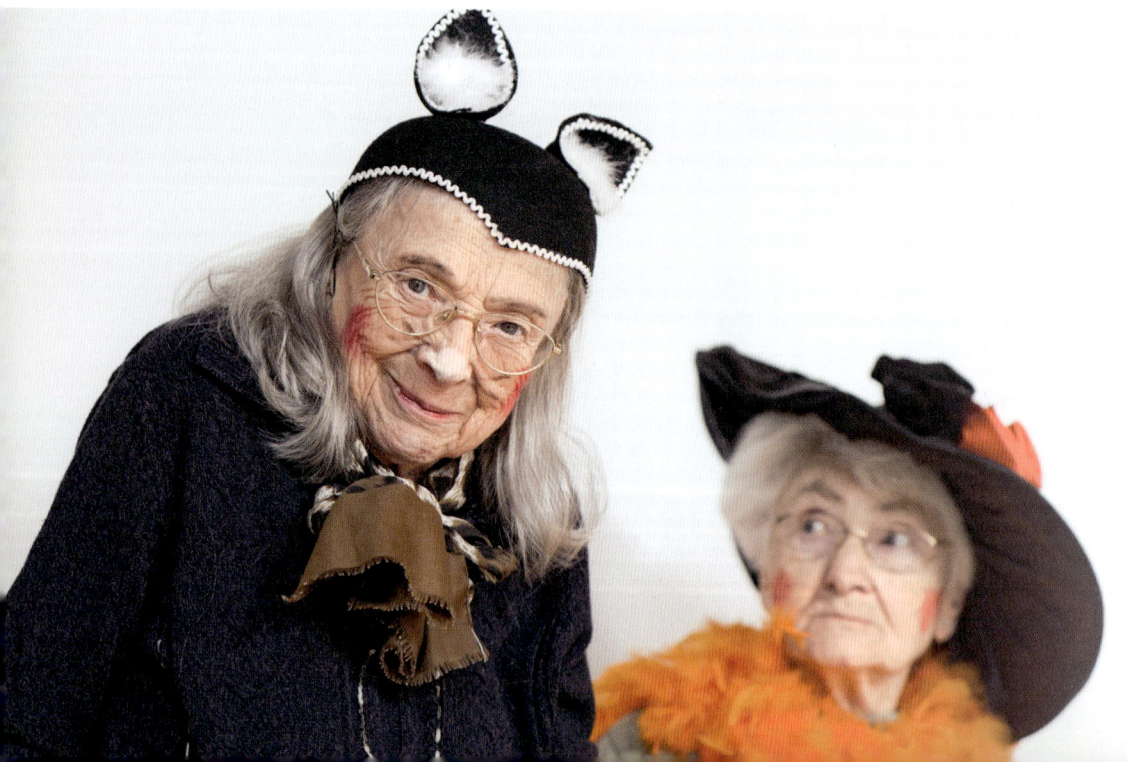

malade. L'environnement doit pouvoir être embrassé du regard par le malade et ne pas générer de stress, sans toutefois être privé de tout stimulus.

- ■ L'adaptation de la vie quotidienne : le déroulement de la journée sera structuré, avec un équilibre harmonieux entre phases de repos et phases d'activité. Ainsi, le malade se sentira rassuré.

- ■ L'adaptation de l'environnement social : le malade est traité avec respect, considération et tolérance. Son milieu d'origine est pris en considération. Dans la mesure du possible, son environnement quotidien ne sera pas modifié, afin de ne pas le perturber ni l'angoisser. Ainsi, la grand-mère ne sera pas confrontée à un robot ménager si elle avait l'habitude de pétrir sa pâte à tarte à la main chez elle.

Danse-thérapie, musicothérapie et art-thérapie

Les thérapies faisant intervenir la danse, la musique ou l'art, selon les préférences des malades, pourront apporter divertissement et bonne humeur. Elles permettent aussi aux patients ayant déjà du mal à communiquer de s'exprimer. D'anciennes chansons pour enfants, des pas de danse, voire l'utilisation d'instruments de musique restent longtemps gravés dans la mémoire. Les malades atteints de démence ont souvent en mémoire les pas de la valse, du fox-trot et d'autres danses ainsi que les paroles et la musique d'anciens tubes. Le théâtre lui aussi fait intervenir quantité de compétences : parler, chanter, agir, regarder, écouter, toucher, etc. Jouer des pièces de théâtre connues permet aux malades d'utiliser leur mémoire à long terme, souvent préservée, et de se souvenir du « bon vieux temps » et des sentiments agréables associés à cette époque. Ils sont nombreux à aimer se masquer et se costumer.

La thérapie par le mouvement

L'exercice et le sport jouent un rôle important dans la prise en charge de la démence. Des études ont démontré que les activités quotidiennes, comme la toilette et l'habillement, sont mieux maîtrisées lorsque le malade fait régulièrement de l'exercice. Les médecins proposent des programmes destinés aux personnes au stade initial de la démence, mais aussi à un stade avancé – exercices permettant de se lever plus facilement du lit, entraînements sur des appareils de musculation, exercices favorisant l'équilibre, etc.

Il est préférable que les thérapeutes soient formés au travail avec des personnes atteintes de démence, car les longues explications sur les mouvements à exécuter sont souvent inutiles – mieux vaut montrer l'exercice. Les effets de cette activité physique sur les capacités cognitives

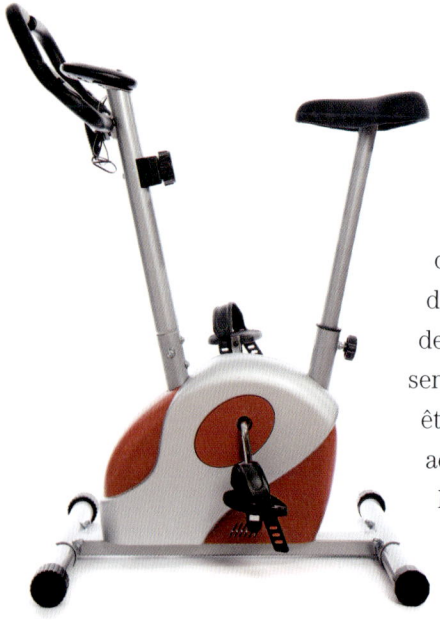

et motrices sont mesurables. À la maison aussi, osez une petite danse avec le malade ou effectuez des exercices au sol. Souvent, les malades prennent plaisir à faire du vélo d'appartement. Les promenades à pied sont utiles, tout comme les excursions sur un tandem spécial permettant d'installer le malade devant et la personne qui l'accompagne derrière, où elle pédale et tient le guidon. Certaines études semblent indiquer que la déchéance due à la démence peut être nettement ralentie grâce à des programmes sportifs adaptés. C'est ce qu'espèrent notamment des experts de l'université de Heidelberg – avec des effets potentiellement supérieurs à ceux des médicaments.

La thérapie sensorielle

Si la démence évolue et si la communication par le langage devient de plus en plus difficile, le contact avec le malade pourra être maintenu par le biais de diverses thérapies sensorielles, comme l'aromathérapie, la stimulation basale (tel le Snoezelen, *voir encadré ci-dessous*), le toucher ou beaucoup de lumière. Ces traitements apaisent et procurent à nombre de malades une sensation de bien-être, mais ils n'agissent « que » le temps du traitement, sans effet durable.

À la maison aussi, vous pourrez installer un « espace cocooning » dans un coin : un matelas confortable et quantité de coussins moelleux, des senteurs agréables provenant d'une lampe à aromathérapie ou d'un diffuseur d'huiles essentielles confèrent au malade un sentiment d'appartenance à son environnement, de sécurité et de calme.

En bref

Le terme Snoezelen est un mot-valise composé de deux mots néerlandais, *snuffelen*, renifler, et *doezelen*, somnoler. Il désigne une pratique consistant à installer le malade dans une pièce spécialement aménagée, où il peut s'allonger ou s'asseoir confortablement, entouré de sons et de mélodies doux, d'effets de lumière et de senteurs agréables. Le Snoezelen fait appel à tous les sens, comme chez le petit enfant, favorisant la détente et procurant un sentiment de bien-être et de sécurité.

Une alimentation équilibrée et de l'exercice

Une alimentation équilibrée, riche en céréales, en fruits et en légumes, et pauvre en graisses animales, ainsi que de l'exercice contribuent au bien-être des personnes atteintes de démence. En effet, un apport insuffisant en nutriments et en eau ainsi que le manque d'exercice favorisent la déchéance physique. Comme tout un chacun, les malades ont des préférences et des aversions pour certains aliments et boissons. Les prédilections et les habitudes acquises au cours de la vie du malade devront être respectées – dans la mesure du possible.

Chez beaucoup de sujets, les problèmes suivants viennent s'ajouter aux préférences et aux aversions, parfois difficiles à verbaliser.

- De nombreux médicaments provoquent un manque d'appétit.
- Une mobilité restreinte entraîne une réduction de la faim et éventuellement des problèmes de constipation.
- Certains malades ne reconnaissent plus l'apparence ou le goût de nombreux plats et aliments.
- La dépression conduit souvent à une perte de l'appétit.
- Les patients perdent la notion du temps et ne savent plus quand il est l'heure de manger, ou ils ne perçoivent plus la nécessité de s'alimenter et de s'hydrater.
- En cas d'idées délirantes ou d'angoisses d'empoisonnement, les malades refusent d'ingérer quoi que ce soit.

Très tôt, les proches et les soignants devront mettre en œuvre des stratégies adaptées.

- Notez les préférences, les aversions, les plats préférés et les friandises que le malade apprécie, pour que d'autres que vous puissent en tenir compte.
- Dans la mesure du possible, servez toujours les repas aux mêmes heures (du moins dans la phase initiale de la démence).
- Créez une atmosphère calme et agréable, ne brusquez pas le patient.
- Impliquez le malade le plus longtemps possible dans les activités autour du repas : mettre la table, peler les légumes, cuisiner, faire la vaisselle, etc.
- Donnez au malade plusieurs petits repas répartis dans la journée, en tenant compte de ses besoins en énergie, et suffisamment à boire, en servant de l'eau ou du thé.
- Veillez à ce que le malade fasse assez d'exercice, cela lui ouvrira l'appétit.

En effet, les personnes âgées et malades font généralement trop peu d'exercice. À leur arrivée en institution notamment, les malades abandonnent souvent une grande partie de leur autonomie. De plus, le père si dynamique ou la grand-mère en forme deviennent soudain très sédentaires. Privés d'exercice, les malades sont de moins en moins « souples » et mobiles, ils tombent plus facilement, ne pouvant plus coordonner les différentes étapes du mouvement et garder l'équilibre de manière fiable, et ils prennent du poids. Ils ont en outre moins d'appétit et souffrent de troubles du sommeil.

Assurez suffisamment d'exercice au malade, car un entraînement physique régulier stimule le renforcement musculaire, la souplesse et l'équilibre, tout en préservant les compétences nécessaires à la vie quotidienne. Par ailleurs, l'exercice canalise l'agitation et permet de réduire les tensions. Pour les proches et les soignants, cela facilite souvent les relations. Il convient ainsi d'intégrer à la vie quotidienne du patient une activité physique régulière, qui favorisera son bien-être physique. Certains mouvements que vous pourrez effectuer régulièrement avec le malade l'aideront à rester mobile plus longtemps et à réduire ses problèmes de déplacement et d'équilibre.

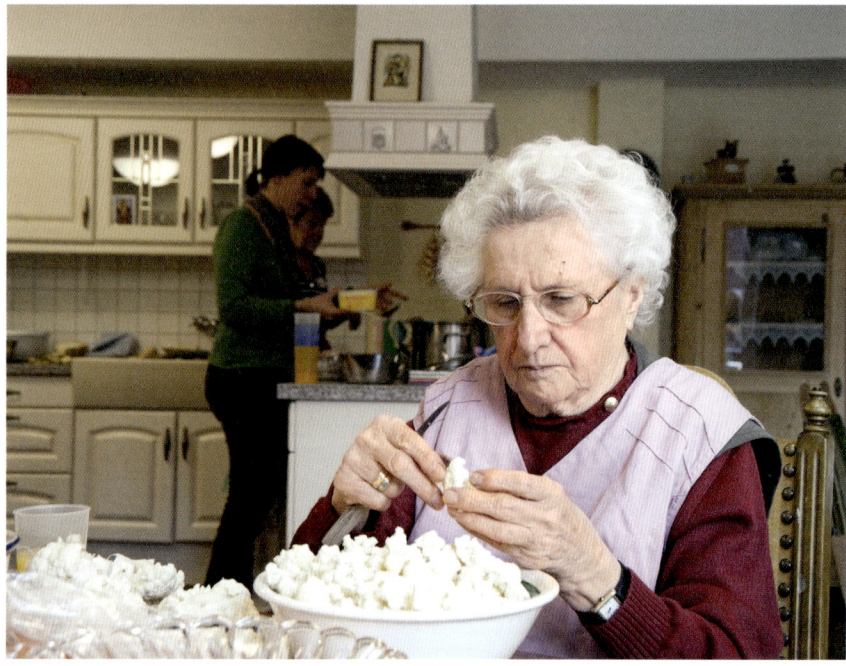

Préparer les repas entretient la motricité fine et intègre le malade à la communauté, à la maison comme en institution.

Exercices renforçant les muscles

- Monter et descendre l'escalier.
- Pédaler régulièrement sur un vélo d'appartement.
- Soulever un objet (par exemple un panier à linge ou un cageot à bouteilles) ou lever les bras au-dessus de sa tête, une bouteille d'eau dans chaque main.

Exercices favorisant la souplesse

- À quatre pattes, faire le gros dos et creuser le dos alternativement.
- Faire délicatement rouler sa tête dans un sens puis dans l'autre.
- Décrire des cercles avec les épaules, les bras ou une jambe.
- Tourner le torse vers la droite et la gauche, en gardant le bas du corps immobile.
- Jouer du piano sur la table avec les doigts.
- Serrer le poing puis le desserrer plusieurs fois de suite.

Exercices améliorant l'équilibre

- Installé sur une chaise, un canapé ou les toilettes, se relever plusieurs fois de suite – sans s'aider des mains – puis se rasseoir.
- Maîtriser des itinéraires balisés (par exemple le couloir de l'appartement, ou bien, en promenade, marcher parallèlement au bord du trottoir).
- À la maison, rester debout, les deux pieds parallèles bien serrés l'un contre l'autre.
- Marcher sur un trottoir irrégulier ou sur des pavés, sans tomber. Il existe aussi des parcours qui permettent de marcher pieds nus sur des supports différents. Cela stimule la perception, les muscles et l'équilibre.

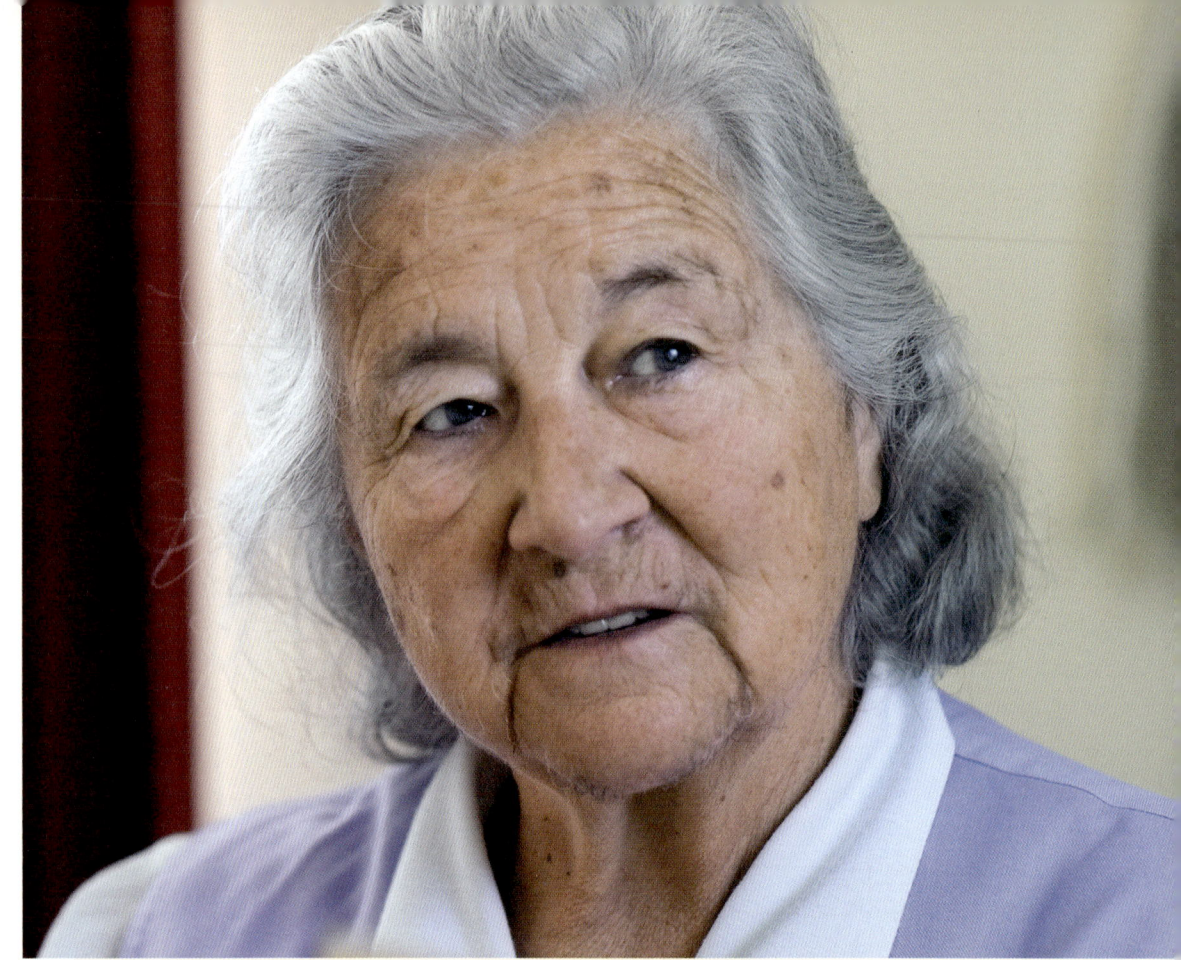

Questions-réponses

« Il n'y a rien à faire ! » Voilà une phrase que les personnes atteintes de démence ont l'habitude d'entendre. Quelques questions que vous vous êtes sans doute déjà posées ainsi que des éléments de réponse.

? À partir de quand le malade doit-il prendre des médicaments ?

Selon les spécialistes, seul un malade atteint de démence sur cinq prend des médicaments antidémentiels. En général, le traitement commence trop tard. Il est donc important de diagnostiquer la démence le plus tôt possible, pour commencer rapidement le traitement éventuel. Quantité d'études ont démontré l'efficacité des médicaments antidémentiels contre les troubles de la mémoire. Les proches veilleront à noter avec précision les effets des médicaments, ainsi que leurs effets secondaires, pour en parler au médecin. Il est important de respecter la prescription et d'indiquer au praticien les autres médicaments ou produits à base de plantes que le malade prend.

Les médicaments peuvent-ils retarder l'apparition de la démence ?

Il n'existe pas de médicaments qui enrayent la déchéance intellectuelle à long terme ou qui la fassent reculer. Cependant, les études ont montré que les médicaments antidémentiels préconisés, comme le donépézil, la galantamine, la rivastigmine et la mémantine, peuvent ralentir le processus de la perte de mémoire. Ces études ne fournissent toutefois pas d'informations sur les cas individuels ; tel patient profitera plus que la moyenne de ces médicaments, tandis que tel autre n'en subira que les effets secondaires, sans en ressentir les bienfaits. Il est donc essentiel de faire évaluer par un médecin l'efficacité des médicaments.

Comment avoir une conversation « sensée » avec une personne atteinte de démence ?

Discuter avec un malade de manière à ce que les deux interlocuteurs soient à l'aise est un véritable défi, sans cesse renouvelé. Des stratégies différentes s'imposent, en fonction du stade de la maladie, mais aussi d'un jour à l'autre, ou même d'une minute à l'autre. Au stade modéré, beaucoup de malades restent en mesure d'avoir une conversation si leur interlocuteur formule des phrases claires et courtes, avec un contenu précis, en se concentrant totalement sur eux. Lors de ces discussions, laissez au malade le temps de réagir à ce qui est dit. Évitez de montrer des signes d'impatience, de changer de sujet de conversation ou de répondre à sa place lorsqu'il ne réagit pas.

Que faire lorsque je me sens dépassé ?

Pour pouvoir aider, il faut être reposé et équilibré – ce qui est plus facile à dire qu'à faire. Demander de l'aide à des amis ou prendre régulièrement du temps pour soi (des vacances, par exemple) n'est pas signe d'indisponibilité ou de faiblesse. Quiconque s'occupe toute la journée d'une personne atteinte de démence a besoin de temps pour soi – en faisant du sport ou en allant à un concert sans le malade. Le recours à une aide professionnelle est tout aussi important, qu'il s'agisse d'une aide ménagère ou d'une aide-soignante. À un stade avancé de la maladie ou en cas d'importants changements psychiques, le maintien au domicile devient impossible. Le placement en institution est alors souvent la meilleure solution, y compris pour le malade.

Comment expliquer la démence aux enfants ?

Les enfants éveillent des sentiments positifs chez la plupart des personnes âgées. Et beaucoup d'enfants apprécient eux aussi le contact avec leurs grands-parents atteints de démence, dès lors que ceux-ci ne souffrent pas de troubles de la mémoire trop importants et qu'ils ne sont pas trop imprévisibles. Expliquez à votre enfant, en termes compréhensibles, que son papy ou sa mamie a des problèmes de mémoire et que ses réactions sont difficiles à prévoir. Évitez toutefois de laisser des tout-petits seuls avec un malade atteint de démence. Dans un contexte adéquat, les enfants tireront beaucoup de joie, ou de fierté, de continuer à côtoyer des grands-parents qu'ils aiment, voire de s'occuper d'eux.

Comment gérer l'agressivité d'un malade ?

Beaucoup de personnes atteintes de démence ont des réactions agressives : elles se tapent la tête contre les murs, menacent leur conjoint ou le saisissent violemment. Les raisons à cela sont multiples : peur d'un environnement qui leur paraît étranger, sentiment de ne pas parvenir à gérer le quotidien, frustration ou honte de laisser faire leur toilette intime par d'autres personnes. Lorsque cela génère de la colère, les proches veilleront à rester calmes, à faire diversion, à avoir des mots apaisants et à ne pas montrer leur énervement. Souvent, l'agressivité n'est qu'une « phase » passagère. Si ces « éclats de colère » deviennent récurrents, un placement en institution s'avère souvent inévitable.

Ces derniers temps, il est fréquent que ma mère, qui est atteinte de démence, n'arrive plus à rejoindre les toilettes à temps. Que faire ?

L'incontinence urinaire compte parmi les principaux problèmes entre malades et soignants. Les déficits mentaux, comme les troubles de la mémoire, sont mieux acceptés par les proches que l'incontinence, source de dégoût et d'épuisement en raison de la surcharge de travail occasionnée.

Une prise en charge spécifique de l'incontinence s'impose. Pour cela, une thérapie comportementale est souvent nécessaire, qui comprend notamment un entraînement spécial pour l'usage des toilettes. Les malades doivent apprendre à y aller régulièrement, à certaines heures préalablement définies, par exemple systématiquement après les repas. Demandez aussi à votre mère si elle souhaite que vous l'accompagniez aux toilettes. Peut-être a-t-elle du mal à ouvrir la fermeture de son pantalon ou à allumer la lumière de la salle de bains.

? **Ma mère a du mal à s'habiller et à se déshabiller toute seule. Que faire pour qu'elle puisse continuer à se vêtir seule le plus longtemps possible ?**

Préférez les grandes fermetures à glissière ou les scratchs, les jupes, les soutiens-gorge et les robes qui se ferment par l'avant, les chaussures sans lacets, les jupes et les pantalons avec un tour de taille élastique, etc. En revanche, évitez les boutons, les petites fermetures à glissière cachées et les crochets, les chaussures à lacets ou à boucles, les soutiens-gorge, les robes et les jupes se fermant par l'arrière, les ceintures avec des boucles et les chaussettes étroites.

? **Comment éviter que mon mari ne quitte la maison la nuit ?**

Beaucoup de malades sont actifs la nuit, car ils ont perdu leur orientation temporelle. Pour eux, peu importe qu'il soit 1 heure du matin. Pour dormir tranquillement et éviter que votre mari se blesse ou se perde, prenez quelques mesures simples qui l'empêcheront de quitter le domicile à votre insu : installez des détecteurs acoustiques ou optiques sur les portes. Faites installer des poignées équipées de serrures sur les fenêtres et faites clôturer votre jardin.

? **Depuis peu, mon père, âgé de 80 ans, refuse d'aller se coucher sans un vieux nounours. Comment l'en empêcher ?**

Les nounours et les poupées rappellent aux malades leur enfance. Comme autrefois, ces jouets les rassurent et leur procurent de la chaleur. Laissez donc cet objet à votre père.

? **Les personnes atteintes de démence ont-elles le droit de conduire ?**

Pour bien des gens, la conduite automobile est synonyme d'indépendance et de compétence. Les malades restent souvent longtemps en mesure de conduire, mais ils ont du mal à reconnaître que leur manque d'attention et leur désorientation deviennent problématiques. Si vous craignez que le malade ne maîtrise plus la conduite, commencez par essayer de le raisonner, aimablement et avec tact. Si cela ne fonctionne pas, un médecin, investi d'une plus grande autorité, pourra peut-être le faire changer d'avis. Certaines petites astuces portent parfois leurs fruits : la clé est égarée, la voiture doit aller au contrôle technique ou être vendue car elle est trop petite ou trop grande. Si le malade persiste à vouloir conduire, ses proches peuvent être contraints de le signaler à la préfecture de police, qui demandera alors une expertise médicale afin de prononcer l'interdiction de conduite.

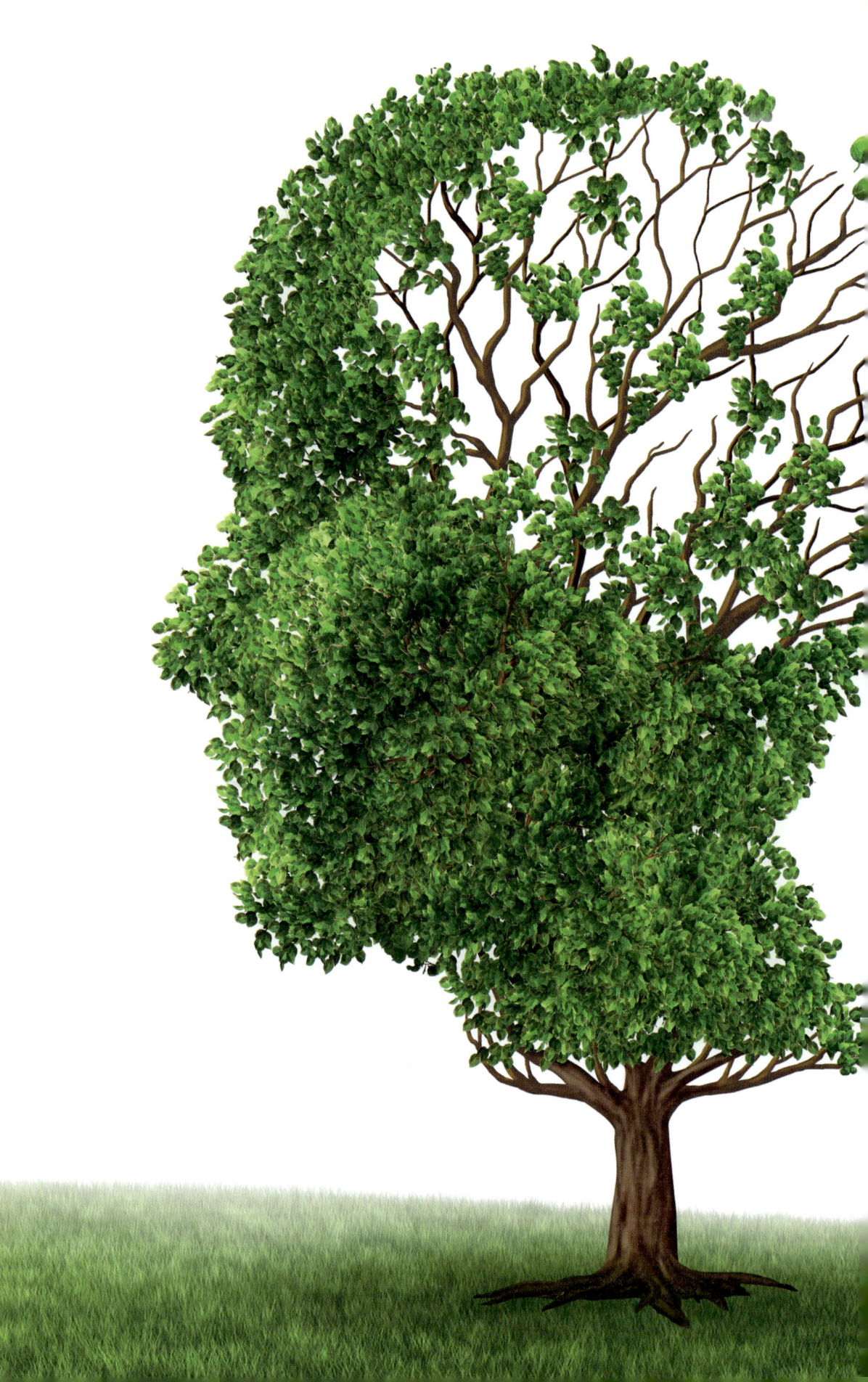

La démence sévère

Plus la démence s'inscrit dans la durée, plus elle prive le malade de ses compétences. Comment gérer alors un quotidien qui devient de plus en plus difficile ? Que peuvent faire les proches, quelles sont leurs obligations et jusqu'où peut aller leur soutien ? La maison de retraite médicalisée offre-t-elle la perspective d'une meilleure prise en charge ? Quelles alternatives y a-t-il à cette solution ?

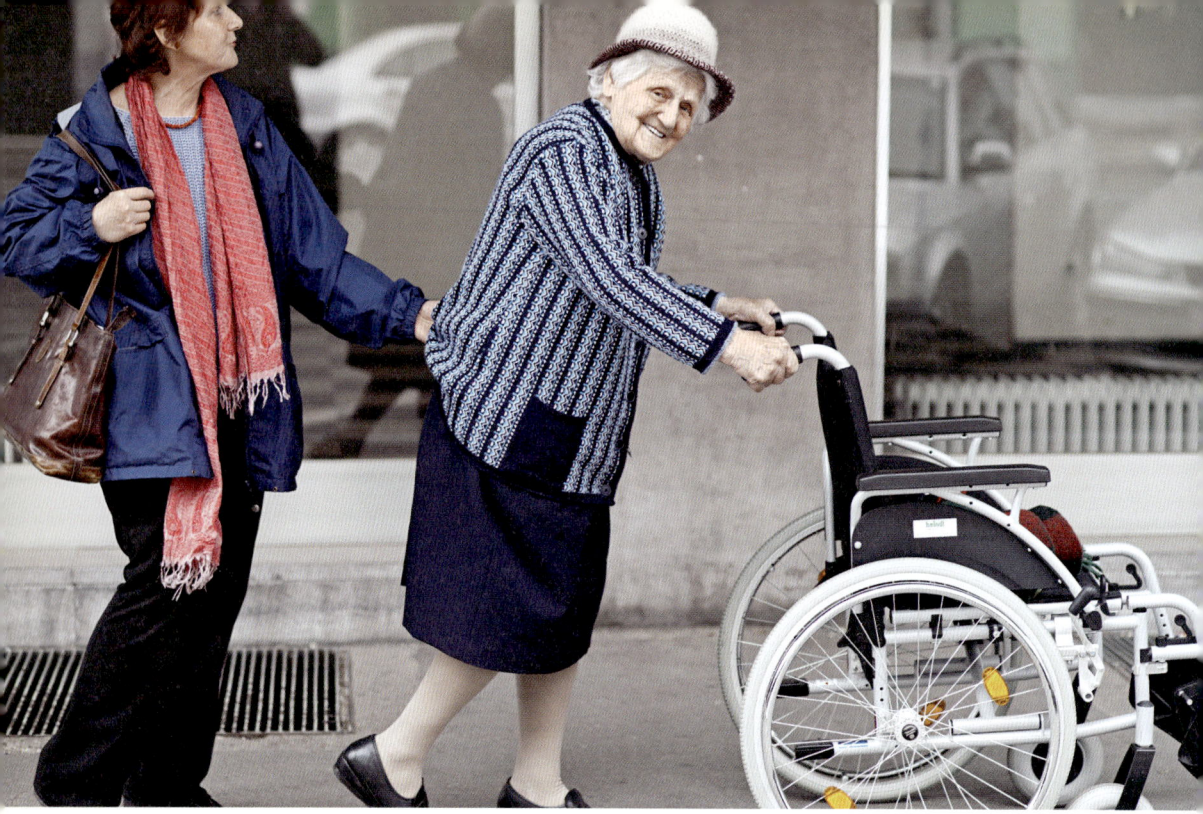

Comment la maladie va-t-elle évoluer ?

Au stade de la démence sévère, la plupart des malades sont tributaires de l'aide d'autrui. Cependant, tous ne sont pas entièrement dépendants dès le début de cette phase, les situations individuelles étant très différentes.

À mesure que la maladie évolue, le patient est de plus en plus démuni et apathique. Son pas et ses mouvements se font plus lents, son langage s'appauvrit. Il reste souvent assis ou allongé, la station assise devenant elle-même parfois difficile. Le contact avec les proches passe essentiellement par la voix, le toucher et le regard. Il arrive que les personnes atteintes aient encore des réactions surprenantes, pendant de courtes périodes – un sourire familier empli de douceur ou une réponse adéquate. Même à ce stade, la maladie permet encore des moments agréables, pour le malade comme pour vous.

Aggravation de la perte de mobilité

Le stade avancé de la démence est souvent ressenti de manière contradictoire par les proches : d'un côté, il est effrayant et terriblement triste de voir un être cher « disparaître » progressivement, mais, d'un autre côté, certaines peurs et inquiétudes qui avaient marqué le stade précédent s'estompent. La mobilité du malade étant de plus en plus réduite, le risque de voir son mari ou sa grand-mère fuguer, utiliser seul la tronçonneuse ou des appareils électroménagers, ou encore s'égarer au milieu d'une rue très fréquentée est moins élevé. En effet, la déchéance intellectuelle affecte fortement la mobilité. Les muscles fondent et la souplesse se perd.

Dans un premier temps, la désorientation et la confusion mentale grandissantes du malade peuvent accroître le risque qu'il s'égare. Mais au stade avancé de la maladie, il perd l'intention d'aller où que ce soit, ou bien il devient plus facile de le convaincre de ne pas quitter la maison de sa propre initiative.

Dans la mesure du possible, faites faire de l'exercice au malade et sortez avec lui. S'il est toujours en mesure de vous accompagner sur de longs trajets dans un premier temps, les distances devront progressivement être réduites, et il aura besoin de s'aider d'une canne ou d'un déambulateur. Les promenades en plein air étant à privilégier le plus longtemps possible – car elles font du bien à la plupart des malades et leur procurent du plaisir –, ne tardez pas à vous procurer un déambulateur fonctionnel et stable.

Dès qu'un fauteuil roulant devient nécessaire, choisissez un modèle confortable équipé de supports pour les bras et les jambes, qui permettront

Conseils pour les proches

Même si cela devient de plus en plus difficile, essayez de respecter une organisation structurée et régulière des journées, qui inclut de l'exercice physique en plein air et suffisamment d'exposition à la lumière du soleil. Passer du temps à l'extérieur du domicile en journée a un effet bénéfique sur le sommeil des malades. De même, des repas réguliers, à heures fixes, ainsi que des temps de veille et de sommeil inchangés d'un jour sur l'autre facilitent le déroulement des journées. Pour le malade, cette routine est synonyme de sécurité et de fiabilité.

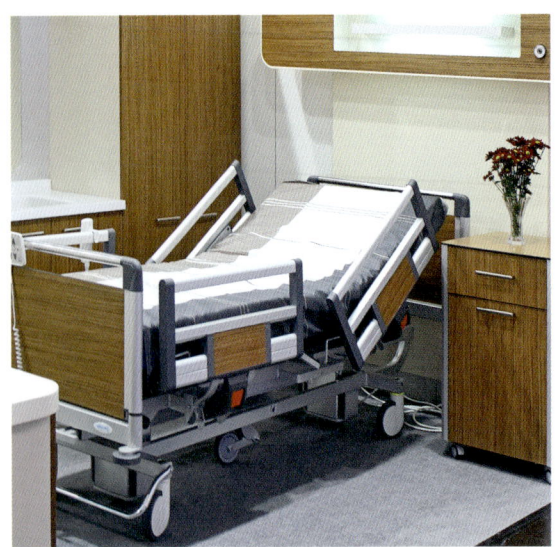

Des lits réglables en hauteur comme celui-ci facilitent considérablement les soins, même à domicile.

au malade d'être à l'aise même lorsqu'il devra y rester un long moment. En effet, la station assise demande, elle aussi, un effort aux muscles, qui s'affaiblissent avec le temps.

La fragilité physique du malade l'obligera à passer de plus en plus de temps allongé et à se reposer de plus en plus souvent. Un lit médicalisé sera alors très utile. Si vous avez pu vous en passer avant, la présence d'un aide-soignant plusieurs fois par jour au domicile est incontournable à ce stade. Cette personne aidera le malade à faire sa toilette, à s'habiller et à se déshabiller, à manger, à se lever et à se déplacer. À cette étape, beaucoup de malades vivent toutefois déjà en institution, le maintien à domicile étant devenu impossible.

Quels sont les critères auxquels un lit médicalisé doit répondre ?

- Le malade peut se reposer et dormir confortablement.
- Il peut effectuer facilement divers mouvements thérapeutiques, comme étirer ses jambes ou les replier, sans être gêné par un matelas trop mou ou un cadre de lit trop haut.
- Il peut aisément changer de place dans le lit, ou d'autres personnes peuvent l'y déplacer.
- Le lit comporte un matelas spécial évitant la formation d'escarres dues à une station allongée prolongée dans la même position. De plus, il s'adapte à la morphologie et au poids du malade.
- La largeur et la longueur du lit permettent d'effectuer les soins de manière ergonomique.
- Il est adapté aux exigences d'hygiène spécifiques. Les cadres de lit tapissés de tissu, par exemple, ne conviennent pas, car ils ne peuvent être nettoyés correctement.
- Pour les patients agités, il est utile de prévoir des lits équipés d'une grille latérale, par-dessus laquelle ils ne pourront pas passer et qui les empêchera de tomber.

Quand la conversation devient presque impossible...

À ce stade de la maladie, avoir une conversation « sensée » avec le malade ou communiquer réellement avec lui devient de plus en plus malaisé. Il faut beaucoup d'attention et de concentration pour comprendre ce qu'il souhaite, ce qu'il pense et ce qu'il désire exprimer.

Sans compter que les malades perdent au fur et à mesure la conscience de leur incapacité à communiquer ou à comprendre certaines choses. Alors qu'il était, dans un premier temps, encore capable de formuler des énoncés compréhensibles malgré quelques sons ponctuellement dénués de sens, le patient finit par n'émettre plus que des mots ne voulant rien dire ou de simples sons… avant de cesser totalement de s'exprimer. L'évolution permanente de la maladie l'enferme en effet progressivement dans un mutisme profond, les seules émissions de voix de sa part se limitant alors à des gémissements ou autres expressions d'inconfort.

À terme, les personnes atteintes de démence ne reconnaissent même plus leur entourage. Dans un premier temps, ce phénomène se produit par intermittence, puis les malades cessent totalement de reconnaître qui que ce soit. Cette évolution incite beaucoup de proches à sombrer eux aussi dans le silence, or entendre des voix familières est bénéfique pour les patients. La conversation à laquelle on était habitué devient impossible, ce qui est difficile à supporter pour l'entourage. Si vous touchez la personne tout en

Conseils pour les proches

Déterminer à quel moment le malade est « lucide » et à quel moment il ne l'est pas devient de plus en plus difficile. De plus, rester constamment attentif pour ne pas risquer de passer à côté du moindre moment de lucidité peut se révéler épuisant. Octroyez-vous des pauses et exploitez d'autres modes de communication – on peut se comprendre sans paroles. Se promener ou écouter de la musique avec lui dans le canapé contribue aussi au bien-être du malade. Prenez-le souvent dans vos bras, tenez-lui la main en promenade ou entonnez une chanson qu'il connaît bien – autant d'initiatives qui permettent, elles aussi, d'établir un contact.

lui parlant, vous éveillerez son attention, autant que faire se peut, et vous maintiendrez le lien.

En revanche, le fait que le malade soit de moins en moins frustré et désespéré par son état apporte peut-être un peu de consolation. Les patients ont tendance à accepter leur situation, car les souvenirs de l'époque où les choses étaient différentes s'estompent. Comme la mémoire leur fait défaut, chaque événement leur semble entièrement nouveau, à chaque instant, et doit faire l'objet d'un tri dans le cerveau – ce qui est épuisant. Lorsque les proches ont compris que le malade doit en permanence s'orienter de nouveau, certaines situations qui semblaient bizarres deviennent plus faciles à comprendre.

Une apathie et un état dépressif croissants

Avec l'affaiblissement des capacités cognitives, l'état psychique devient plus fragile – toujours plus léthargiques et démotivés, les malades restent souvent

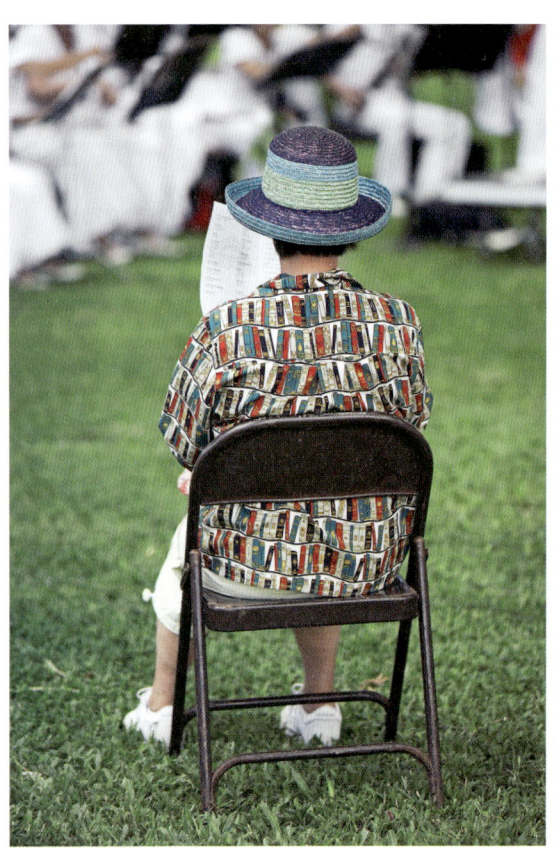

autour de la table sans participer à la conversation, en présence de gens qu'ils connaissent pourtant. Si cette apathie peut être liée à un état dépressif, l'absence d'énergie est aussi un symptôme à part entière de la plupart des démences, notamment au stade avancé de la maladie. Motiver le patient à sortir, à entreprendre des activités communes devient de plus en plus difficile. Le plus efficace, pour cela, reste souvent les enfants, la musique et les photographies anciennes, qui leur sont familières. Chanter en chœur aide aussi beaucoup de malades à sortir de cet état. Souvent, les proches s'étonnent de voir leur grand-mère capable de chanter des chansons ou de réciter des poèmes, alors qu'elle a oublié les prénoms de ses petits-enfants depuis belle lurette.

Même si le malade n'est plus en mesure de se rendre à un concert, il existe
quantité d'autres façons de lui faire écouter de la musique. En été, emmenez-le
par exemple au parc en fauteuil roulant si
des musiciens s'y produisent. Sa station
de radio préférée, qu'il écoute toujours à
la même heure le matin, ou un CD que
vous pouvez lui passer une demi-heure le
soir sont autant de sources de bien-être

En bref

Choisissez de la musique calme,
de préférence connue du malade.
En revanche, évitez les mélodies
excitantes ou agressives.

pour lui. (Veillez cependant à ce que la radio ou le téléviseur ne fonctionnent
pas en continu.) Au stade avancé de la démence, privilégiez des rythmes
simples et nets, qui stimuleront le malade et capteront son intérêt. Ne vous
découragez pas s'il ne manifeste pas de réaction positive perceptible – tant
qu'il n'émet pas de réponse négative, laissez la musique.

Des proches et des amis
que l'on ne reconnaît plus...

L'univers des malades continue à se réduire, jusqu'au moment où ils ne
reconnaissent même plus leurs proches. Par moments, peut-être aurez-vous
l'impression que la personne atteinte de démence sait qui vous êtes, mais
cela devient de plus en plus rare. Cependant, on peut supposer qu'elle a
conscience de la présence des proches et qu'elle perçoit les voix familières.

Toujours est-il qu'elle manque d'assurance et comprend de moins en
moins ce qui se passe autour d'elle, ce qui explique des réactions de peur,
d'agressivité ou de méfiance – et si cet inconnu, qui passe toujours à midi
avec un repas chaud, était en réalité un cambrioleur?

Un comportement agressif, craintif ou suspicieux peut être dû à la perte
de l'orientation, mais aussi à la dégradation croissante du tissu cérébral.
Quelles qu'en soient les raisons, il est essentiel de savoir gérer cet état. On
administre trop souvent des psychotropes aux patients considérés comme
« difficiles », surtout dans les institutions spécialisées, alors qu'il serait plus
utile de savoir les aborder. Une étude a démontré que les malades profitent
grandement des formations suivies par le personnel soignant, qui a alors
appris à interagir avec eux en tenant compte de leurs besoins spécifiques,
à mieux interpréter les signaux, à adopter une attitude respectueuse, à

intégrer à la prise en charge suffisamment d'exercice physique et d'exercices de mémoire ciblés en complément d'autres formes de thérapie, et aussi à réagir aux situations de crise, comme les éclats de colère soudains.

Cette étude a révélé que les patients étaient de ce fait beaucoup moins agressifs. Les proches pourront eux aussi s'informer sur la démence, par exemple dans des groupes de soutien, pour adopter un comportement plus adéquat face au malade.

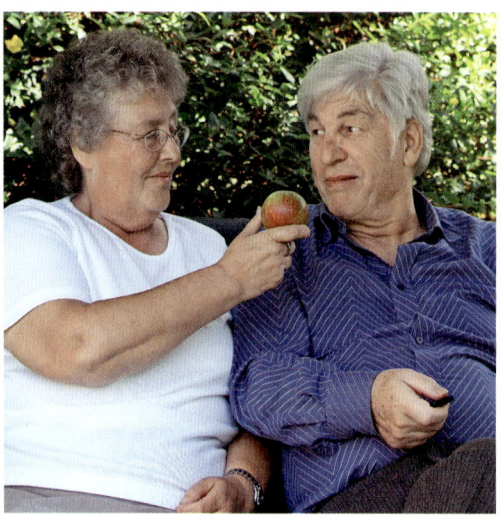

Les fruits sont excellents. Pensez toutefois à les proposer au malade en petits morceaux, et non entiers.

Le refus de s'alimenter

Le manque d'énergie et l'apathie se ressentent aussi sur l'appétit. S'assurer que le malade s'alimente suffisamment devient de plus en plus ardu. Si c'est vous qui vous chargez de ses repas, renseignez-vous sur les aliments adaptés et essayez d'obtenir conseils et astuces pour gérer au mieux son alimentation. Les groupes d'entraide, les médecins, les diététiciens et Internet sont de bonnes sources d'informations.

Réfléchissez également à la forme sous laquelle les aliments sont proposés au malade. La dégénérescence des cellules nerveuses affectant toujours plus les automatismes, les troubles de la déglutition posent souvent problème. Outre la « fausse

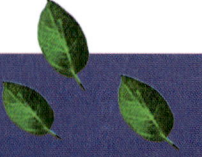

L'avis du médecin

Que faire si la personne refuse de s'alimenter ?
- Essayez de déterminer l'origine de son refus. Qu'est-ce qui n'est pas comme d'habitude ? Épices différentes, nouvel environnement, distraction ? Le repas n'est-il pas au goût du malade ? Souffre-t-il ? Êtes-vous stressé ?
- Tentez de modifier ce qui le gêne. Si c'est impossible, ne le forcez pas, mais proposez-lui de nouveau le repas plus tard.

route » (le malade « avale de travers »), on reconnaît les troubles de la déglutition au fait que le patient a tendance à baver, que sa mastication et sa déglutition ne sont plus coordonnées ou qu'il tousse fréquemment.

Son alimentation ne doit pas forcément être exempte de viande. Néanmoins, il faut lui proposer beaucoup de légumes, de salade et de fruits. Les malades mangent volontiers les fruits râpés ou en purée. Hachez les salades ou coupez-les en tout petits morceaux, pour faciliter leur mastication.

Épicez bien les plats, en veillant toutefois à ce qu'ils ne soient ni trop salés ni trop acides. Laissez mijoter la viande pour la rendre bien tendre, ce qui permettra au malade de l'avaler facilement. Si elle est trop dure, il mastiquera un morceau pendant des heures. Veillez à ce que les plats à consistance molle ou liquide (comme les potages) ne comportent pas de morceaux durs (morceaux de carotte croquants, par exemple, ou graines de céréales), car nombre de malades font alors « le tri » dans leur bouche avant de recracher les éléments solides.

Si le sujet souffre déjà de malnutrition, on peut lui donner avant chaque repas une « entrée » très nourrissante, facile à avaler, comme du lait ou du yaourt à boire avec du cacao ou des céréales type Blédine (incorporées juste avant de servir). Si vous lui donnez des céréales et des noix, concassez-les finement.

Quiconque a des difficultés à avaler ne mange pas volontiers. Toutefois, le manque d'appétit peut avoir quantité d'autres raisons. Les personnes âgées, surtout celles atteintes de démence, perdent souvent toute sensation de faim. Elles ne savent plus qu'on s'installe à table pour manger ou croient qu'elles viennent de sortir de table. Il existe néanmoins diverses possibilités pour alimenter correctement le malade.

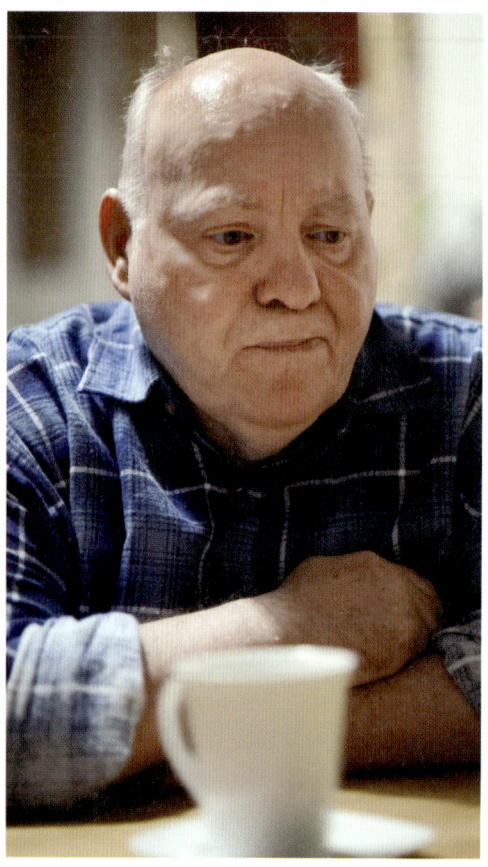

Un bon chocolat chaud (ou froid) satisfera
la gourmandise des malades et aura
en outre un effet apaisant – attention
toutefois à ne pas en abuser.

■ Prévoyez cinq petits repas, au lieu de trois gros. Laissez le malade manger ce qu'il désire, même si ça n'est pas « bon pour la santé ». Attention toutefois aux aliments qui constipent, comme le chocolat ou le pain blanc en quantités excessives.

■ Laissez-le manger avec les doigts. Si vous lui donnez à manger avec des couverts qu'il risque d'interpréter comme « menaçants » (une fourchette ou une cuillère, par exemple), il pourra, par réflexe, chercher à se protéger le visage.

■ Veillez à ce que la température des aliments lui soit agréable – ni brûlante ni trop froide. De plus, un changement de température ou de consistance déconcerte le patient.

■ De la même manière, les couleur des aliments peut l'alarmer : vert vif = poison ? ; marron = périmé ?… En revanche, le jaune est souvent perçu comme appétissant.

■ Les tout petits morceaux peuvent être très difficiles à avaler. Les noix concassées ou les graines de tournesol occupent parfois les malades pendant de longues minutes. Mieux vaut proposer des bouchées un peu plus grosses et molles.

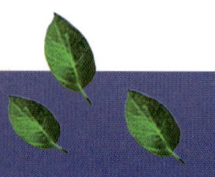

L'avis du médecin

Ne pressez pas le malade lorsqu'il mange. Évitez par exemple de lui dire « Mais ouvre la bouche, enfin ! » Mieux vaut l'inciter indirectement par une remarque du type : « Mmh, c'est délicieux… Tu en veux ? » Et surtout, prévoyez suffisamment de temps pour les repas.

- N'hésitez pas à sucrer les aliments si vous voyez que le malade apprécie cela. Épaississez les jus de fruits et sucrez-les avec du miel, ce qui réduira aussi le risque de fausse route.
- Observez des pauses suffisantes entre les bouchées car, souvent, le malade garde longtemps les aliments en bouche avant de les avaler.
- S'il n'a pas envie de manger, laissez flotter une odeur de café frais dans la pièce ou ouvrez une bouteille de boisson pétillante à côté de son lit ou de son fauteuil – ces sensations olfactives et sonores peuvent stimuler l'appétit.
- Incitez-le régulièrement, et patiemment, à prendre encore un morceau ou à avaler encore une gorgée. Souvent, le malade oublie que c'est la dixième fois que vous le lui proposez. Choisissez des aliments très nourrissants (yaourt au lait entier plutôt que fromage blanc allégé) et des boissons enrichies.
- Ne servez pas de purée, même si le malade a du mal à mâcher. Présentez plutôt les aliments dans l'assiette et écrasez-les à la fourchette – si nécessaire – juste avant de manger.

Malgré toute l'ingéniosité et la patience déployées par les proches, les personnes souffrant de démence perdent souvent du poids à mesure que la maladie évolue. De la même manière, on observe des phases pendant lesquelles le malade reste relativement mobile, à peu près en forme intellectuellement, et semble prendre plaisir à la vie – tout en continuant à perdre du poids. Cela s'explique par le manque d'appétit ou par la perte de mémoire.

Le recours à une sonde gastrique est une solution discutée : ce procédé consistant à amener directement un liquide nutritif dans le tube digestif du patient via une sonde passant par son nez et descendant jusqu'à dans son estomac permet certes de pallier une insuffisance nutritionnelle, mais il présente des risques d'infection élevés. En effet, en cas de dénutrition ou d'incapacité à ingurgiter de la nourriture (troubles de la déglutition, par exemple), il peut être nécessaire de recourir à ce type de dispositif. Cependant, il existe un risque réel de contamination du liquide nutritif lui-même, et, par conséquent, du tube digestif. La pose d'une sonde gastrique

En bref

La pose d'une sonde gastrique est une solution controversée, compte tenu des risques d'infection que comporte ce dispositif pour l'organisme. Sauf demande expresse de la famille, les médecins évitent de recourir à ce mode d'alimentation alternatif.

doit donc être une décision mûrement réfléchie. Discutez-en avec le médecin qui s'occupe du malade afin de savoir si une telle intervention est souhaitable pour un patient qui passe ses journées alité, sans percevoir ce qui se passe autour de lui. Les spécialistes sont de plus en plus nombreux à estimer qu'il est préférable de ne pas poser de sonde gastrique à une personne souffrant de démence sévère, même si cela signifie qu'elle ne se nourrira presque plus. Mieux vaut lui faire avaler « naturellement » de toutes petites portions de nourriture, qui seront suffisantes.

CATALOGUE MICTIONNEL

					Diurèse (8h-20h) :	
					Nycturie (20h-8h) :	

Date J n	Heure	Besoin (oui/non)	Fuites (oui/non)	Volume uriné (ml)	Volume du BS (ml) Uniquement à 12h, 16h et 20h	
---/---/---	12h-12h30					
	16h-16h30					
J...						
	20h					
---/---/---	12h-12h30					
J...	16h-16h30					

Les grilles mictionnelles vous permettront de bien connaître le rythme de l'organisme du malade et de prendre des mesures adaptées.

L'incontinence urinaire et fécale

Outre quantité d'autres fonctions, les personnes atteintes de démence perdent aussi le contrôle de leur vessie et de leur sphincter anal. Il est vrai que certains médicaments tendent à aggraver ce phénomène – posez la question au médecin –, mais l'incontinence est en règle générale due à la dégénérescence du cerveau. Accepter d'être assisté sur quelque chose d'aussi intime n'est aisé pour personne, même pour les patients atteints de démence. Souvent, les éclats de colère aux toilettes sont davantage l'expression d'un sentiment de pudeur ou de gêne que d'une

Conseils pour les proches

Demandez conseil à votre pharmacien sur les produits pour l'incontinence. Il vous donnera des échantillons qui permettront de voir s'ils conviennent au malade et quelle taille il lui faut.

véritable agressivité à l'égard du proche. Pour éviter les catastrophes juste devant les toilettes, optez pour des pantalons à élastique ou des vêtements faciles à retirer (ni boutons ni fermetures compliquées). Si cela peut vous aider, n'hésitez pas à dresser un suivi sur plusieurs jours et à le noter sur un tableau : quelle quantité le malade a-t-il bu ? À quel moment ? Quand a-t-il eu besoin d'aller aux toilettes ou quand sa protection était-elle mouillée ? Vous trouverez ces documents

En bref

Respectez l'intimité et la dignité du malade.
- Laissez-le aller tout seul aux toilettes, tant que c'est possible.
- Ne lui faites pas remarquer les éventuels « accidents ».
- Demandez-lui si vous pouvez l'aider avant d'intervenir.

chez le médecin ou sur Internet (tapez « journal des mictions », « catalogue mictionnel », « grille mictionnelle » dans un moteur de recherche). Parfois, ces relevés permettent de déterminer rapidement qu'il est par exemple utile de passer aux toilettes deux heures environ après le café du matin (pour prévenir tout accident ultérieur).

Ainsi, vous pourrez emmener le malade aux toilettes suivant les indications de la grille mictionnelle, ou du moins de manière régulière, toutes les deux ou trois heures. Voyez si cela permet de réduire l'incontinence. Par ailleurs, utilisez protections jetables, couches ou sous-vêtements spéciaux. Les fabricants de ces produits vous enverront des échantillons sur demande (dans des enveloppes neutres, en toute discrétion). Vous trouverez aussi ces articles dans les magasins spécialisés.

Déterminez le degré d'autonomie du malade, sa mobilité et le type d'incontinence (limitée au jour, à la nuit, permanente), puis renseignez-vous sur les différentes solutions proposées dans un magasin spécialisé ou auprès d'un groupe d'entraide pour les aidants. Si le malade n'arrive pas à temps aux toilettes, une chaise-toilettes ou un flacon pourront être utiles, notamment la nuit. Pour les hommes, il existe des étuis péniens qui se passent sur la verge et qui sont reliés à une poche en plastique, fixée sur la jambe, dans laquelle l'urine est évacuée. Avant d'acheter une chaise-toilettes, demandez-vous si vous êtes prêt à avoir cet accessoire dans votre chambre à coucher et à le nettoyer régulièrement. La prudence s'impose toutefois, car les malades peuvent se blesser en tentant d'arracher ces dispositifs parfois gênants.

En cas d'incontinence fécale, les soins deviennent encore plus lourds. Ils peuvent nécessiter l'administration régulière de laxatifs, qui accroissent la fréquence des « accidents ». Une alimentation riche en fibres et en liquide évitera les problèmes de constipation.

Des troubles du sommeil croissants

À mesure que la maladie progresse, les troubles du sommeil s'intensifient. Les évolutions dégénératives dues à la démence affectent les cellules nerveuses de la zone contrôlant l'horloge interne et nuisent à son bon fonctionnement. Lorsque la journée touche à sa fin, les malades s'agitent, ils partent souvent se coucher trop tôt sans parvenir à s'endormir, et se réveillent ensuite plusieurs fois dans la nuit. Nombreux sont alors ceux qui déambulent dans le logement dans un état de confusion et d'agitation, puis se réveillent de bon matin, bien avant l'heure habituelle. Ces troubles du cycle jour-nuit perturbent généralement moins les personnes atteintes de démence que leur entourage. Souvent, le malade ne comprend pas pourquoi il ne peut aller faire des courses ou prendre son petit déjeuner en pleine nuit. Pour occuper les malades et éviter qu'ils fuguent, certaines maisons de retraite ont mis à leur disposition des collations nocturnes. Mais les malades qui vivent chez eux et souffrent de troubles du sommeil empêchent souvent (sans le vouloir) leurs proches de passer une bonne nuit et d'être en forme le lendemain.

La sieste de même que les états dépressifs peuvent aussi favoriser les troubles du sommeil.

Voici quelques conseils.

■ Faites faire assez d'exercice au malade pendant la journée. De plus, la sieste ne doit pas dépasser une demi-heure : il faut qu'il soit suffisamment fatigué le soir pour bien dormir.

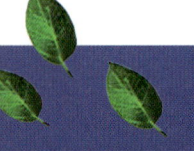

L'avis du médecin

Les personnes âgées, et plus particulièrement les malades atteints de démence, ont du mal à exprimer la douleur. Elles respirent plus vite ou plus péniblement, elles gémissent, soufflent ou s'agitent sur leur chaise ou dans leur lit. Un malade qui appelle à l'aide sans raison apparente, qui grimace ou qui repousse un proche a peut-être mal quelque part. Décrivez ces symptômes au médecin lors de la prochaine consultation. Trop souvent, on administre aux malades des psychotropes pour les tranquilliser ou calmer leurs angoisses, alors que des antalgiques les soulageraient rapidement.

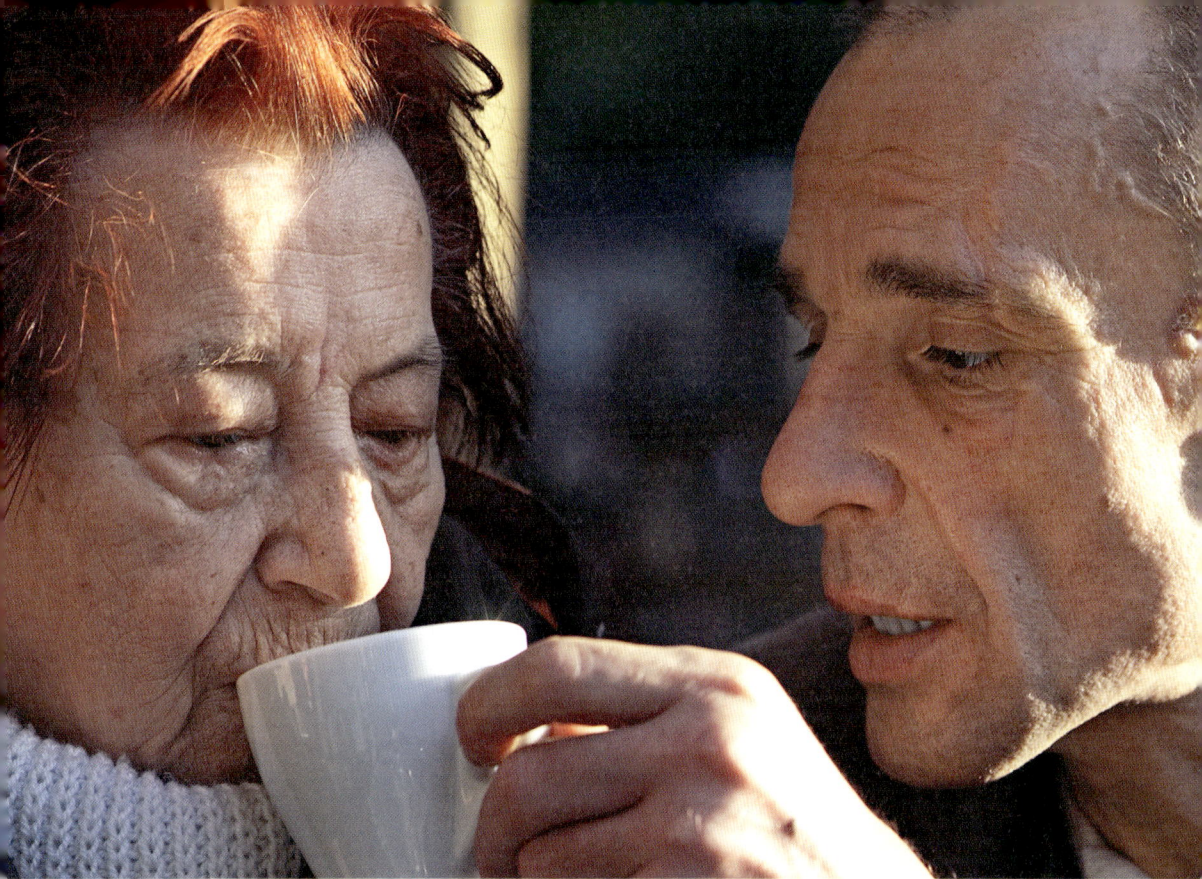

Le soir, une tisane ou un lait chaud avec du miel peuvent aider à trouver le sommeil.

- Si des problèmes physiologiques ou psychologiques l'empêchent de trouver le sommeil (comme des douleurs ou une dépression), ceux-ci doivent être pris en charge.
- Une luminothérapie pratiquée pendant la journée (par exemple avec une lampe spéciale) peut influer sur l'horloge interne du patient et améliorer l'alternance des cycles d'éveil et de sommeil. Les promenades régulières au soleil ont le même effet, car elles réduisent les états de confusion survenant en début de soirée, qui incitent le malade à aller se coucher trop tôt.
- Les somnifères doivent uniquement être administrés de manière temporaire et sur prescription médicale.
- Certains rituels favorisant le sommeil peuvent être utiles : boire du lait chaud avec du miel, prendre un bain apaisant, écouter de la musique douce avant d'aller se coucher...

À la maison : conseils pour le logement et la vie quotidienne

Pour permettre un maintien à domicile du malade le plus longtemps possible, si tel est le souhait de la famille, des aménagements s'imposent souvent.

Le chapitre II, qui traitait de la démence légère, prodiguait quelques conseils concernant le réaménagement du logement. Ici, nous verrons comment sécuriser le domicile et la vie quotidienne pour éviter désagréments et accidents, tant pour le malade que pour vous. Car souvent il suffit d'un tapis mal fixé au sol ou de câbles qui traînent pour provoquer une chute.

Des accessoires tout simples d'une grande utilité

Quelques objets très simples peuvent considérablement simplifier la vie des proches, comme les accessoires qui empêchent le malade de fuguer.

- Des détecteurs de passage à infrarouge à l'entrée du logement, des carillons, des puces électroniques fixées aux chaussures donnant l'alerte lorsque le palier est franchi ou encore une cloche sur la porte d'entrée éviteront que la personne atteinte de démence ne sorte à votre insu. De plus, il existe des ceintures ou bracelets GPS qui permettent de retrouver un malade qui s'est perdu.
- Pour pouvoir intervenir au cas où la personne s'enfermerait à l'intérieur du logement ou dans la salle de bains, pensez aux poignées de porte qui peuvent s'ouvrir des deux cotés, même lorsque la clé est restée sur la serrure.
- Faites également installer un système d'appel d'urgence qui facilitera une assistance extérieure en cas de problème – par exemple si le malade est tombé et vous a entraîné dans sa chute.

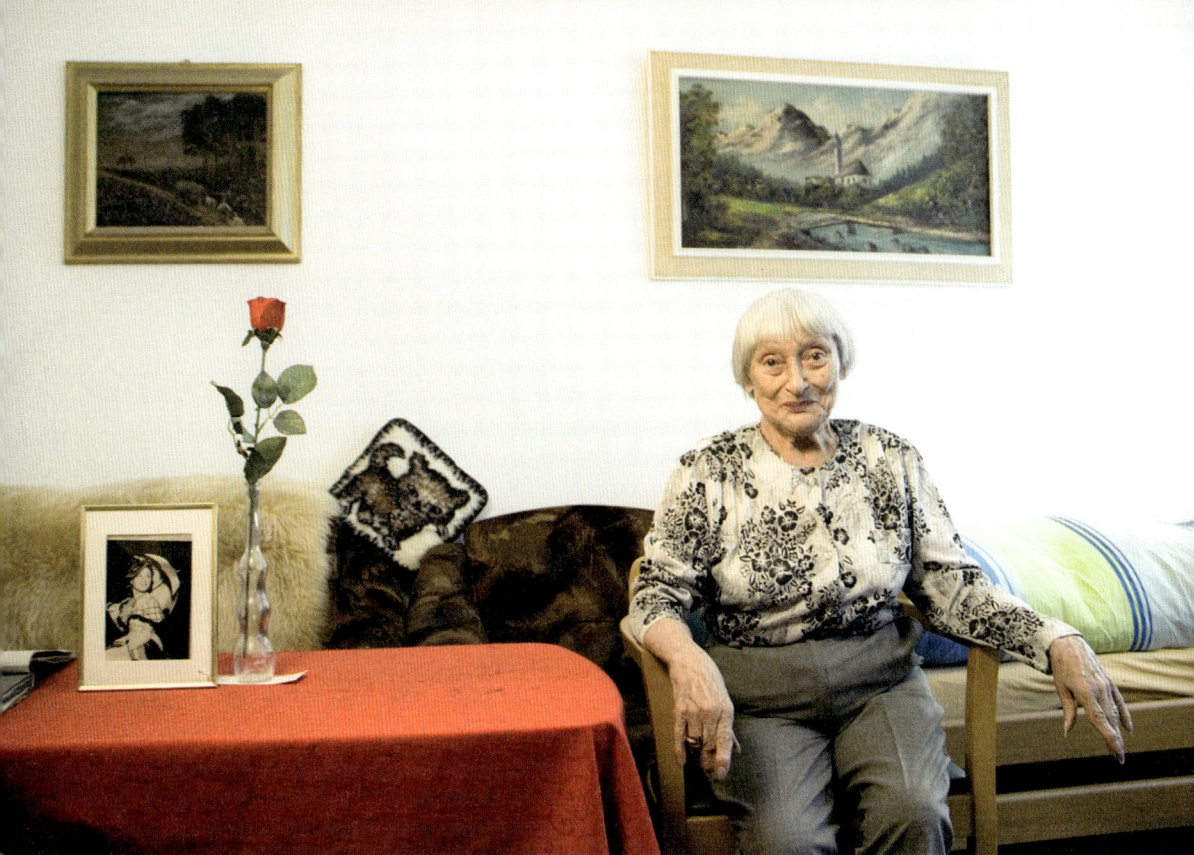

Pensez à installer des supports techniques, mais aussi à entourer le malade de souvenirs personnels, comme des photos ou des ouvrages de travaux manuels qui lui rappelleront ses hobbies. Ces objets améliorent son bien-être en créant un lien avec le passé.

- Des tapis-capteurs sur le fauteuil préféré du malade ou sur son lit se mettront à sonner s'il se lève en votre absence.
- Des veilleuses qui éclairent le trajet entre le lit et la salle de bains, ou des rambardes d'escaliers, évitent bien des chutes. Des protections intégrées aux vêtements préservent les hanches en cas de chute grave. Un matelas au pied du lit amortira aussi d'éventuels chocs.
- Il existe des sécurités intégrées aux plaques électriques, qui se coupent automatiquement en cas de surchauffe ou d'utilisation prolongée. Des grilles de protection évitent que casseroles et poêles ne glissent des plaques de cuisson. Les sécurités des plaques électriques et le détecteur de fumée peuvent être reliés à un système d'alerte et à un téléphone portable, afin de prévenir les proches en cas de problème.
- Condamnez les prises électriques qui ne servent pas.
- Installez au mur de grandes horloges et des calendriers, pour aider le malade à s'orienter dans le temps. De grands panneaux affichant le programme du jour sont également utiles.

- Certains malades ont peur de leur reflet dans la glace : décrochez éventuellement les miroirs, pour éviter les angoisses.
- Supprimez ce qui risque de faire trébucher le malade, comme les câbles, les étagères ou les petites armoires instables, de même que les vases fragiles ou les gros pots de fleurs qui l'inviteront peut-être à uriner.
- Testez les nouveaux accessoires (d'un monte-escalier, par exemple) sur une personne en bonne santé avant de les utiliser avec le malade.
- Ne présagez pas de vos forces. N'essayez pas de sortir du lit votre mari qui pèse 80 kilos si vous-même n'en faites que 50. Demandez de l'aide.
- Lorsque vous vous occupez du malade dans son lit, réglez celui-ci à la bonne hauteur pour ménager votre dos.
- Enlevez lunettes (si possible), bijoux, montre et bagues pour ne pas blesser la personne souffrant de démence lorsqu'elle s'appuiera sur vous. De plus, elle ne sera pas tentée de s'agripper à votre collier, au risque de vous étrangler ou de l'arracher.
- Si vous avez les cheveux longs, attachez-les pour que le malade ne puisse pas les attraper.
- Réglez le chauffe-eau à une température peu élevée, pour éviter les brûlures.

Le bain et la douche sans stress

Le bain ou la douche suscite excitation, colère ou agressivité chez beaucoup de malades. Cependant, une bonne hygiène reste indispensable. Si vous n'avez pas de baignoire ou avez du mal à sortir la personne de la baignoire, elle pourra s'asseoir dans la douche – ce qui est confortable et sûr –, sur un tabouret de douche permettant d'effectuer la toilette facilement. Des poignées fixées aux parois l'aideront à se tenir. Souvent, cette option est mieux acceptée par les malades, qui trouvent la baignoire oppressante et effrayante. Voici quelques astuces pour aider le patient à prendre son bain de manière détendue.

- Donnez-lui le bain toujours le même jour (par exemple le samedi) et à la même heure (après le dîner ou juste avant d'aller dormir), cela le détendra.
- Créez une ambiance relaxante : musique de fond, sels de bain parfumés, température agréable dans la salle de bains, éclairage doux… Avant et pendant le bain, expliquez à la personne combien cela peut être agréable et dites-lui qu'après, non seulement elle se sentira mieux et plus propre, mais qu'elle fera aussi sur autrui une impression plus soignée.
- Préparez des vêtements propres (chemise de nuit ou pyjama), ainsi que les accessoires nécessaires en cas d'incontinence.
- Avant le bain, enlevez tous les objets susceptibles de vous gêner, vous ou le malade.
- Éloignez les appareils électriques, comme le sèche-cheveux : la personne ne pourra pas les attraper et les faire tomber dans l'eau.
- Pendant le bain, consacrez-vous entièrement au malade, en lui parlant calmement.

- Laissez-le participer à la toilette, en lui mettant un gant de toilette ou un peigne dans la main. Souvent, il se souvient de l'utilisation de l'objet et fera les gestes adéquats de lui-même.
- Pendant le bain, massez-lui le dos, la nuque et les jambes.
- Après le bain, entourez-le d'une serviette douce et chaude, pour que le contact avec l'air froid au sortir de l'eau ne l'effraie pas.
- Passez-lui de la crème sur le corps, avec des mouvements doux.
- Pour des raisons de sécurité, ayez un téléphone fixe ou mobile à portée de main, qui vous permettra d'appeler à l'aide en cas d'urgence.

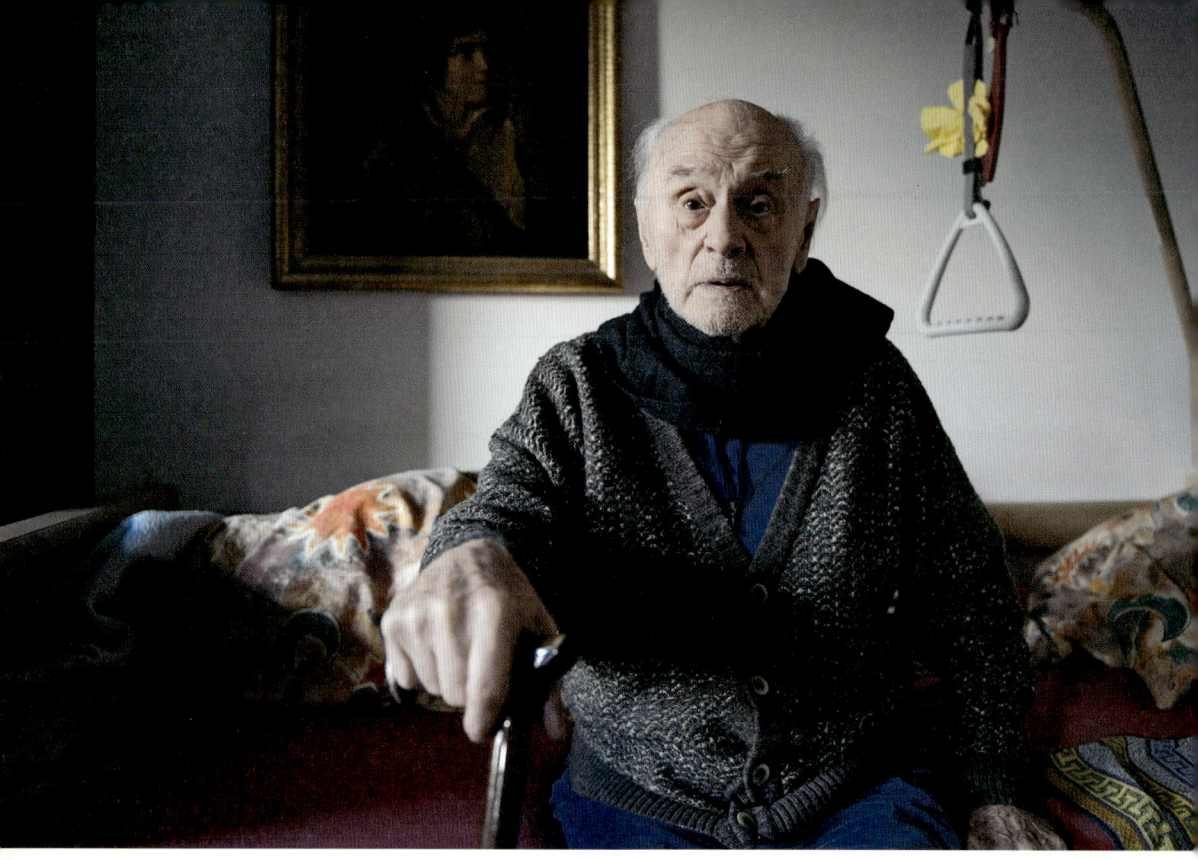

Une prise en charge adéquate : que peut-on faire à domicile ?

Pour assurer la meilleure qualité de vie le plus longtemps possible au malade, une prise en charge adéquate et beaucoup de compréhension s'imposent – à domicile puis en maison de retraite.

En règle générale, c'est dans leur environnement familier que les malades se sentent le plus en sécurité – qu'ils soient atteints de démence ou d'une autre pathologie. Cependant, lorsqu'une surveillance et une prise en charge permanentes deviennent nécessaires, les proches atteignent souvent leurs limites, même s'ils ont parfois du mal à l'admettre dans un premier temps. Bien que de nombreuses caisses d'assurance maladie proposent des formations d'une quinzaine d'heures pour apprendre à mieux s'occuper du malade, les proches doivent malgré tout réfléchir suffisamment tôt aux alternatives au maintien à domicile. Des sociétés prodiguant des soins à domicile, plusieurs fois par jour, peuvent être d'une aide précieuse. En revanche, une prise en charge professionnelle au domicile, 24 heures sur 24, n'est que rarement possible – une solution très coûteuse de surcroît. Il existe aussi des logements alternatifs, des institutions pour les courts séjours et des aides ménagères. Cependant, à terme, la maison de retraite médicalisée est souvent la meilleure solution.

Au domicile ou en institution ?

La vie dans un environnement familier apaise la plupart des malades. Comment les proches peuvent-ils exaucer le souhait du malade désireux de rester dans son cadre habituel ? Comment permettre son maintien au domicile le plus longtemps possible ?

Il est utile d'aborder avec le malade, à un stade peu avancé de la démence, les solutions qui lui semblent et vous semblent appropriées. Préférerait-il que le personnel soignant qui viendra au domicile soit du même sexe qui lui ? La maison de retraite non loin de votre domicile lui plaît-elle ? Ces discussions demandent du courage et de l'empathie – trop souvent, les proches se posent ces questions une fois que le malade n'est plus capable d'y répondre. Or il est utile de s'informer précocement sur les possibilités existantes, dont voici les principales.

- Portage de repas à domicile
- Aide ménagère
- Aide à domicile (éventuellement avec du personnel soignant logeant au domicile, présent 24 heures sur 24)
- Prise en charge dans une unité d'accueil de jour
- Placement dans un hébergement temporaire (par exemple en cas de maladie ou de vacances du proche assurant la prise en charge)
- Communauté pour personnes atteintes de démence, avec prise en charge
- Résidence services pour le malade ou pour lui et son conjoint
- Institution spécialisée
- Prise en charge à l'étranger

Pour les couples dont l'un des conjoints souffre de démence, s'installer précocement dans une résidence services peut permettre une vie autonome dans un appartement tout en ayant la possibilité de recourir aux services proposés en cas de besoin. Certes, la plupart des résidences ne sont pas encore adaptées à l'accueil de malades atteints de démence, mais il existe quelques projets pilotes – et leur nombre devrait augmenter.

En cas de maintien à domicile, les prestataires qui mettent à disposition des intervenants une ou plusieurs fois par jour pour faire la toilette du malade et lui prodiguer des soins sont précieux pour les proches. Lorsque le malade ne peut plus rester seul, même pour de courtes périodes, la plupart des familles optent soit pour un garde-malade à domicile disponible 24 heures sur 24, soit pour une unité d'accueil de jour. Dans ce cas, le personnel du centre vient généralement chercher le patient le matin afin qu'il passe la journée dans la structure et le ramène chez lui le soir. Le centre choisi doit être adapté à l'accueil de personnes atteintes de démence, renseignez-vous sur les prestations proposées. Ces formules s'adressent plutôt aux malades entre le stade intermédiaire et avancé.

Indéniablement, il est utile, avant de prendre une telle décision, de visiter et d'apprendre à connaître différentes institutions avec le malade afin que celui-ci puisse, si possible, donner son avis le jour où la question se posera. Le centre d'accueil de jour peut être une solution intéressante pour vous et pour le malade. Vous saurez que celui-ci est bien là où il est, et vous aurez plusieurs heures pour vous pendant la journée, avant qu'il ne revienne passer la soirée et la nuit au domicile. Les moments partagés avec le malade seront alors plus détendus, puisque vous n'aurez pas besoin de le prendre en charge 24 heures sur 24.

Former les proches

On a vu récemment apparaître la notion de réhabilitation, ou de rééducation, pour les malades de démence. Dans la mesure où cette pathologie ne se guérit pas, la rééducation n'a pas pour objectif un retour à l'état de santé initial, mais un développement des compétences du patient au quotidien. Elle permet aussi de former les proches à la vie aux côtés du malade.

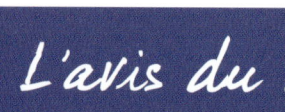

L'avis du médecin

Vous êtes souffrant ou vous souhaitez prendre des vacances ?
Parlez-en au médecin traitant ou au neurologue, afin de prévoir un séjour dans un centre d'hébergement temporaire où le malade sera pris en charge 24 heures sur 24.

La rééducation s'effectue chez un praticien, à l'hôpital ou au domicile. Toutefois, les expériences sont encore limitées.

Tandis que les malades bénéficient d'une prise en charge thérapeutique ciblée, les proches apprennent à mieux comprendre la maladie et à gérer le quotidien. Les résultats sont souvent bénéfiques – même lorsque entre temps la maladie a atteint un stade avancé. Les méthodes de prise en charge apprises par les proches permettent de retarder

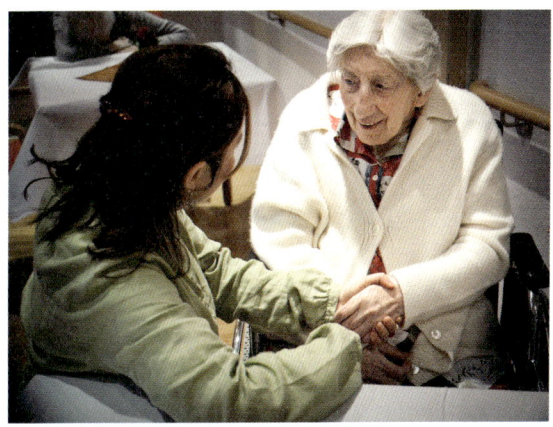

L'attention et le contact physique créent du lien.

le placement en institution et de réduire la prise de médicaments contre les symptômes psychiques.

Le maintien à domicile et ses limites

L'accueil de jour ainsi que les autres prises en charge restreintes à certaines périodes ont toutefois leurs limites. Il arrive un moment où les besoins du malade deviennent si importants, en termes de soins et d'attention, que le personnel de l'unité de jour n'a pas assez de temps à lui consacrer. Il se peut aussi que le sujet soit agressif, récalcitrant ou difficile, ce que le personnel a du mal à gérer. Ou peut-être que vous-même ne parvenez pas à faire la toilette du malade le matin et à l'habiller, ou à vous occuper de lui le soir, parce qu'il est devenu trop dépendant ou parce que tout simplement vous n'y arrivez plus, physiquement ou psychologiquement.

Beaucoup de proches diffèrent sans arrêt la prise de décision, espérant une amélioration – concernant l'état du malade ou avec l'arrivée d'une aide supplémentaire. Quand le moment est-il venu ? Quand le maintien au domicile, même avec des soins adaptés, devient-il impossible ?

Vous trouverez ci-dessous quelques signes révélant la nécessité d'un changement. Soyez honnête avec vous-même et appréhendez la situation avec objectivité, car il en va aussi de votre santé. Si vous vous retrouvez dans les affirmations suivantes, la décision d'un placement en institution s'impose.

- Le malade devient de plus en plus agressif (verbalement ou physiquement).
- L'évolution de la maladie pousse le patient à déambuler de manière incontrôlée ou à quitter la maison à votre insu.
- Le sujet s'est perdu ou s'est blessé plusieurs fois en quittant le domicile, qui ne peut être suffisamment sécurisé pour éviter les fugues.

- Le malade est incontinent, ses fuites urinaires et fécales sont permanentes.
- La présence d'un garde-malade devient nécessaire 24 heures sur 24. Or vous n'avez pas de chambre pour héberger cet intervenant – ou vous n'avez trouvé personne.
- Le travail considérable que représente la prise en charge du malade vous a conduit à perdre vos amis, vos relations, votre emploi.
- Vous n'êtes pas (ou plus) en mesure, physiquement ou moralement, d'aider le malade dans les gestes du quotidien, de le laver ou de l'accompagner aux toilettes par exemple.

Le placement en maison de retraite médicalisée est alors la meilleure solution. Plus tôt vous vous familiariserez avec cette idée et entreprendrez des démarches dans ce sens, mieux ce sera. Car les centres ont des délais d'attente qui peuvent être longs. Lors du choix d'un établissement, différents critères sont à prendre en considération : ainsi, si les proches sont tributaires des transports en commun, la meilleure institution qui soit n'aura

Très tôt, ces deux dames ont opté pour la maison de retraite, où elles profitent avec les autres pensionnaires des loisirs proposés – manifestement avec plaisir.

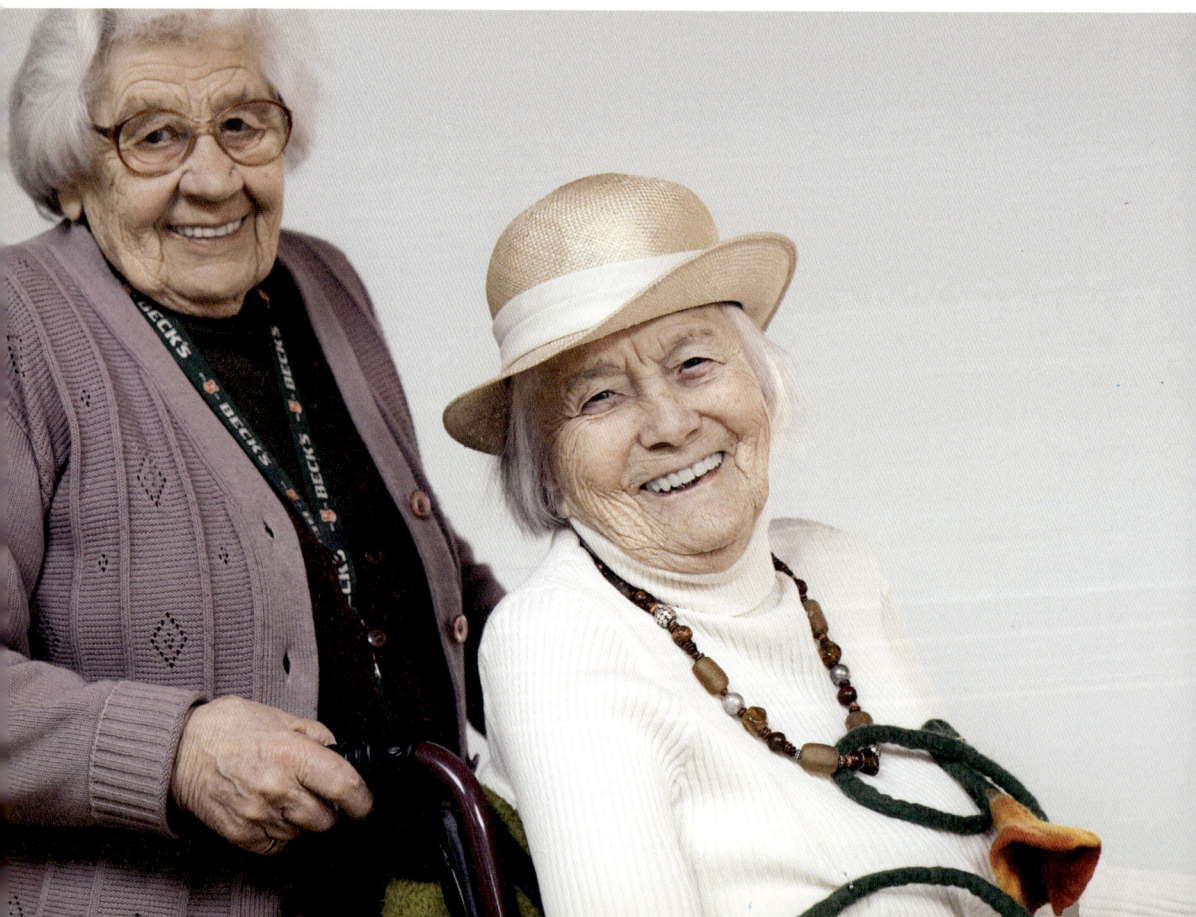

guère d'intérêt s'ils mettent une heure pour s'y rendre. Mieux vaut, dans
ce cas, opter pour l'établissement situé à quelques minutes de marche du
domicile, même si le cadre est un peu moins agréable. En effet, les visites
fréquentes sont importantes : notamment au stade avancé de la maladie,
une visite unique de trois heures tous les dimanches fatigue trop le malade.
Mieux vaut aller le voir tous les jours, et rester moins longtemps.

Quel que soit le moment où vous prendrez la décision d'un placement
en maison de retraite, ce choix ne doit pas être envisagé comme un échec
personnel, mais comme la meilleure solution pour assurer au malade des
soins de qualité, prodigué par du personnel formé à ces pathologies. À quoi
bon être rongé par la culpabilité lorsque vous rendrez visite à votre père ou
votre mère ? Souvent, les malades atteints de démence perçoivent bien une
atmosphère tendue et réagissent avec peur ou colère – ce qui ne fera que
renforcer votre culpabilité. Créez une ambiance positive autour du malade.
Ainsi il se sentira bien, lui aussi.

Placement en institution : quand faut-il prendre cette décision ?

Un jour, le placement en institution devient inéluctable, souvent en raison de l'évolution de la maladie. À quoi reconnaît-on un établissement de qualité ? Et quelles sont les autres solutions qui s'offrent aux familles ?

En France, plus de 6 000 établissements, publics ou privés, sont répertoriés comme pouvant accueillir en hébergement temporaire ou permanent des personnes atteintes de démence de type Alzheimer et maladies apparentées. Le Plan Alzheimer 2008-2012, reconduit en 2013, prévoit également la création de pôles d'activités et de soins adaptés (PASA) ainsi que d'unités d'hébergement renforcées (UHR), spécifiquement destinés aux personnes malades présentant des troubles du comportement modérés à sévères.

Quand c'est l'impasse...

Lorsque le malade requiert de plus en plus de soins, la question du placement dans une structure spécialisée devient inéluctable – une décision extrêmement difficile à prendre, que les familles repoussent généralement jusqu'au moment où elles sont « à bout ». Le risque est en effet que l'aidant, lui-même épuisé, finisse par tomber malade ou par souffrir d'une dépression due au surmenage. À cela s'ajoute un sentiment de culpabilité, le placement en maison de retraite étant souvent vécu par les proches comme un abandon. Or le surmenage permanent tend à générer chez les aidants une agressivité latente ou puissante vis-à-vis du malade, qui peut déboucher sur l'envie de le frapper. Il arrive aussi que le malade ait des comportements violents, verbalement ou physiquement, ou qu'il se mette à crier, à appeler à l'aide ou à pleurer sans raison apparente. S'il ne trouve plus les toilettes et se soulage régulièrement sur la moquette, une prise en charge dans un établissement spécialisé devient la meilleure solution pour tous.

Cependant, il est rare que cette décision soit bien acceptée par la personne atteinte de démence – indépendamment de ce qui avait été convenu avec elle au préalable. Son manque d'assurance la pousse à refuser tout changement de son quotidien, et elle ne comprend pas les raisons de ce placement.

Au final, c'est la famille qui prend la décision, parfois contre la volonté du malade, avec toute la culpabilité qu'implique ce choix. Cependant, un acte notarié est nécessaire, qu'il est préférable de faire à deux, de préférence au stade initial de la maladie. En l'absence de procuration, une mise sous curatelle doit être demandée au tribunal, qui tranchera après l'étude du dossier. Si le malade

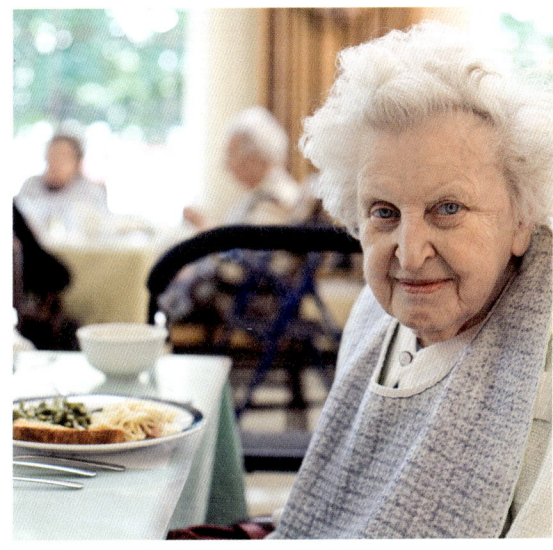

Dans les résidences intergénérationnelles, où les malades atteints de démence côtoient d'autres personnes qui ne le sont pas, tout le monde dîne ensemble aussi longtemps que possible.

conteste toujours cette décision, l'affaire sera portée devant le juge des tutelles ou le tribunal administratif (notamment pour les placements d'office), qui fera exécuter la décision. Même en cas de placement contre sa volonté, le malade conserve ses droits et n'est pas mis sous tutelle. Il convient cependant de réserver ces mesures aux situations où aucune autre issue n'est possible.

L'avis du médecin

Quel que soit le moment où vous prendrez la décision d'un placement dans un établissement spécialisé, n'envisagez pas cela comme un échec personnel. Si la charge de travail vous épuise, vous en souffrirez, et le malade aussi.

Comment trouver un établissement pour le malade ?

Le type d'institution adapté dépend avant tout des moyens financiers du patient ou de sa famille, et de son degré de dépendance. Ainsi, certains établissements n'accueillent pas de malades de démence ou ne sont pas en mesure d'assurer les prestations liées à une grande dépendance. Les résidences pour seniors, les maisons de retraite spécialisées, les foyers médicalisés et les résidences services présentent des différences considérables en termes de coût, mais aussi de confort, de prestations, d'effectifs et d'offres spécialisées en matière de soins ou de loisirs. À savoir : les établissements les plus chers ne sont pas forcément les meilleurs.

Comme il est essentiel, pour la plupart des personnes dépendantes, de pouvoir recevoir la visite de leurs proches, l'éloignement doit être pris en considération dans le choix de l'établissement. Différents sites Internet permettent de trouver une structure adaptée. Une fois que vous aurez sélectionné plusieurs établissements, visitez-les avec le malade pour vous forger votre opinion et impliquer le principal intéressé dans la démarche. Soyez objectif, mais fiez-vous aussi à votre intuition, car le patient doit non seulement être correctement pris en charge d'un point de vue technique, mais surtout se sentir bien dans la structure. Il existe des critères objectifs pour choisir un établissement adapté aux personnes atteintes de démence. Par exemple, il est bon que les lieux possèdent un espace sécurisant, comme une cour

En bref

Lors du choix d'une maison de retraite, demandez si des consultations sont assurées régulièrement par un spécialiste.

Conseils pour les proches

Avant que le malade s'installe dans un établissement, essayez d'aller visiter les lieux ensemble. Les centres d'accueil de jour ou les hébergements temporaires offrent souvent la possibilité au malade de venir y passer quelques heures avant son séjour.

Rendez de fréquentes visites au malade dans les jours suivant son installation dans l'établissement. Cela l'aidera à mieux se familiariser avec les lieux – tout en vous aidant à vous défaire de votre sentiment de culpabilité.

intérieure avec un jardin, d'où le malade ne peut fuguer. Il est également souhaitable que l'institution propose des animations, des soins et des occupations qui permettent de stimuler les capacités intellectuelles dont le patient dispose encore, mais aussi des activités de loisirs librement choisies. Dans les maisons de retraite modernes, une prise en charge personnalisée est généralement assurée, pour des groupes composés d'une douzaine de patients, souvent hébergés au sein d'une même unité. Un établissement bien doté en personnel pourra assurer la présence d'au moins deux personnes qualifiées 24 heures sur 24 et, pour chaque pensionnaire, d'un interlocuteur privilégié qui veille sur lui et établit une relation de confiance.

En France, les maisons de retraite publiques dépendent du secteur hospitalier. Elles peuvent être médicalisées, conventionnées, et/ou spécialisées Alzheimer. Lorsqu'elles sont indépendantes du secteur public, elles sont privées ou associatives. Le prix d'une chambre dans une maison de retraite médicalisée peut aller de 1 800-1 900 euros par mois en province et dans un établissement associatif à 10 000 euros par mois en maison privée à but lucratif. Les tarifs varient considérablement en fonction du standing de l'établissement et du niveau de dépendance de la personne placée.

Ce prix élevé s'explique par le coût de l'hébergement et des repas, les frais liés à la dépendance et les investissements qu'impliquent l'achat et l'entretien des locaux. À cela viennent s'ajouter certaines prestations, qui demeurent à la charge du patient : frais de blanchisserie, coiffeur, pédicure, esthéticienne, fournitures liées à l'incontinence (comme les couches), loisirs, etc.

Si vous optez pour un placement en institution, renseignez-vous sur la part prise en charge par la caisse d'assurance maladie et les aides auxquelles vous pouvez prétendre. En France, l'APA (allocation personnalisée d'autonomie, *voir page 243*), peut permettre de couvrir une partie des frais d'hébergement en EHPAD (établissement d'hébergement pour personnes âgées dépendantes, autrefois couramment appelé maison de retraite médicalisée).

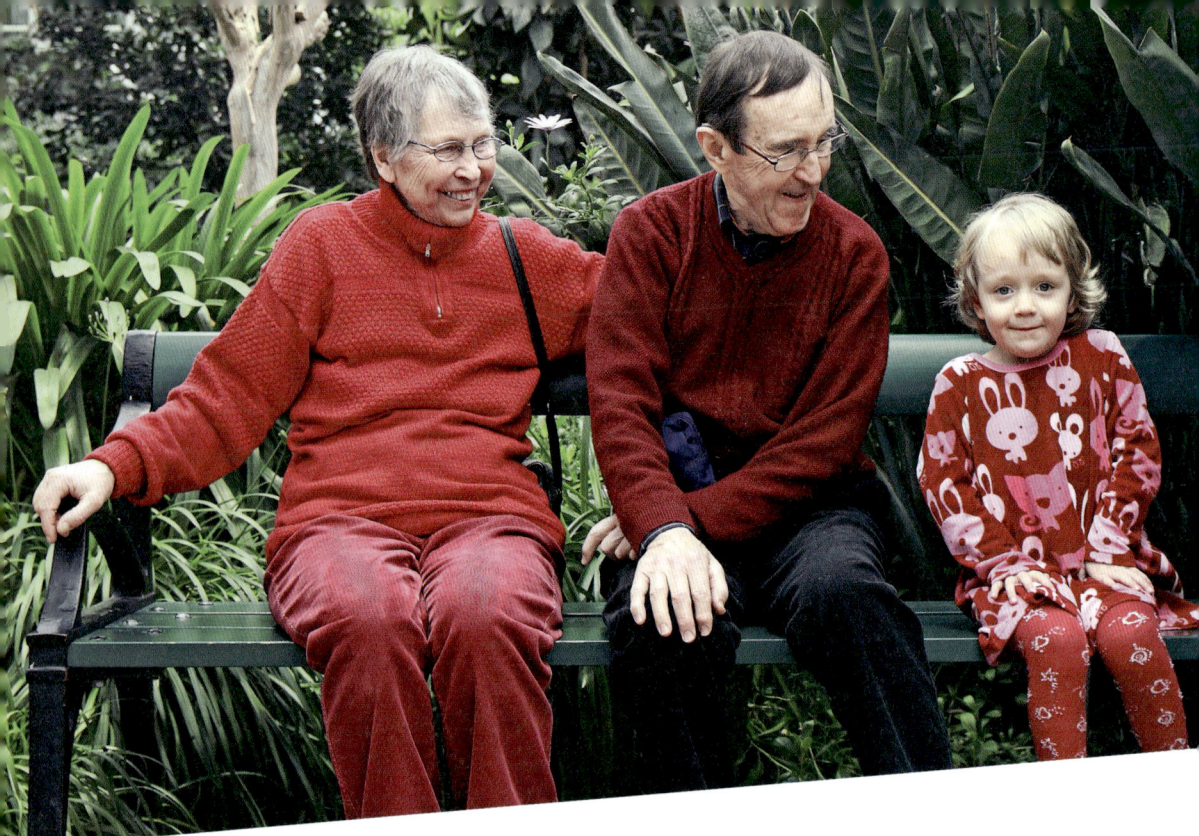

Choisir un établissement

Avant d'opter pour un établissement, allez le visiter et soyez attentif aux points suivants.

- **Emplacement et accessibilité :** L'établissement est-il accessible par les transports en commun ? Y a-t-il suffisamment de places de stationnement, des espaces verts, des cafés à proximité ? La maison de retraite est-elle située près d'une autoroute ou en pleine nature ?

- **Équipements :** Y a-t-il des espaces pour regarder la télévision ? Des salles de massage et de gymnastique ? Des baignoires de balnéothérapie ? La salle à manger est-elle spacieuse ? À quelle fréquence le ménage est-il fait dans les chambres ?

- **Taille de l'établissement :** Combien y a-t-il de pensionnaires ? Y a-t-il un ou plusieurs bâtiments ? Un ou plusieurs étages ? Des espaces extérieurs ? Combien de personnes atteintes de démence y sont hébergées ?

- **Ambiance :** La maison de retraite est-elle sombre et morne ? Y a-t-il des fleurs et des fauteuils dans les espaces communs ? L'ambiance vous paraît-elle plutôt stérile ou chaleureuse ? Est-ce que cela sent bon dans les couloirs ? Les animaux de compagnie sont-ils admis ?

Personnel : Le personnel paraît-il stressé? Parle-t-il aux pensionnaires sur un ton respectueux? En les vouvoyant? Quelle impression vous fait la direction? Quel est son projet? Combien d'employés, de soignants, de thérapeutes y a-t-il?

Équipement des chambres : Quelle est la taille des chambres? Y a-t-il des chambres individuelles? Les pensionnaires peuvent-ils apporter

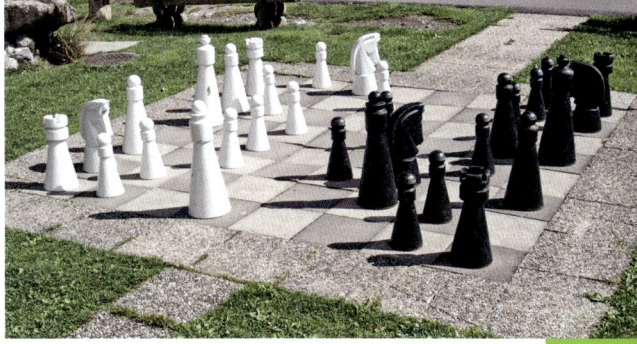

L'offre de loisirs est importante.

leurs meubles? Y a-t-il des salles de bains individuelles (suffisamment spacieuses)? Des boutons d'appel d'urgence dans les chambres ou à côté du lit?

Sécurité : Les couloirs sont-ils équipés de mains courantes? Toutes les salles de bains sont-elles accessibles aux personnes handicapées? Les pièces sont-elles suffisamment éclairées? Y a-t-il assez de téléphones d'appel d'urgence à disposition?

Prestations et activités : Quelles prestations médicales et thérapeutiques sont assurées? Quelles sont les activités proposées pour occuper les pensionnaires? Y a-t-il des activités en groupes? Des ateliers spécifiques pour les personnes atteintes de démence?

Soins et attention : Les pensionnaires ont-ils l'air soigné et satisfait? Y a-t-il un médecin sur place? Combien de soignants y a-t-il par pensionnaire? Les malades sont-ils pris en charge la nuit? Des boissons sont-elles servies à toute heure de la journée? Occupe-t-on les pensionnaires ou se contente-on d'assurer « le minimum » et de leur administrer des calmants? Les pensionnaires semblent-ils éveillés ou absents (prise de tranquillisants)? Y a-t-il des régimes alimentaires spécifiques?

Restauration : Comment la cuisine est-elle organisée? Les repas sont-ils préparés sur place ou livrés par un prestataire extérieur? Y a-t-il le choix entre plusieurs plats? Du café et des gâteaux sont-ils servis dans l'après-midi? Des repas chauds le soir? Des fruits, de la salade, des légumes? Comment les personnes grabataires sont-elles nourries?

Services complémentaires : Y a-t-il un coiffeur? Une buanderie? Un distributeur automatique de billets et une boîte aux lettres? Les proches peuvent-ils être hébergés dans l'établissement?

Coût : Quel est le coût total? Quelles sont les aides auxquelles vous pourrez prétendre? Le rapport qualité-prix vous paraît-il bon?

Les alternatives aux institutions spécialisées

Structures de vie communautaires ou maisons de retraite spécialisées dans l'accueil de patients atteints de démence à l'étranger, les alternatives aux structures « traditionnelles » sont de plus en plus nombreuses. Destinées à mieux répondre aux besoins spécifiques de ces malades, elles ont aussi un coût.

Les structures de vie communautaires

Les communautés pour personnes atteintes de démence, avec un suivi médical assuré sur place, sont très en vogue dans certains pays. Le principe est le suivant : six à douze malades partagent un grand appartement, l'objectif étant qu'avec le temps ces « colocataires » forment une véritable communauté, avec une vie quotidienne « familiale » le plus normale possible. Chaque occupant a sa chambre, qu'il aménage à son goût. Le salon, la cuisine et plusieurs salles de bains sont communs. De plus, un garde-malade spécialisé est présent 24 heures sur 24. En fonction des besoins et des possibilités financières des occupants, il existe aussi des communautés avec une aide ménagère et un aide-soignant.

Ces structures permettent un quotidien relativement normal, proche de la vie en famille, laissant une grande liberté au malade jusqu'à la fin de sa vie et quel que soit son niveau de dépendance. Ces communautés conviennent particulièrement aux personnes dans l'incapacité de vivre seules à leur domicile ou que leur famille ne peut prendre en charge. Elles répondent aux besoins des patients de manière plus personnalisée que les grandes structures, plus anonymes. Sachez toutefois que cette formule exige beaucoup d'investissement de la part des proches. En effet, les malades et leur famille décident de l'aménagement de l'appartement, mais aussi du déroulement des journées : combien de gardes-malades seront embauchés ? Quel sera le menu ? Prévoit-on la visite d'une pédicure ? Combien de fois par semaine le ménage sera-t-il fait ?

Ces communautés présentent les avantages suivants.

- Le malade a une vie quotidienne « normale », comme au sein d'une famille.
- Ses facultés cognitives sont préservées le plus longtemps possible, car il participe aux activités de la communauté (ménage, cuisine, jeux, musique, ergothérapie, etc.).
- Il est totalement pris en charge, sans être sous tutelle.
- Les proches peuvent lui rendre visite dans son environnement.
- Les coûts sont souvent moins élevés que dans une institution de soins.

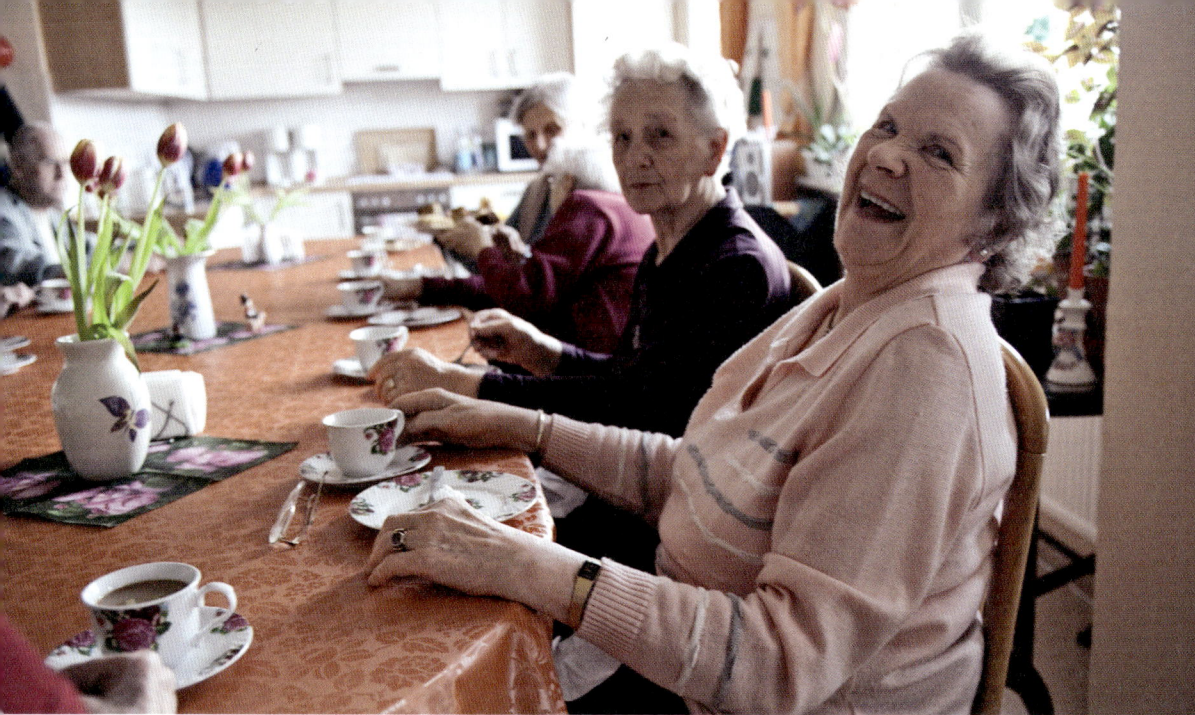

Tous les occupants de cette communauté se retrouvent à 16 heures autour de la table de la cuisine.

Le coût d'une chambre dans une communauté pour personnes atteintes de démence est nettement inférieur à celui d'une chambre individuelle dans une structure spécialisée. Il englobe le loyer (auquel s'ajoutent les charges, le gaz et l'électricité), l'alimentation et les frais liés au personnel, partagés par tous les occupants. Les autres dépenses pour les soins, les traitements et les services sont assumées individuellement.

L'aide-soignant

Le recrutement d'un aide-soignant est une autre alternative à la structure spécialisée, mais c'est une formule qui exige un logement suffisamment spacieux et des moyens financiers. Pour cela, adressez-vous à Pôle Emploi ou à des sociétés ou associations assurant des services à domicile, qui proposent parfois des prises en charge 24 heures sur 24.

Conseils pour les proches

Dès que le déménagement du malade est décidé, associez-le aux préparatifs, en le laissant choisir les vêtements et les objets qu'il souhaite emporter.

Ces entreprises présentent l'avantage de disposer d'un personnel compétent, qui s'installera au domicile du malade et effectuera toutes les tâches nécessaires. Les sociétés d'aide au maintien à domicile se chargent aussi de trouver un remplaçant en cas de maladie de l'intervenant. Si vous recrutez directement un intervenant, choisissez soigneusement cette personne qui vivra au domicile du malade 24 heures sur 24, car elle aura les clés du logement et aura accès à quantité d'informations personnelles.

Les services de soins infirmiers à domicile (SSIAD) sont quant à eux destinés aux personnes âgées de plus de 60 ans, malades ou dépendantes. Ils assurent les soins infirmiers et paramédicaux ainsi qu'une aide dans l'accomplissement des actes de la vie courante. C'est le médecin traitant qui effectue la demande de SSIAD et la demande de prise en charge à la caisse d'assurance maladie, ce type de prestations étant remboursé à 100 %.

Les résidences services

Il s'agit d'immeubles ou de résidences dont les logements sont spécialement aménagés pour l'accueil de personnes âgées. Les logements sont proposés à la vente ou à la location. Les occupants choisissent les prestations souhaitées dans une palette d'offres : ménage, repas, soins, etc. Ces résidences emploient du personnel qualifié. Il s'agit d'une formule intéressante pour les couples dont un conjoint est atteint de démence. Elle est moins adaptée aux personnes seules, car elle exige une certaine autonomie.

Quelques éléments à prendre en considération lors du choix d'une structure.

- Quelles sont les prestations de base assurées par la résidence ?
- Quels services complémentaires peuvent être demandés ?
- Les occupants peuvent-ils être pris en charge 24 heures sur 24 en cas d'impossibilité temporaire de leurs aidants (maladie ou autre) ?
- Y a-t-il du personnel soignant qualifié sur place, disponible 24 heures sur 24 ?
- La résidence possède-t-elle une infrastructure spécifique pour les personnes atteintes de démence ? À défaut, peut-elle en recommander une non loin ?

■ Y a-t-il une pharmacie, des médecins assurant des visites à domicile, des commerces à proximité ?

Lors du choix de la résidence, renseignez-vous soigneusement sur les prestations assurées. En effet, les notions de « résidence services », « résidence pour seniors » et « résidence retraite » ne veulent pas dire grand-chose, dans la mesure où il n'existe pas de définition officielle. On constate de nombreux abus chez les promoteurs, qui commercialisent sous ces appellations des produits ressemblant davantage à des maisons de retraite ou des appartements rattachés à des structures de soins. On trouve même des appartements « traditionnels » avec des contrats de services extrêmement légers.

Par ailleurs, le marché du logement pour seniors, qui est florissant, ne cesse d'inventer de nouvelles formules : projets intergénérationnels, habitat collectif, etc. Avant d'opter pour l'un de ces produits, soumettez le contrat que l'on vous propose à un spécialiste et visitez plusieurs installations. Souvent, les prestataires proposent aussi la possibilité de passer un week-end sur place, à l'essai.

Le prix des résidences services comprend le loyer ou le prix d'achat de l'appartement, des charges liées aux services de base et des prestations facultatives. Pour les charges, comptez entre 80 et 100 euros par mois. Les prestations facultatives, comme les soins à domicile, l'aide ménagère, les courses et l'aide à la mobilité, seront facturées en fonction de l'utilisation que le patient en fera.
Les résidents peuvent aussi participer à des sorties communes au restaurant, en étant éventuellement accompagnés jusqu'à destination.

Les unités d'accueil de jour

Ces structures assurent la prise en charge de personnes âgées dépendantes par un personnel qualifié en journée. Les prestations assurées par ces

L'avis du médecin

Pour vivre dans une résidence services, la personne atteinte de démence doit avoir une certaine autonomie, ou être accompagnée d'un conjoint valide. En cas de réelle dépendance, le placement en institution spécialisée devient souvent inéluctable.

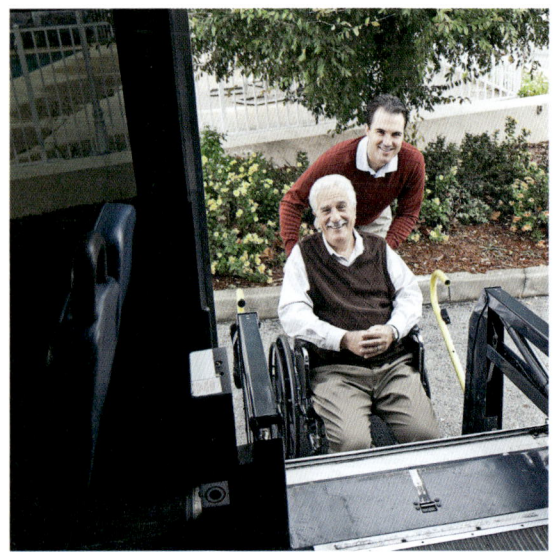

Les unités d'accueil de jour assurent aussi le transport du malade, le matin et le soir.

établissements permettent aux familles d'exercer une activité professionnelle, ou simplement de souffler. En règle générale, l'unité possède un service assurant les transports : on vient chercher le malade à domicile, puis on le raccompagne chez lui l'après-midi ou le soir. Le nombre de journées que le malade passe dans le centre est défini avec la famille.

Il est recommandé de confier la personne à cette structure au moins deux jours par semaine, pour lui permettre de prendre ses marques. Au programme : musique, chant, danse, travaux manuels, cuisine, jardinage, excursions, etc.

Le prix de l'accueil dans une unité de jour peut atteindre 90 euros par jour, selon les établissements et les régions. Cette somme varie aussi en fonction des besoins de prise en charge, des frais d'hébergement et de restauration, du transport du malade et des infrastructures disponibles.

En France, l'assurance maladie finance directement les soins à la structure assurant l'accueil de jour, une partie des frais non médicaux pouvant également être prise en charge par l'APA *(voir page 243)* et parfois par d'autres aides départementales.

Les institutions à l'étranger

Depuis l'initiative du Suisse Martin Woodtli, qui a créé à Chiang Mai (en Thaïlande) un centre d'accueil pour des patients atteints de la maladie d'Alzheimer, la Thaïlande, et plus généralement toute l'Asie du Sud-Est, attire les pensionnaires européens et les résidences s'y sont multipliées.

Bien que cette alternative soit extrêmement rare pour les patients français, si vous envisagez un placement du malade dans une institution aux Philippines ou en Thaïlande, renseignez-vous pour savoir si un suivi est assuré sur place par un médecin parlant français. De plus, ces structures doivent fournir des prestations allant au-delà du gîte et du couvert, ce qui n'est souvent pas le cas. Pour une personne atteinte de démence, cette solution est envisageable uniquement si elle est accompagnée par un conjoint en bonne santé. Le coût de la vie et les salaires y étant très bas – le salaire mensuel d'une aide-soignante est d'environ 200 euros –, certaines institutions assurent un suivi 24 heures sur 24 par trois gardes-malades attitrées, qui s'occupent exclusivement du patient. Mais avant d'opter pour un départ à l'étranger, renseignez-vous soigneusement.

- Quelles sont les conditions climatiques locales ? Seront-elles éprouvantes pour le malade ?
- Y a-t-il des médecins qui comprennent et qui parlent le français ?
- Quelle langue est parlée là-bas ? Pourrez-vous, le malade et vous, vous faire comprendre ?
- Quel est le type de cuisine servi aux pensionnaires ?
- Y a-t-il de bons hôpitaux ? Des interventions chirurgicales de qualité peuvent-elles être assurées ou faudra-t-il envisager un rapatriement en cas d'opération importante ?
- Le malade pourra-t-il être pris en charge jusqu'à la fin de sa vie ?

Le coût des institutions spécialisées à l'étranger est moins élevé hors d'Europe. Aux Philippines ou en Thaïlande, la prise en charge 24 heures sur 24 d'une personne souffrant de démence est assurée pour l'équivalent de 2 000 euros par mois.

À cela s'ajoutent le coût du voyage pour les proches et les éventuels frais de séjour du conjoint accompagnant.

Le centre Baan Kamlangchay, fondé en Thaïlande en 2002 par Martin Woodtli, assure une prise en charge individuelle en fonction de la situation du malade et des souhaits de sa famille, pendant la journée ou 24 heures sur 24, par du personnel ne parlant pas le français. Les malades sont suivis par un médecin thaïlandais.

Aux Pays-Bas, dans le village Hogeweyk, qui accueille des malades atteints de démence, six ou sept personnes vivent ensemble, avec une prise en charge professionnelle 24 heures sur 24. Le coût est d'environ 5 000 euros par mois.

Conseils pour les proches

Un départ à l'étranger est souvent éprouvant pour l'organisme. Dans certains pays comme la Thaïlande, l'adaptation au climat et à la cuisine peut poser un réel problème.

Que pouvez-vous faire pour la personne en fin de vie ?

Peut-être avez-vous parlé avec votre conjoint, votre père ou votre mère, au stade initial de la démence, des mesures de prolongation de la vie qu'il souhaitait voir appliquées – il s'agit là de discussions très difficiles et bouleversantes. Une directive anticipée, établie par le malade, rédigée à une période où il avait encore toute sa tête, est très utile. Ce document permet de définir des cas de figure concrets, en précisant ce qu'il convient de faire ou de ne pas faire lorsqu'ils se présentent.

Le document devra énumérer les possibilités thérapeutiques suivantes, en indiquant si le patient les accepte ou les refuse.

- Pose d'une sonde gastrique.
- Réanimation après un arrêt cardiaque.
- Recours à des mesures de maintien en vie ou de prolongation de la vie.
- Opérations, notamment amputations et transplantations.
- Traitement d'affections concomitantes, comme les pneumonies.
- Administration d'antalgiques, comme des opioïdes.
- Administration d'antalgiques altérant l'état de conscience.
- Recours à des médecines alternatives ou n'ayant pas encore été autorisées.
- Interruption d'un traitement médical, intervention réduite à l'atténuation de fortes douleurs.
- Transfert dans un hôpital ou dans un service de soins palliatifs lorsque la fin approche.
- Interruption des mesures de maintien en vie, comme la respiration artificielle, l'alimentation artificielle, l'apport artificiel de liquide ou la dialyse.

Souvent, la discussion révèle rapidement qu'au dernier stade de la démence, en cas d'incapacité quasi totale de communiquer avec l'entourage, les malades ne souhaitent pas recourir à des soins intensifs, à la réanimation ou à des interventions chirurgicales. En revanche, qu'en est-il d'un traitement antibiotique par intraveineuse, si une pneumonie se déclare par exemple ? Ces questions sont souvent plus difficiles à trancher. Si vous avez abordé ces points suffisamment tôt avec votre conjoint, votre mère ou votre père (les souhaits exprimés oralement sont eux aussi une base importante sur laquelle s'appuieront les médecins) ou si vous disposez d'un document écrit exprimant leurs souhaits, la « volonté présumée » du malade sera plus facile à déterminer, ce qui facilite la prise de décision.

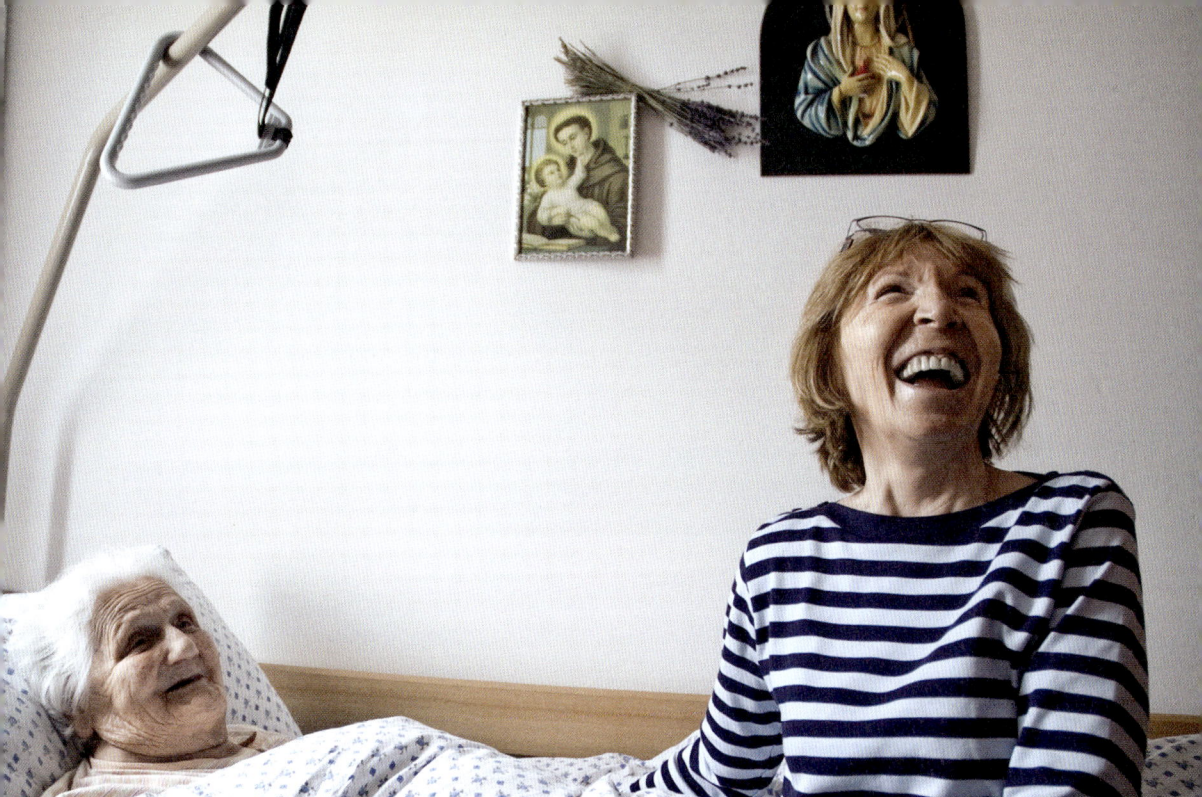

Les conversations avec les personnes atteintes de démence ne doivent pas impérativement être sérieuses et compliquées. Une ambiance détendue permet de maintenir le lien.

Même si le malade ne veut pas a priori d'une vie placée sous le signe de la désorientation et de l'amnésie totale, il est possible que sa position change à mesure que la pathologie évolue. À un certain stade de la maladie, son point de vue changera par la force des choses, le malade ne se souvenant plus de son état antérieur. De plus, enquêtes et témoignages de soignants ont révélé que les personnes atteintes de démence sont satisfaites de leur vie, à divers stades de la maladie.

Même dans les derniers moments, il est important que les proches et le personnel soignant soient très attentifs à la souffrance du malade et réagissent en conséquence. Par exemple, un transfert sur un matelas spécial, effectué par des professionnels, apporte un soulagement et évite de surcroît les escarres.

Bien que la mort fasse partie du quotidien des maisons de retraite médicalisées, qui sont de plus en plus souvent le dernier lieu de vie des personnes âgées, ces établissements ne sont pas toujours équipés pour ces derniers moments de l'existence : les infrastructures sont souvent inadaptées (pas de chambre individuelle pour le malade en fin de vie, pas de lieux où les proches peuvent se reposer) et le personnel manque (en sous-effectifs, le personnel ne peut s'occuper du malade en permanence).

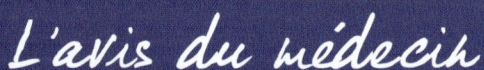
De manière générale, toutes les personnes côtoyant le malade devront
veiller à respecter et à préserver sa dignité. Si possible, il sera hébergé en
chambre individuelle, que ce soit en institution ou à la maison, vous pourrez
ainsi aller et venir à votre guise. Efforcez-vous de créer une atmosphère
détendue, éventuellement avec une musique douce (familière), des parfums
agréables, de l'air pur, etc. Souvent, sourire au malade, lui éponger le front,
humecter sa bouche sèche, lui tenir la main, sont des gestes utiles au
mourant, comme à tout être humain. Même si leurs capacités cognitives sont
très altérées, les personnes à un stade avancé de la maladie continuent à
percevoir quantité de choses sur le plan émotionnel.

La surveillance des structures de soins

En France, l'autorisation de fonctionnement d'un EHPAD (établissement
d'hébergement pour personnes âgées dépendantes, à caractère médicalisé)
est délivrée par le conseil général et l'Agence régionale de santé (ARS) pour
une durée de quinze ans. En outre, une convention dite « tripartite » est
signée tous les cinq ans entre le directeur de l'EHPAD, l'ARS et le conseil
général. Cette convention permet de formuler les objectifs à atteindre pour
améliorer la prise en charge des personnes âgées et de définir les moyens
alloués à l'institution. Le contrôle des établissements est effectué par les
ARS pour ce qui concerne les soins et par les conseils généraux pour tout
ce qui relève de la vie quotidienne. Lutte contre la maltraitance, contrôle
budgétaire, vérification des équipements sont autant de points pouvant
motiver les inspections.

Une autre instance peut exercer une mission de contrôle dans les maisons
de retraite. Il s'agit de la Direction départementale de la concurrence, de

la consommation et de la répression des fraudes, qui veille au respect des clauses définies dans les contrats de séjour.

Par ailleurs, depuis la loi du 2 janvier 2002, les maisons de retraite sont aussi tenues de procéder régulièrement à une autoévaluation (celle-ci associant souvent résidents, familles et professionnels) ainsi qu'à une évaluation externe par des consultants ayant été habilités par l'Agence nationale de la qualité et de l'évaluation des établissements sociaux et médico-sociaux (ANESM).

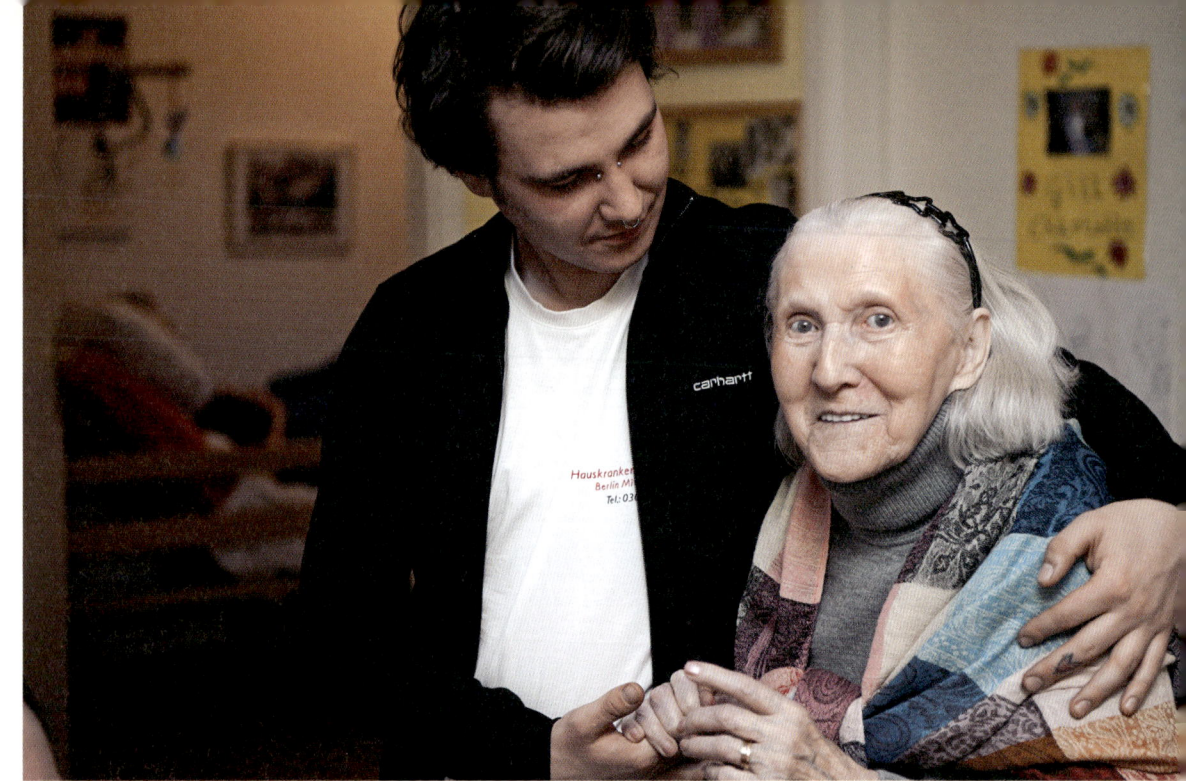

Questions-réponses

À mesure que la démence évolue, les décisions que les proches doivent prendre pour le malade sont de plus en plus nombreuses. Sans compter qu'il est important de continuer à stimuler ce dernier, en s'appuyant par exemple sur des occupations qui lui étaient familières.

? Comment adapter ses loisirs d'autrefois au quotidien du malade ?

Les personnes qui aimaient travailler la laine, mais qui ne savent plus tricoter prendront peut-être plaisir à détricoter des écharpes et des pulls, pour confectionner des pelotes de laine. Le bricoleur s'amusera à dévisser de vieux transistors hors d'état de marche. Et les amateurs de jardinage continueront à ramasser les feuilles mortes, même si le résultat n'est pas irréprochable. Pour toutes ces activités, il est important de motiver régulièrement le malade, de l'accompagner et de rester à ses côtés, car il risque de se désintéresser rapidement. La brochure *la Maladie d'Alzheimer à la maison - Activités*, disponible sur le site de l'association France Alzheimer, livre de nombreuses pistes intéressantes.

Comment faire faire de l'exercice physique au malade ?

Des promenades à une allure lente dans un parc familier, au bras d'un proche, lui feront toujours plaisir, même si les distances parcourues sont courtes. Essayez de marcher du même pas, sur le même rythme – beaucoup de malades se sentent particulièrement à l'aise ainsi. Une promenade avec un déambulateur ou en fauteuil roulant permet aussi de se changer les idées, de prendre l'air et de profiter de la lumière, ce qui contribue au bien-être. Ceux qui aimaient danser apprécieront de se balancer tranquillement dans les bras d'un partenaire. Pour les malades alités, il existe aussi des solutions : leur faire pétrir des balles à picots ou les leur passer sur les bras, faire des passes avec des ballons de baudruches, etc. Ou bien asseyez la personne dans son lit, faites bouger ses bras et ses jambes, massez-la avec différents gants, ou faites-lui tout simplement des caresses. Si elle ne peut pas quitter le lit, interrogez le médecin sur l'utilité de séances de kinésithérapie contre la raideur musculaire ou autres problèmes.

Où et comment les personnes atteintes de démence peuvent-elles être prises en charge ?

Environ deux malades sur trois vivent dans leur famille, à domicile. Les proches se font alors souvent aider, en confiant par exemple les malades à des unités d'accueil de jour, où ils passent cinq journées par semaine ou quelques heures deux ou trois jours par semaine. De plus, les familles peuvent bénéficier de l'aide de bénévoles, d'aides ménagères ou de gardes-malades, qui viennent au domicile plusieurs fois par semaine, pour prendre le relais pendant quelques heures. Si le maintien à domicile devient trop compliqué ou impossible, il existe divers types de structures pouvant accueillir les malades.

Que se passe-t-il quand le malade n'est plus en mesure de prendre des décisions tout seul ?

Pensez suffisamment tôt à envisager l'établissement d'une procuration, éventuellement notariée, ou d'un mandat de protection future *(voir page 231 et suivantes)* et parlez-en avec le conjoint ou le parent malade. Ce type de document permet d'agir au nom du patient dans tous les domaines mentionnés : juridique, financier, santé, etc. Sinon, une curatelle est nécessaire. Ces documents étant rédigés de manière standardisée, il est utile d'aborder régulièrement avec les malades divers cas de figure susceptibles de se présenter et des désirs particuliers. Certes, ce n'est pas facile mais cette initiative sera utile ultérieurement pour régler quantité de détails de la vie quotidienne, du choix des couvertures à celui de la musique en passant par les photos à emporter dans la maison de retraite.

Quels sont les éléments à prendre en considération lors du choix d'une maison de retraite médicalisée ?

La meilleure solution consiste à aller visiter avec le malade les divers établissements sélectionnés, dans la mesure du possible à un stade de la maladie où il comprend le sens de cette visite et où il est en mesure d'exprimer son opinion. Peut-être les éléments qui comptent pour lui ne seront-ils pas les mêmes que pour vous. Avant de prendre une décision, lisez attentivement le contrat proposé par l'institution, qui énumère l'ensemble des prestations assurées, en détaillant les frais. Ne vous laissez pas inciter à signer quoi que ce soit précipitamment.

Le contrat signé avec l'institution qui accueille mon père stipule que c'est à nous de faire sa toilette régulièrement. Est-ce légal ? Quels sont les éléments devant être définis dans ce type de contrat ?

Conformément à la loi sur les établissements de soins, ce document doit reprendre l'ensemble des droits et des devoirs des parties contractantes. Le contrat définit les points suivants.

- La nature de l'hébergement, de l'alimentation et de la prise en charge.
- Les frais liés à ces prestations.
- Les autres services.
- Les frais liés à ces autres services.
- Le coût total à payer.
- Les dispositions relatives au remboursement en cas d'absence du pensionnaire.

Les familles ne doivent pas signer de contrat stipulant que la toilette du malade leur incombe. Cette tâche revient à la structure d'accueil.

Ma mère ne se plaît pas dans sa maison de retraite et elle veut rentrer à la maison. Que faire ?

Tout dépend depuis combien de temps votre mère vit dans cette structure et de la nature des problèmes. Quelques semaines sont nécessaires pour se faire à un nouvel environnement et pour prendre ses marques. Afin de déterminer l'origine du problème, parlez-en à l'équipe soignante, à la direction de l'établissement ou à une personne qui s'occupe d'elle, puis voyez ce qui peut être fait pour qu'elle se sente mieux. L'envie de « rentrer à la maison » se manifeste souvent chez les personnes atteintes de démence, mais elle s'estompe généralement car, avec le temps, le malade ne se souvient plus de son chez-lui. Souvent, un sentiment de sécurité facilite l'adaptation et le bien-être. Attention à ne pas agir dans la précipitation pour retirer votre mère de l'établissement.

Faites le bilan des problèmes existants et passez aussi en revue les alternatives s'offrant à vous.

Depuis que ma mère vit en maison de retraite, son apparence est très négligée. Pouvons-nous résilier le contrat passé avec cet établissement ?

Avant d'en arriver là, prenez rendez-vous avec la direction de la maison de retraite, pour déterminer l'origine du problème. Observez les autres pensionnaires : semblent-ils négligés, eux aussi ?

En ce qui concerne les conditions de résiliation, la loi laisse l'établissement libre de les fixer dans son contrat de séjour. Ainsi, toute résiliation implique la signification d'un préavis lorsque le résident met lui-même fin au séjour, mais la durée du préavis (généralement d'un mois) peut varier selon les établissements.

Des comportements abusifs tels que maltraitance, défaut de surveillance, négligence… sont quant à eux susceptibles d'entraîner des pousuites pénales.

Ma mère va partir prochainement en maison de retraite. Que faire pour que le personnel apprenne à mieux la connaître ?

Il peut être utile de consigner son histoire dans un carnet. Reprenez-y divers éléments de sa vie : documents, photos, souvenirs représentatifs de son existence, afin que le personnel soignant puisse feuilleter ce cahier avec elle. Par ailleurs, il est utile de remplir une fiche détaillée avec les soignants, sur laquelle vous consignerez les éléments marquants de sa vie.

Les personnes atteintes de démence sentent-elles qu'elles vont mourir ?

Beaucoup de spécialistes s'accordent à penser que les malades de démence n'ont pas conscience de leur mortalité. Ils ne savent pas qu'ils sont en train de mourir et ne s'en rendent pas compte. Tandis que d'autres experts, mais aussi des proches de malades, sont quant à eux convaincus que les personnes atteintes de démence « sentent » la fin approcher.

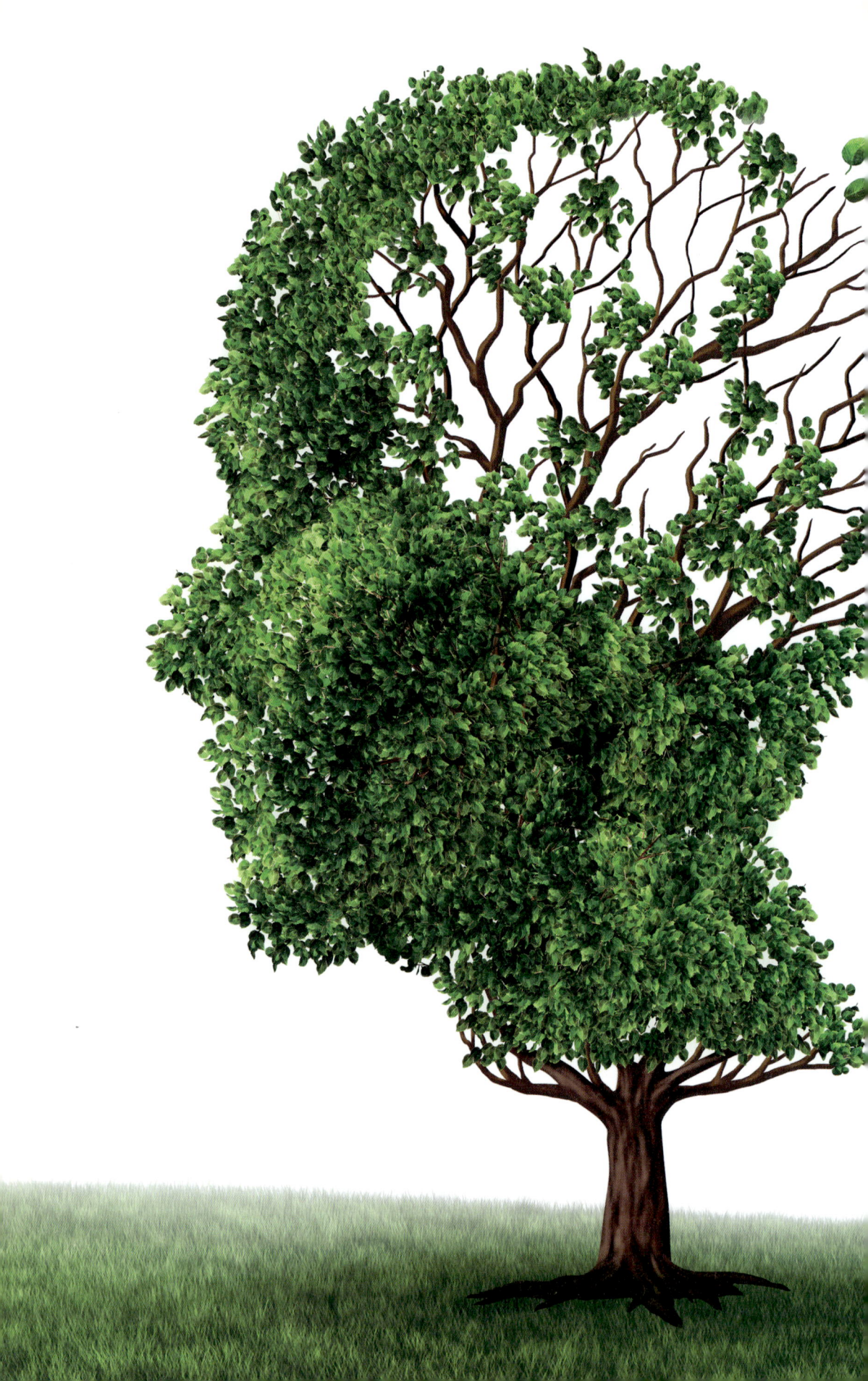

De l'aide
pour les aidants

Prendre soin d'un parent malade, c'est se trouver rapidement confronté à ses propres limites. Mais comment éviter de tomber soi-même malade ? Comment échapper à des sentiments aussi contradictoires que la colère, la tristesse et la honte ? Auprès de qui trouver de l'aide ?

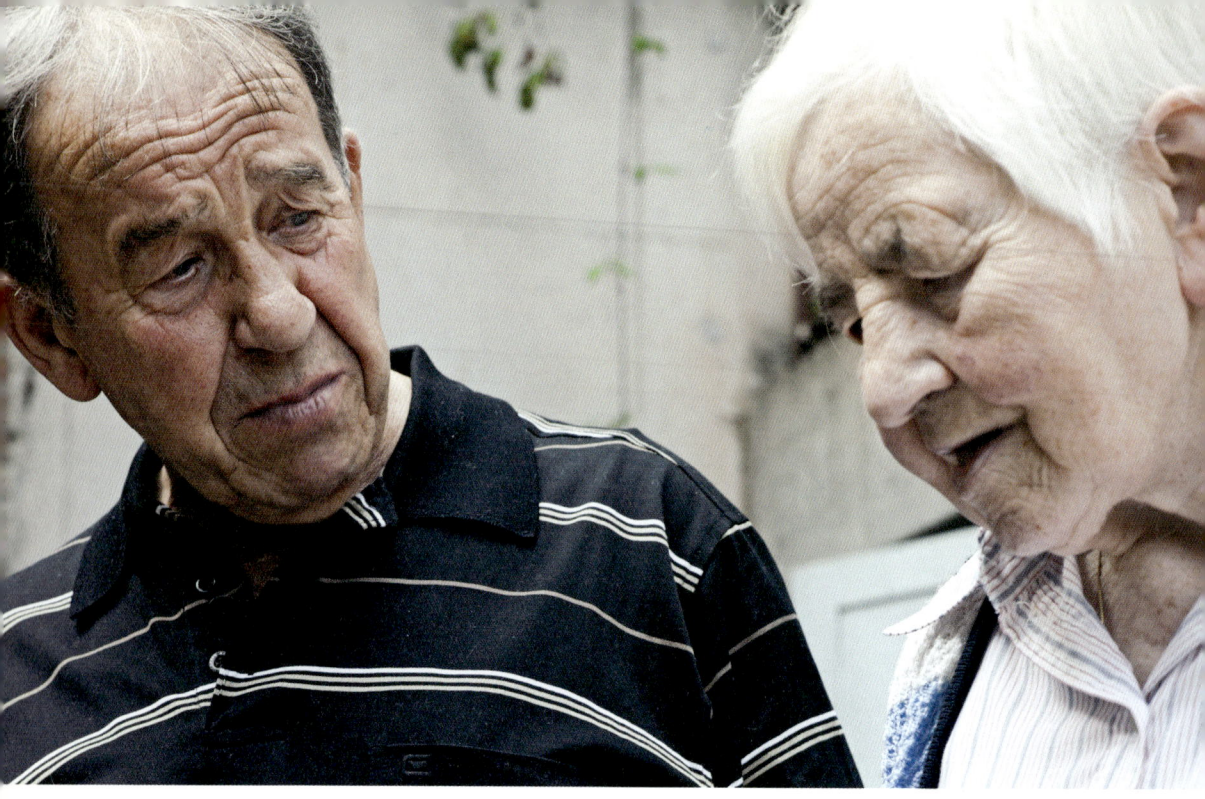

Accepter l'aide extérieure

Accepter sans attendre de se faire aider n'est pas seulement une sage décision. C'est aussi un excellent moyen de permettre au malade de mieux accueillir les changements, les nouveaux visages et les nouvelles structures dès le début de la maladie. Attendre, c'est prendre le risque que ces mesures soient vécues comme une menace et rejetées.

Les différentes formes d'aide

Toute personne souhaitant s'occuper d'un malade jusqu'au bout, avec tout ce que cela implique, a besoin d'aide pour ne pas s'épuiser et tomber malade à son tour. Le maintien à domicile comporte de multiples difficultés, mais la plupart des aidants s'en sortent bien lorsqu'ils s'informent et recourent eux-mêmes aux aides qui sont à leur disposition. Les sondages réalisés auprès des aidants familiaux ont toutefois montré qu'ils sollicitent beaucoup trop rarement une aide extérieure. La première raison avancée est une méconnaissance de l'offre et un manque d'information. Il est également fréquent qu'un blocage les empêche de se faire aider. Beaucoup vivent alors la situation comme un aveu de leur propre insuffisance et éprouvent de la culpabilité envers les malades. L'aide n'intervient donc souvent qu'après une période de souffrance et de surmenage

En bref

Quand plusieurs personnes se répartissent le travail, la charge est moins lourde pour chacun. Cela est d'autant plus important quand le malade est votre mari, votre père, votre mère ou votre femme.

ou à l'initiative d'un tiers. En outre, il n'est pas rare que les proches estiment devoir mettre leurs propres activités entre parenthèses le temps des soins. Mais la maladie peut durer des années et c'est, au bout du compte, toute leur vie qui se trouve mise de côté. Il est donc important de rester à l'écoute de certains signaux d'alerte.

- Vos pensées tournent en boucle autour de la maladie et de ce que vous devriez faire de plus pour le malade.
- Vous êtes sans arrêt sur le qui-vive, ce qui ne vous empêche pas d'avoir peur de ne pas réussir à tout faire.
- Vous vous écroulez tous les soirs de fatigue dans votre lit sans pour autant réussir à vous endormir ou à faire une nuit complète.
- Vous avez de plus en plus de rhumes et autres infections.
- Vous perdez du poids car vous n'arrivez plus à manger régulièrement. Ou vous prenez du poids parce que vous mangez à toute vitesse ou que vous vous empiffrez de sucreries devant la télévision pour oublier vos soucis.
- Le malade vous agace, mais également vos proches, vos voisins, etc.
- Vous n'arrivez plus à vous détendre, même quand vous avez du temps.
- Vous vous sentez abandonné par vos amis, votre famille, les médecins et les aides-soignants, et vous avez l'impression que personne ne mesure la situation.
- Vous n'arrivez plus à appeler ni à voir vos amis.
- Depuis des semaines, vous n'êtes pas allé chez le coiffeur, faire du sport, au cinéma, etc.
- Les conflits avec votre conjoint, vos collègues et votre famille se multiplient.
- Vous avez un sentiment de vide intérieur et d'insensibilité.

Où trouver de l'aide ?	
Auprès de bénévoles	**Auprès des professionnels**
Parents	Soins à domicile
Amis	Accueil de jour ou de nuit
Voisinage	Groupes de soutien
Groupes de parole	Aides ménagères
Groupes de soutien	Hébergement temporaire
Service d'assistance	Séjours vacances
Réseaux	Formation des aidants
	Conseillers
	Prestataires de service

Famille, amis et voisins

Pour beaucoup d'aidants, la famille est le principal soutien mais aussi la première source de conflits, car la prise en charge du malade se fait rarement sans dissensions. Pour définir clairement les besoins de chacun et limiter les causes de conflit, mieux vaut instaurer des règles claires en matière de partage des tâches, d'organisation et de liberté. Toutes les personnes concernées sont ainsi conscientes des tâches des autres, ce qui favorise également la compréhension et la reconnaissance des efforts de chacun. Les amis jouent aussi un rôle important dans la prise en charge des malades, car ils sont souvent mieux placés pour identifier les problèmes ou trouver des solutions que les membres de la famille, qui n'en sont pas (ou plus) capables. Les amis sont aussi là pour permettre au malade de rester en contact avec le monde extérieur.

Les voisins apportent souvent volontiers leur soutien lorsqu'ils savent que leur aide est la bienvenue et quelle forme elle peut prendre concrètement. Avoir la possibilité de confier le malade une heure de temps à autre représente un grand soulagement. Une aide pour les petites tâches domestiques peut, elle aussi, s'avérer salutaire : faire les courses, nettoyer les vitres, déblayer la neige,

Un bon réseau de voisins et d'amis peut vous soulager dans la gestion du quotidien.

repasser ou tondre la pelouse… Et sachez tirer profit des moments où le malade est entre les mains d'un tiers : si votre voisine l'invite une fois par mois pour le café, accordez-vous un rendez-vous chez le coiffeur. Ou si un ami se charge de la promenade, profitez-en pour vous occuper tranquillement des papiers et du courrier en retard.

Aide bénévole

Si ni vos enfants ni vos amis ne peuvent vous aider, ou si l'aide qu'ils vous apportent ne suffit pas, des bénévoles peuvent prendre le relais auprès du malade. Depuis une quinzaine d'années, dans presque toutes les grandes villes, des associations caritatives ont mis en place un service de visite à domicile. Chaque bénévole bénéficie en règle générale d'une formation pendant laquelle il apprend à communiquer avec les malades, à s'en occuper et à les occuper. Ils savent ainsi qu'à un stade avancé de la maladie, mieux vaut utiliser des outils simples comme de la peinture à l'eau et des blocs à dessin que des jeux informatiques complexes. Un autre point important de la formation porte sur la conduite à tenir dans des cas extrêmes : comment réagir quand le malade devient agressif et attaque le bénévole verbalement ou physiquement ? Ou que faire si le malade cherche soudain à s'enfuir ?

La plupart des aidants ne sont ni des aides ménagères ni des aides-soignants. Ils se voient comme des « parrains ». Ils apportent du réconfort, accompagnent les malades dans certaines activités comme la cuisine, le bricolage ou le jardinage, jouent de la musique avec lui, feuillettent de vieux albums photo ou les emmènent se promener. L'instauration d'un dialogue est essentielle.

Les visites à domicile de bénévoles sont en général gérées par les points conseils régionaux (associations France Alzheimer, fraternités et antennes de l'association Les Petits Frères des pauvres, etc.).

L'avis du médecin

Pensez aussi à vous et rendez-vous régulièrement dans un groupe de soutien pour échanger, parler de vos soucis mais aussi rire ! Rien de tel que l'humour pour surmonter toutes sortes de situations insolites.

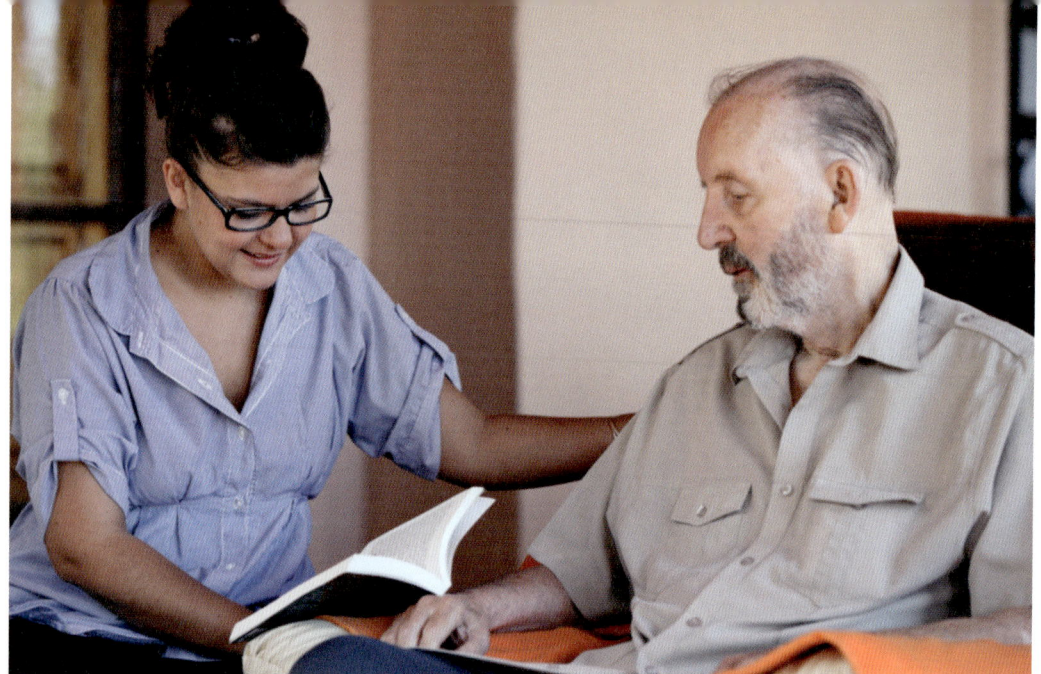

Jeux, lecture… Les aidants bénévoles proposent de nombreuses activités aux malades.

En bref

L'aide bénévole est là pour vous permettre de quitter la maison l'esprit tranquille en sachant que vous laissez votre père ou votre mère malade entre de bonnes mains.

Groupes de soutien et groupes de parole

Discuter avec des personnes qui vivent la même situation permet aux aidants de recueillir de précieux conseils. Dans les groupes de soutien et de parole, ils rencontrent des personnes qui ont les mêmes préoccupations, qui éprouvent la même détresse et qui sont en proie aux mêmes problèmes qu'eux. Découvrir que l'on n'est pas seul réconforte et redonne du courage.

Le but fondamental d'un groupe de soutien est avant tout de recréer un lien social chez des personnes qui se sont en général isolées au fil de la prise en charge du malade. Il fournit également aux aidants l'occasion de se poser eux-mêmes en spécialistes et d'offrir de précieux conseils et idées.

De temps à autre, ces groupes de soutien reçoivent un professionnel comme un juriste ou un spécialiste de l'assurance maladie pour parler d'un sujet tel que le droit de la prise en charge, la procuration ou l'assurance dépendance.

Réseaux

Internet est un autre moyen d'échapper à l'isolement et d'accéder à une mine d'informations utiles. Le succès du réseau social Facebook se répand de plus en plus au-delà des jeunes générations. L'association France Alzheimer (www.francealzheimer.org) y est présente depuis septembre 2011. Elle centralise l'actualité sur les structures, l'encadrement législatif, la recherche… et propose de poser directement des questions, de lancer une conversation ou de prendre part à une discussion en cours.

Les réseaux locaux poursuivent d'autres buts. Ce sont de véritables centres de compétences. Les services d'information et de conseil ou les associations caritatives collectent toutes les informations sur les organismes et les prestations. Ils se chargent aussi de transmettre les demandes des familles aux organismes bénévoles, aux groupes de soutien et aux centres, institutions et autres services de soins professionnels.

Loisirs

Pour éviter le surmenage pouvant conduire à un épuisement total, il est absolument indispensable que les proches se ménagent régulièrement des temps de pause et des moments de repos. Hélas, c'est souvent plus facile à dire qu'à faire, car pour beaucoup l'organisation des soins, notamment le recours à des aides, représente déjà un tel obstacle qu'ils préfèrent renoncer à toute aide extérieure et continuer à s'occuper seuls du malade jusqu'à épuisement.

Il est conseillé de réunir toutes les personnes concernées – membres de la famille, amis ou voisins – et de chercher ensemble des solutions, car les contraintes sont multiples et très chronophages. Cette rencontre doit être l'occasion de clarifier certains points : qui peut faire quoi, quand, où et combien de temps ? En tant qu'aidant principal, il est indispensable que vous puissiez compter sur l'engagement de chacun. L'entourage ne doit pas se contenter d'une participation ponctuelle, puis oublier son engagement. Seul un emploi du temps stable comprenant des tâches fixes peut vous garantir que le malade va bien et que l'on s'occupe bien de lui. C'est aussi le seul moyen pour que lui-même accepte les changements et l'intervention de tierces personnes dans son quotidien.

Quand ?	Quoi ?	Qui ?
Lundi 7 h - 9 h	Soins du corps et soins médicaux	Aides-soignants
9 h - 10 h	Petit déjeuner	Papa et moi
10 h - 12 h	Piscine	Ami
12 h - 13 h 30	Préparation du déjeuner, déjeuner	Papa et moi
13 h 30 – 15 h	Sieste	
15 h 30 – 16 h 30	Kinésithérapie	Antoine (mon frère) conduit papa au cabinet
17 h – 18 h 30	Préparation du dîner, dîner	Papa et moi
18 h 30 – 21 h 30	Soirée	Papa et moi
21 h 30 – 22 h	Soins médicaux	Aides-soignants

Ce n'est qu'en planifiant ainsi les interventions de chacun que vous pourrez aménager des plages de temps pour vous. Même s'il peut s'avérer un peu compliqué au début d'organiser une semaine complète, de coordonner les rendez-vous et d'y intégrer vos propres envies, au bout du compte tout le monde en profite. Le mieux est d'établir un emploi du temps hebdomadaire bien structuré dans lequel est précisée l'heure de chaque tâche et de chaque activité afin que vous puissiez organiser vos temps libres.

Dans ces pages, vous trouverez un exemple d'emploi du temps type sur deux jours : l'organisation de chaque journée y est définie heure par heure. Naturellement, vous pouvez le modifier au cas par cas au gré des circonstances, mais l'idée est qu'il reste valable un certain temps. D'autant plus que, même quand l'état du malade est instable, les changements interviennent le plus souvent progressivement. Dans cet emploi du temps, les activités prises en charge par des tiers sont indiquées en rouge. Mettez à profit ces moments pour vous occuper de vous en planifiant aussi des activités fixes comme celles proposées ci-dessous.

Loisirs : séances de relaxation ou de yoga, cours de chant ou de sport, etc.

Soirée libre : au moins deux fois par mois (concert, cinéma, sortie entre amis, restaurant).

Activité professionnelle : pourquoi ne pas retourner travailler quelques heures par semaine dans votre ancienne entreprise ou suivre une formation ?

Quand ?	Quoi ?	Qui ?
Mardi 7 h - 9 h	Soins du corps et soins médicaux	Aides-soignants
9 h - 10 h	Petit déjeuner	Papa et moi
10 h - 12 h	Promenade	Papa et moi
12 h - 13 h 30	Préparation du déjeuner, déjeuner	Papa et Mélanie (sa petite-fille)
13 h 30 – 15 h	Sieste	
15 h 30 – 16 h 30	Groupe de soutien	Mélanie conduit papa
17 h – 18 h 30	Préparation du dîner, dîner	Papa et Mélanie
18 h 30 – 21 h 30	Soirée	Papa et Mélanie
21 h 30 – 22 h	Soins médicaux	Aides-soignants

Soins à domicile

Il est conseillé de faire appel à un service de soins à domicile au plus tard au stade intermédiaire de la maladie et lorsque l'on constate chez le patient une dépendance grandissante. Les prestataires d'aide à domicile aux personnes âgées, les services sociaux ou les associations peuvent intervenir dans les domaines suivants : soins de base comme la toilette et les repas, habillage et coucher. Selon les besoins, les soignants peuvent venir plusieurs fois par jour et aider dans les tâches du quotidien que le malade n'est plus en mesure d'assurer et qui sont trop lourdes pour le proche.

Un bon prestataire de services est une société qui est disponible pour les soins quotidiens, mais aussi 24 heures sur 24 en cas d'urgence. Lors du choix du prestataire, vous devez vous assurer que le nombre de personnes se relayant auprès du malade reste très limité afin de ne pas le perturber davantage. Il faut que les soignants puissent instaurer une relation de confiance avec le malade. Il va sans dire qu'ils doivent aussi être capables de respecter les rendez-vous fixés, afin de vous permettre d'organiser vos journées.

Avant d'engager une société de services à la personne, prenez rendez-vous avec la direction pour un premier entretien. C'est l'occasion pour vous d'exposer vos attentes en détail, mais aussi vos souhaits et les « particularités » du malade.

Journal des soins

Aide aux soins corporels

Toilette	de	à ....
Douche/bain	de	à ....
Rasage	de	à ....
Coiffage	de	à ....
Soins dentaires et buccaux	de	à ....

Aide à la selle/miction

Miction	de	à ....
Selle	de	à ....
Toilette intime	de	à ....
Changement des protections	de	à ....

Aide au lever/habillage

Habillage	de	à ....
Déshabillage	de	à ....
Lever	de	à ....
Coucher	de	à ....
Installation dans le lit	de	à ....
Déplacements dans la maison	de	à ....
Station debout	de	à ....
Escaliers	de	à ....

Aide aux repas

Découpe des aliments	de	à ....
Aide à la prise du repas	de	à ....
Courses	de	à ....
Préparation des plats	de	à ....

Aide au ménage

Ménage	de	à ....
Vaisselle	de	à ....
Changement des draps	de	à ....
Lessive	de	à ....
Repassage	de	à ....

Autres

Accompagnement chez le médecin	de	à ....

Un journal des soins et des activités facilitera le suivi du patient. Il est important de le tenir sur une période suffisamment longue.

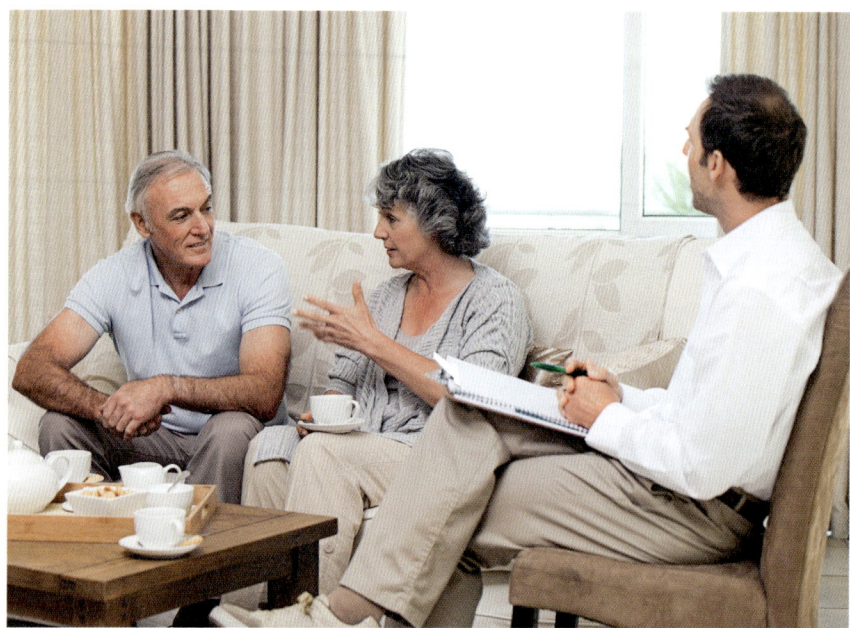

Le choix du service de soins à domicile sera soigneusement étudié aussi bien par le malade que par l'aidant. Il repose autant sur des critères objectifs que sur le ressenti de chacun.

Quelques conseils pour bien choisir son prestataire de soins à domicile.

■ Renseignez-vous auprès de plusieurs organismes et procurez-vous un descriptif détaillé de leurs offres de prestations afin de pouvoir les comparer.

■ Demandez-vous de quelle aide le malade a besoin. Pour le savoir, reportez-vous au journal des soins, dans lequel vous aurez détaillé tous les gestes que vous faites dans la journée pour l'aider ainsi que tous les horaires et le temps passé. Identifiez les tâches que vous souhaitez confier au service de soins et celles que vous pouvez assumer.

■ Demandez à vos amis, à votre entourage et à votre famille s'ils ont déjà fait appel à des services de soins à domicile. Que peuvent-ils vous en dire ? Lesquels leur ont donné satisfaction ? Lesquels sont à éviter ?

■ Lors de votre premier entretien, veillez à ce que l'organisme vous fournisse des explications claires et complètes. Prenez le temps qu'il vous faut et ne cédez pas à la pression. Vous n'avez pas à vous décider immédiatement après le premier entretien.

■ Lors de cet entretien, posez des questions précises sur les prestations, les soins et les coûts.

- Préparez une liste des besoins ou des questions auxquels vous aurez réfléchi au préalable.
- De préférence, ne soyez pas seul pour ce premier entretien. Demandez à un parent ou à un ami d'être à vos côtés. Il arrive souvent que l'on oublie des questions et des réponses. Un tiers peut aussi penser à approfondir certains sujets.
- Comparez les offres des différents organismes. Les prix varient souvent pour une même prestation. Mais sachez que le prix ne présage en rien de la qualité du prestataire. Étudiez les prestations proposées. Correspondent-elles à vos attentes ? N'achetez jamais une prestation que vous jugez inutile pour vous.
- Faites un essai avec un organisme. Et si vous n'êtes pas satisfait, testez-en un autre.
- Demandez à l'organisme si le contrat est résiliable à tout moment ou, dans le cas contraire, quels sont les délais de résiliation.
- Assurez-vous de pouvoir lire le contrat en toute tranquillité avant de le signer.
- Quelle a été votre première impression (politesse, gentillesse, etc.) ?

De nombreux organismes travaillent en collaboration avec des unités d'accueil de jour ou de courts séjours, si bien qu'en cas d'urgence ou pendant les vacances un accueil temporaire peut être assuré sans problème. Dans le cadre de courts séjours, les malades peuvent ainsi être hébergés à temps complet dans un centre d'accueil (par exemple résidence médicalisée, résidence services).

En France, peuvent bénéficier d'une prise en charge pour les services de soins à domicile les personnes âgées de plus de 60 ans malades ou en situation de dépendance ainsi que les personnes âgées de moins de 60 ans ayant été reconnues en « situation invalidante ». C'est le médecin traitant qui doit faire une demande de prise en charge auprès de la caisse d'assurance maladie. Les soins sont remboursés à 100 % dans la plupart des cas.

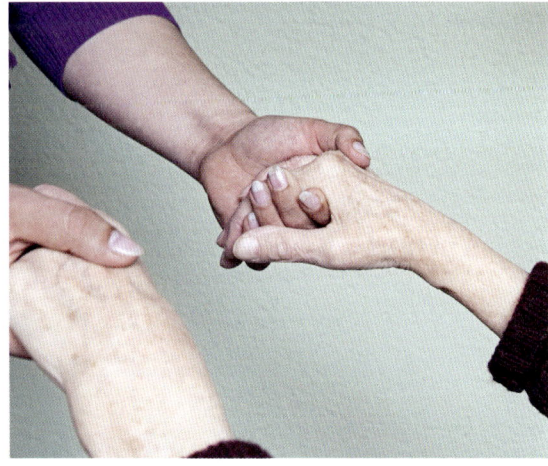

Quand on arrive à faire comprendre au malade qu'il sera bien soigné, la tâche s'en trouve grandement facilitée.

Groupes d'entraide

Les groupes d'entraide proposent aux malades de participer à un ou deux ateliers collectifs par semaine. Les séances ont pour but de mettre un peu d'animation dans la vie des malades en leur proposant de l'ergothérapie, des jeux thérapeutiques, de la gymnastique en musique, du bricolage ou de simples divertissements sous l'égide de professionnels et de bénévoles. L'objectif est avant tout d'offrir deux ou trois heures de joie, de stimulation et de détente – et de libérer les proches le temps d'un après-midi qu'ils peuvent ainsi se consacrer. Mais ces groupes ne s'occupent du malade que quelques heures par semaine. Pour les personnes qui sont au stade avancé de la maladie et qui ne peuvent pas être laissées seules, si les proches poursuivent leur activité professionnelle, cette solution ne suffit plus. Dans ce cas, les unités d'accueil de jour sont plus indiquées.

Les associations caritatives, les associations France Alzheimer locales et autres organismes ont instauré une entraide collective destinée aux malades et à leurs proches dans de nombreuses villes et communes. Les associations France Alzheimer proposent par exemple des ateliers corporels ou artistiques en accueil de jour *(voir page 193)* ou en Halte relais®.

Les services à domicile, comme les coiffeurs, proposent des soins
– ici une coupe – et soulagent ainsi les aidants.

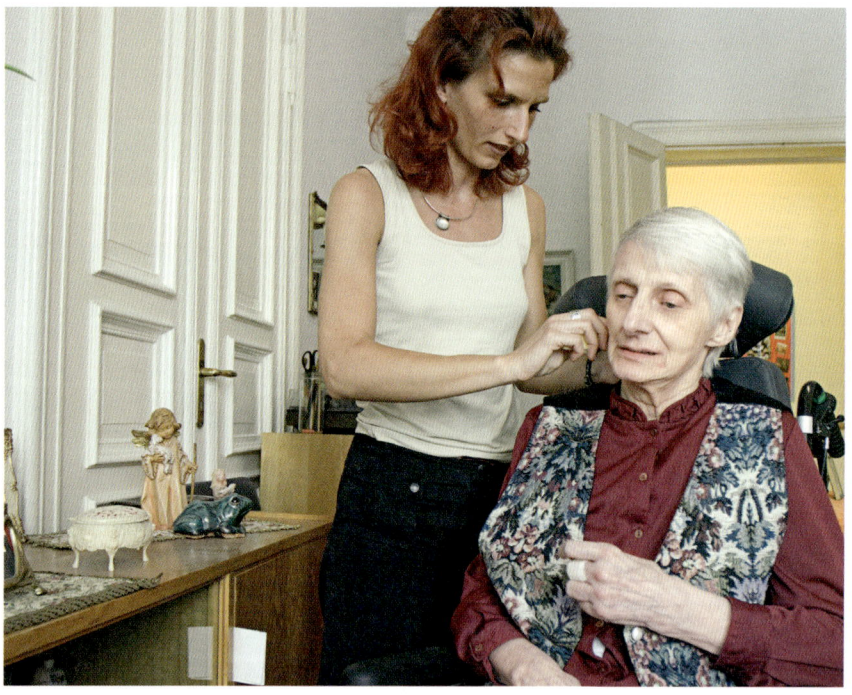

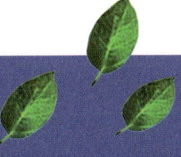
Accueil de jour

Quand les proches doivent travailler et ne peuvent donc pas s'occuper des malades pendant la journée, il existe depuis une dizaine d'années des unités d'accueil de jour spécifiquement destinées aux personnes atteintes de la maladie d'Alzheimer et troubles apparentés. Ils dépendent des établissements d'hébergement pour personnes âgées dépendantes (EHPAD) et proposent des activités destinées à stimuler les personnes et à les aider à maintenir leur autonomie. Il s'agit d'un accueil temporaire durant lequel le malade est pris en charge par du personnel soignant sur une courte période (pouvant aller d'une demi-journée à plusieurs jours par semaine). En règle générale, la journée est organisée en fonction des souhaits et des capacités du malade. Ensemble, répartis en petits groupes, les « hôtes » vont cuisiner, se promener, arracher les mauvaises herbes ou bêcher les plates-bandes. Le soir et le week-end, les malades retournent dans leur famille. Le coût de l'accueil de jour est généralement en partie pris en charge par les caisses d'assurance maladie. Les familles peuvent également être aidées par l'Allocation personnalisée d'autonomie (APA, *voir page 243*) attribuée par les conseils généraux de chaque département.

Accueil de nuit

Si vous avez besoin de quelques bonnes nuits de sommeil, vous pouvez envisager un accueil de nuit. Hélas, ces unités sont actuellement très rares et le plus souvent limitées aux grandes villes, alors qu'elles sont une suite

Conseils pour les proches

Avant de choisir une unité d'accueil de jour, vous devez vous mettre d'accord pour faire une ou plusieurs « journées d'essai » afin de pouvoir décider en toute sérénité si la formule est adaptée au malade.

logique aux unités d'accueil de jour. Avec du personnel qualifié, l'accueil de nuit est une prolongation des soins à domicile, de l'accueil de jour et des unités de courts séjours.

On distingue la garde itinérante de nuit à domicile et l'accueil de nuit temporaire. Le premier est assuré par du personnel soignant qui rend visite aux malades à domicile et s'en occupe selon un rythme qui a été préalablement défini.

Les unités d'accueil temporaire sont le plus souvent rattachées à des unités de soins hospitaliers qui prennent en charge les malades pour la nuit. Ce type de service peut s'avérer vital pour la santé du malade dans le cas où ce dernier souffre d'un trouble du rythme circadien du sommeil ou nécessite des soins nocturnes pouvant durer des heures. Là encore, les « pensionnaires » sont le plus souvent pris en charge le soir et le matin par un service de transport. Les solutions de financement sont les mêmes que pour l'accueil de jour.

Hébergement temporaire et soins « en remplacement »

En France, il est possible de confier un malade à une résidence médicalisée pour un accueil à temps complet pendant une durée totale maximum de

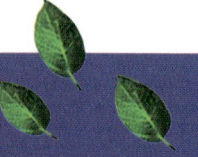

L'avis du médecin

Utilisez toutes les ressources à votre disposition, notamment les groupes d'entraide et le voisinage. Vous vous dégagerez ainsi plus de temps libre, vous pourrez reprendre des forces et vous détendre, et le malade tirera profit des différentes formules de prise en charge.

quatre-vingt-dix jours par an. Cette possibilité s'avère particulièrement utile pour permettre aux proches de prendre chaque année d'indispensables vacances ou en cas de maladie. Ces places en hébergement temporaire sont proposées par les établissements d'hébergement pour personnes âgées (EHPA) ou personnes âgées dépendantes (EHPAD) ainsi que certaines résidences spécifiques. Il est parfois nécessaire de les réserver longtemps à l'avance.

Vous pouvez vous procurer la liste des structures disposant de places d'hébergement temporaire auprès du centre local d'information et de coordination gérontologique (CLIC) de votre département.

Certaines résidences proposent de faire des journées d'essai avant les vacances afin de tester la réaction du patient et de vérifier que le courant passe bien. Cette formule, dite de court séjour, peut aussi être un bon préalable à une éventuelle entrée en établissement en vous permettant d'observer l'adaptation de la personne et de la préparer à la vie en collectivité.

Séjours-vacances avec les malades

De nombreux aidants – en particulier les conjoints – préfèrent ne pas partir en vacances plutôt que de laisser le malade seul. Pour leur permettre quand même de se détendre et de se ressourcer, plusieurs possibilités s'offrent à eux. Par exemple, pendant la durée des vacances, le malade peut être hébergé dans une maison de retraite près de leur lieu de vacances afin qu'ils puissent aller lui rendre visite quotidiennement.

Il est également possible de prendre des vacances en commun en partant accompagné d'un aide-soignant. Mais cette formule reste très onéreuse, même avec l'aide de la caisse d'assurance maladie, car seuls les soins sont pris en charge. Tout le reste – les frais de voyage et de séjour de l'aide-soignant – n'est pas pris en compte.

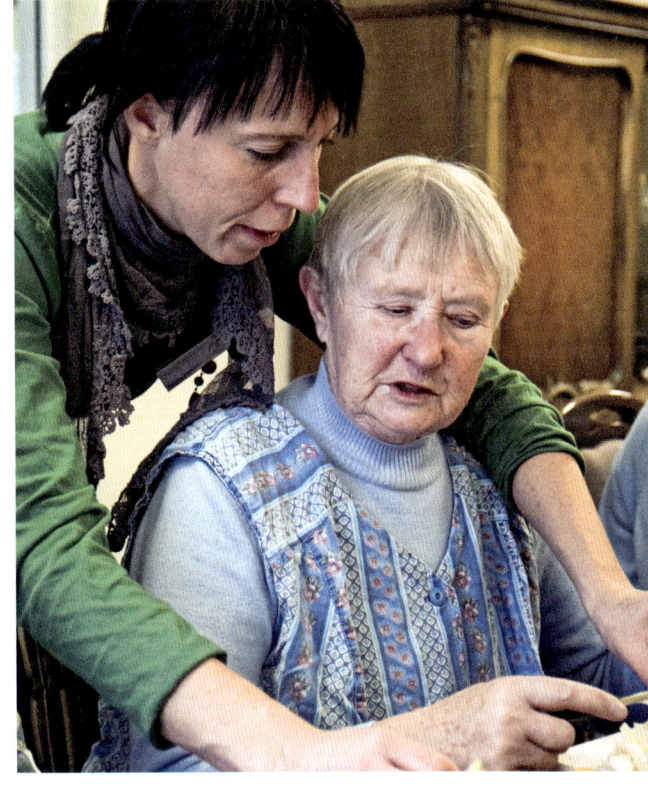

Dans une unité de courts séjours, il y a toujours quelqu'un pour aider, comme ici pour découper les aliments.

Une troisième solution tend actuellement à se développer : les formules de séjours-vacances. Ce sont souvent des résidences de vacances « normales » qui se transforment en centres de repos avec soignants en basse saison. Pendant que les aidants se détendent, reprennent des forces ou échangent leurs expériences avec des personnes vivant la même situation qu'eux, le malade est occupé, distrait et éventuellement soigné par des professionnels. Le programme comprend des activités communes aidants-aidés, mais aussi des activités distinctes.

Beaucoup de ces offres sont soutenues voire initiées par des associations Alzheimer locales. L'association France Alzheimer, par exemple, avec sa formule Vacances-répit®, propose des séjours pour les malades et leurs proches de mai à octobre dans différentes régions touristiques de France. Cette formule est réservée aux adhérents de l'association.

Les séjours Vacances-répit® ne sont pas médicalisés, mais ils ont quand même pour objectif, d'une part, de faciliter les échanges entre les aidants et, d'autre part, de leur apporter information et soutien.

En termes de financement, l'association a mis en place un système échelonné permettant de ne pas pénaliser les personnes qui ne pourraient normalement pas partir en vacances. La différence entre le coût réel du séjour et le tarif facturé aux vacanciers en fonction de ce barème est ainsi prise en charge par France Alzheimer.

Pour obtenir des informations précises et détaillées sur le montant des aides financières, sur les antennes d'aide locales et les organismes de vacances, adressez-vous directement à votre caisse d'assurance maladie.

Quelle que soit la formule choisie, les bienfaits des vacances partagées sont scientifiquement prouvés : une récente étude menée par l'université d'Iéna, en Allemagne, auprès d'hommes malades et de leurs épouses aidantes a montré que ce type de séjours-vacances était bénéfique pour ces deux

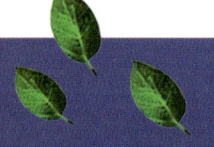

L'avis du médecin

Pour les malades, les voyages avec le conjoint se justifient pleinement.
S'ils visitent des lieux qui leur sont familiers, ils peuvent ensemble se replonger dans leurs souvenirs et le malade peut à nouveau participer à la conversation.
Mais attention de ne pas vous surmener. Ce sont avant tout des vacances.

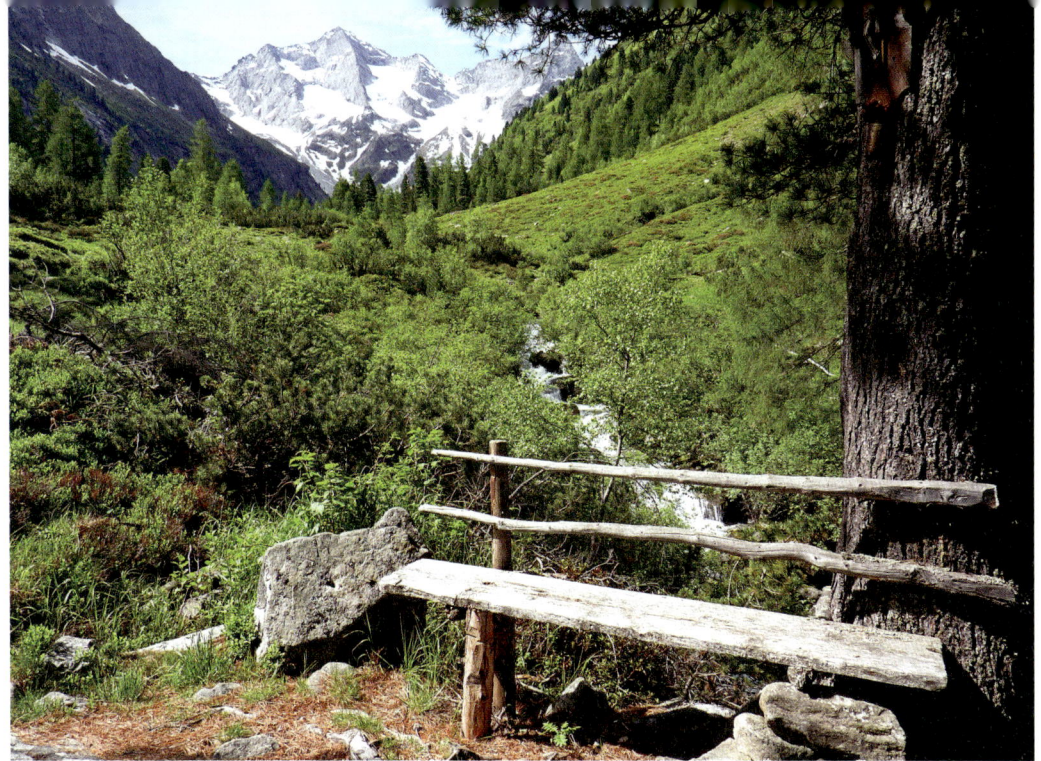

Les vacances partagées pour passer du temps ensemble tout en se détendant ? De nombreux organismes proposent déjà ce type de séjour.

catégories de personnes. D'un côté, les hommes se montrent nettement plus actifs et voient leur humeur s'améliorer, et de l'autre, le bien-être des épouses augmente par rapport à un groupe test. En outre, les études menées trois mois plus tard ont également montré que ces vacances influaient durablement sur l'état d'esprit des personnes concernées.

Voici quelques conseils à suivre avant de réserver un séjour-vacances pour vous et votre parent malade.

- Étudiez le séjour en détail.
- Vérifiez soigneusement que le séjour corresponde bien à vos besoins et à ceux du malade.
- Quels soins médicaux sont proposés ? Le personnel soignant et le personnel médical sont-ils présents en permanence ? Et, éventuellement, y a-t-il une permanence médicale de nuit ?
- Quelle est l'étendue de la prise en charge ? Seulement quelques heures par jour ou toute la journée ? Et y a-t-il une prise en charge le week-end ?
- Pour l'hébergement, existe-t-il plusieurs formules selon que vous souhaitiez passer les vacances ensemble à l'hôtel, en appartement ou éventuellement dans une résidence médicalisée ? Il arrive parfois que l'hébergement soit différent pour le malade et pour son proche, et que le malade soit hébergé dans une maison de retraite voisine ou une résidence du même type.

- Lorsque les repas sont pris dans un environnement étranger, c'est souvent là que surgissent les problèmes. Vérifiez que l'on assure la pension complète, renseignez-vous sur la cuisine proposée (cuisine locale, végétarienne, etc.), ou essayez de savoir si vous pouvez cuisiner vous-même.
- Quelles activités sont proposées ? L'établissement organise-t-il des excursions communes ? L'offre est-elle suffisante ? Des formations ou des ateliers pour les malades ou les aidants sont-ils mis en place ?
- Souvent, la compréhension d'une langue étrangère peut s'avérer problématique – que ce soit pour vous ou pour le malade. Quelle langue est parlée sur place ? Les soignants, les médecins et le personnel de l'hôtel parlent-ils français ? Quel est le climat sur place ?
- Comparez les coûts en fonction des prestations proposées.

Services à la personne

Il est également important pour les aidants d'obtenir une aide qui ne concerne pas directement les soins. En cas de poursuite de l'activité professionnelle, mais aussi face aux difficultés liées à l'âge, un certain nombre de services à la personne proposés par les entreprises peuvent s'avérer utiles. Vous pouvez par exemple faire venir le coiffeur ou le pédicure pour s'occuper du malade à la maison. N'hésitez pas non plus à faire appel à des associations ou à des particuliers. Souvent, des jeunes proposent leur aide en échange de 5 à 10 euros d'argent de poche de l'heure. Ils peuvent ainsi aller faire des courses, tondre la pelouse ou aller promener le chien.

La livraison de repas à domicile est une autre des possibilités à envisager pour se simplifier la vie. Le plus souvent, les repas sont préparés au jour le jour dans une cuisine centrale collective et livrés dans des conteneurs chauds. Pour un coût de 7 à 10 euros, les collectivités territoriales, des entreprises ou des associations proposent différents menus selon les goûts de chacun, mais également selon les contraintes de chacun. Sur demande, vous pouvez ainsi obtenir des menus végétariens, des menus adaptés en cas de diabète ou d'allergie, ou encore des plats mixés ou prédécoupés. Ces repas complets vous permettent de manger sans avoir ni à cuisiner, ni à faire les courses, ni à faire la vaisselle. Ils sont le plus souvent servis par des associations caritatives qui préparent les repas dans leurs propres maisons médicalisées.

Vous pouvez également vous décharger de certaines tâches ménagères, notamment le nettoyage des vitres, la lessive, le repassage, le rangement du linge, la préparation des repas et les courses. Ces prestations sont le plus souvent à la charge des particuliers, mais les frais sont toujours déductibles des impôts. Il arrive même parfois que la caisse d'assurance maladie apporte sa contribution quand l'état de santé de l'aidant qui partage la vie du malade ne lui permet plus d'effectuer ces tâches.

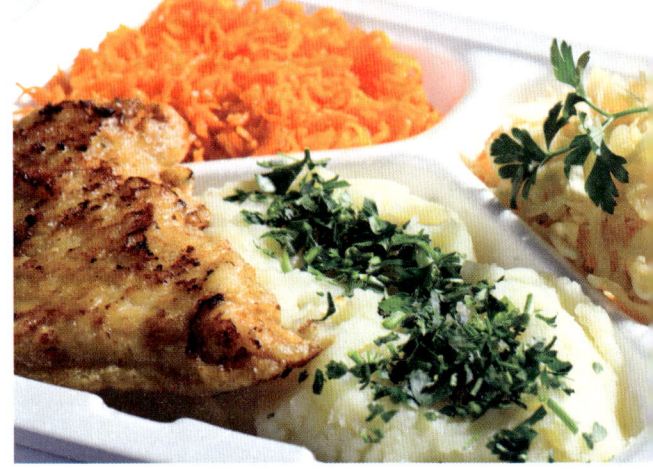

De nombreuses villes ont également mis en place des services d'aide sociale à la personne qui, moyennant une contribution d'environ 10 euros de l'heure, se chargent de certaines tâches, comme changer les ampoules, accrocher des tableaux, effectuer de menues réparations ou encore débarrasser les encombrants.

Les services de portage de repas à domicile s'adaptent aux besoins de chacun.

Formation des aidants

Malgré la somme d'informations disponibles dans les ouvrages ou sur Internet, les aidants se trouvent souvent démunis face à la maladie et ont besoin d'aide et de soutien. La formation des aidants permet d'envisager un début de solutions pratiques adaptées à la situation avec les spécialistes et les malades. Les organismes s'adressent aux aidants qui veulent en savoir plus sur la maladie et comment vivre avec. Ces formations ont pour objectif de transmettre des connaissances détaillées sur la maladie, les possibilités de se décharger de certaines tâches, la bonne façon de s'y prendre avec les malades, les soins pratiques, les soins personnels, la prise en charge légale, les aides financières, l'autorité en matière de soins ou l'alimentation. C'est également l'occasion pour les proches d'entamer un échange avec d'autres aidants et des spécialistes. La qualité de vie des malades aussi bien que des aidants s'en trouve améliorée.

Ces formations sont le plus souvent proposées par les caisses d'assurance maladie, les maisons de retraite, les organisations à but non lucratif, les services de soins à domicile, les groupes de soutien ou les associations France Alzheimer locales. Si votre mère, votre conjoint, votre père ou votre mari malade a souscrit une assurance dépendance, vous pouvez parfois bénéficier de formations également.

Coordination des soins

Soigner quelqu'un, c'est mettre tout en œuvre pour l'aider et assumer une lourde responsabilité. Les conseils et le soutien des professionnels sont clairement d'un grand soulagement. Le terme de « Case Management » désigne des centres de coordination des soins où exercent des coordonnateurs des soins. Les centres de coordination des soins s'occupent de l'organisation et de la demande des aides nécessaires ainsi que de la coordination et de la mise en place des soins dans le but d'assurer une grande qualité des soins au meilleur rapport coût/efficacité possible. Pour cela, toutes les personnes concernées (professionnels de santé, prestataires d'aides, caisses d'assurance maladie, patients…) se fixent des objectifs communs et s'engagent sur la même voie. Le responsable est le coordonnateur des soins, qui fait office d'intermédiaire entre toutes les disciplines participant au processus de soin. Ce « Case Manager » est en outre un interlocuteur privilégié pour les patients et les familles. Il lui incombe de les associer à toutes les décisions.

Sur la base de ces expériences de « Case Management » et partant du constat de la dispersion des services médico-sociaux et de la difficulté d'accès aux soins, services et prestations pour les malades et leurs proches, le Plan Alzheimer 2008-2012 prévoit en France la création des Maisons pour l'autonomie et l'intégration des malades d'Alzheimer (MAIA).

Les MAIA ne sont pas des lieux physiques à proprement parler mais des dispositifs d'accueil et de coordination intégrés à des strutures existantes : CLIC (centre local d'information et de coordination gérontologique), conseil général, accueil de jour, MDPH (maison départementale des personnes

En bref

Le Plan Alzheimer propose en France de développer la fonction de « coordonnateur » afin de simplifier la prise en charge du malade à la fois sur le plan médical et sur le plan social.

handicapées), hôpital ou encore association France Alzheimer. Il s'agit de créer un « point d'entrée unique » pour les patients permettant d'organiser un parcours de soin et une prise en charge multidisciplinaire coordonnés. À partir de cette structure, un professionnel, le coordonnateur, sera l'interlocuteur direct de la personne, de son aidant principal et du médecin traitant. Outre la gestion des différents intervenants, le coordonateur pourra également se faire le porte-parole du malade. Les coordonateurs des soins considéreront chaque malade comme un « cas » particulier, ce qui signifie qu'ils évalueront les besoins individuels et la situation de chaque personne nécessitant les soins, construisant à partir de là un plan de soins individuel. C'est la raison pour laquelle on parle aussi de « gestionnaires de cas ».

La mise en place d'un tel dispositif étant complexe et coûteuse, ces objectifs, définis en 2008, sont malheureusement encore loin d'être atteints aujourd'hui.

Où trouver de l'aide en cas de maladie ou de départ en vacances ?

Nul ne peut s'occuper 24 heures sur 24 d'un malade atteint de démence. Les aidants ont nécessairement besoin de s'absenter un jour ou l'autre (déplacement professionnel, maladie...) ou, tout simplement, de prendre quelques jours de vacances. Voici un récapitulatif des solutions auxquelles vous pouvez avoir recours.

Démence légère : services à domicile	
Quelle aide ?	**De qui ?**
Personnel soignant qualifié pour chaque type de soins.	Services sociaux. Prestataires privés, entreprises.
Visites, promenades pour éviter l'isolement des malades, petits travaux ménagers.	Bénévoles : associations, réseaux d'entraide.
Prise en charge de petits groupes qui se réunissent le plus souvent une fois par semaine en journée entière ou en demi-journée pour bricoler, cuisiner, chanter, etc., ensemble.	Groupes d'entraide : associations régionales Alzheimer.
Portage de repas à domicile.	Associations caritatives, collectivités territoriales, prestataires privés.
Activités ménagères – ménage, courses, repassage.	Aides ménagères : services sociaux, associations et services de soins privés.

Démence intermédiaire : accueil temporaire en complément des aides à domicile	
Quelle aide ?	**De qui ?**
Opérations conjointes, mobilité, rencontres conviviales, mais généralement sans transport.	Hôpitaux de jour : associations caritatives, communes, organisations à but non lucratif.
Accueil à la journée complète du lundi au vendredi. L'accueil de jour peut également être ponctuel. Le transport des patients est généralement assuré par une société.	Accueil de jour : souvent en maison de retraite et en résidence médicalisée. Cliniques de jour : souvent rattachés à des hôpitaux psychiatriques ou à des centres de gérontopsychiatrie.

Démence sévère : hospitalisation	
Quelle aide ?	**De qui ?**
Accueil et prise en charge complète temporaire (maximum trois mois par an) de patients nécessitant des soins lourds dans une unité de soins.	Maisons médicalisées.

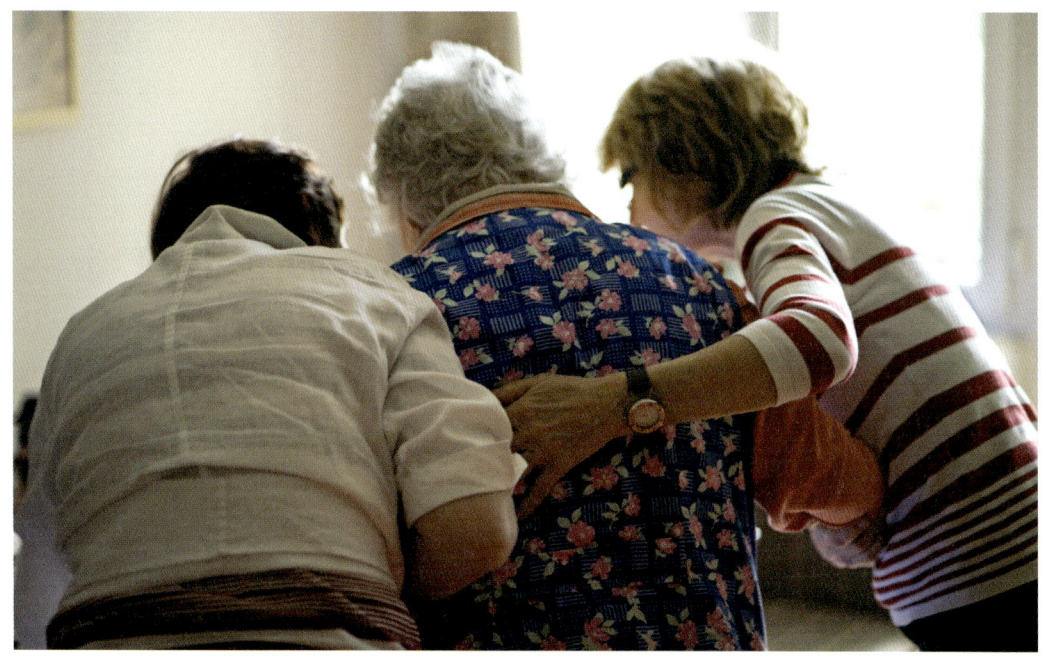

La situation des aidants

Organisation souvent éprouvante des soins quotidiens ;
charge émotionnelle, psychique et physique ; renoncement
à la satisfaction de ses propres besoins... Nul n'est capable
de supporter une telle situation très longtemps. Et
pourtant, beaucoup de proches pensent devoir repousser
les limites du supportable – par amour, par sens des
responsabilités, par abnégation ou par méconnaissance
de leurs propres limites.

Conséquence : l'aidant tombe à son tour malade. Parfois, cela se manifeste
« uniquement » par des symptômes physiques comme des accès de
transpiration, des maux de ventre, de tête et de dos, ou des infections à
répétition. Mais le plus souvent les premiers signaux d'alerte sont une fatigue
chronique, une irritabilité croissante et des insomnies. Si ces signaux sont
ignorés, plus de 20 % des aidants souffrent ensuite de troubles psychiques
comme des crises d'angoisse et des dépressions qui nécessitent une thérapie.

C'est pourquoi il convient de respecter dès le début le principe qui veut qu'un proche en bonne santé est toujours plus profitable au malade. De plus, un sondage mené par l'Institut BVA pour la Fondation Novartis en 2010 a montré que, dans près de 70 % des cas, les aidants déplorent avoir trop peu de temps pour cultiver leurs propres centres d'intérêt, alors qu'ils ne sont « que » 57 % à se plaindre de la fatigue physique. En Allemagne, un sondage de la direction de l'aide aux personnes âgées a montré que le manque de loisirs était fortement ressenti dans 85 % des cas, contre 60 % des cas pour le manque de sommeil. En Autriche, un sondage réalisé par une revue médicale a mis en évidence que le manque de loisirs arrivait en tête des difficultés dans 59 % des cas. Au même niveau se situe toutefois aussi la difficulté éprouvée à assurer une garde nocturne pouvant aller jusqu'à trois heures par nuit. Partant de ces deux constats, des mesures s'imposent. Contre les réveils nocturnes réguliers, il est possible et même indispensable – comme dans de nombreux autres cas – de solliciter une aide extérieure : soit sous forme de garde de nuit alternée assurée par l'entourage, soit en faisant appel à du personnel soignant, soit – dans les cas extrêmes – en prévoyant un accueil de nuit dans une maison médicalisée une ou deux nuits par semaine pour soulager le proche.

Pour préserver ses propres centres d'intérêt – qui comprennent, en plus des loisirs, le droit d'exercer une activité professionnelle –, il faut commencer par se reconnaître ce droit. Ce n'est qu'à partir de là qu'il devient plus facile de dire non à de nouvelles contraintes, de fixer des limites et de dégager du temps pour ses propres besoins. C'est le seul moyen pour que les proches et les soignants puissent s'assurer une vie en dehors des soins et surtout après, quand la personne à soigner n'est plus là.

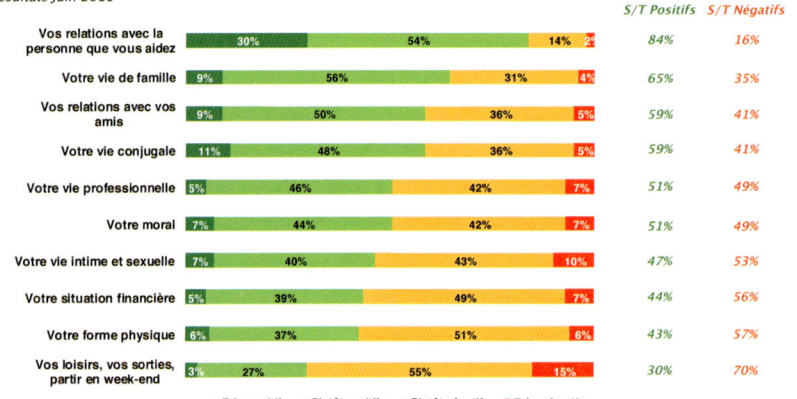

Le fait de s'occuper d'une personne malade ou dépendante a-t-il des effets très positifs, plutôt positifs, plutôt négatifs ou pas du tout négatifs sur ... *
Résultats Juin 2010

	S/T Positifs	S/T Négatifs
Vos relations avec la personne que vous aidez	84%	16%
Votre vie de famille	65%	35%
Vos relations avec vos amis	59%	41%
Votre vie conjugale	59%	41%
Votre vie professionnelle	51%	49%
Votre moral	51%	49%
Votre vie intime et sexuelle	47%	53%
Votre situation financière	44%	56%
Votre forme physique	43%	57%
Vos loisirs, vos sorties, partir en week-end	30%	70%

■ Très positifs ■ Plutôt positifs ■ Plutôt négatifs ■ Très négatifs

23% des aidants interrogés ne citent aucune répercussion négative alors que quasiment la même proportion (30%) en citent au moins 5. En moyenne, les aidants citent 3 répercussions négatives.

Le sondage réalisé par l'Institut BVA pour la Fondation Novartis en 2010 a permis d'établir un panel qui montre les difficultés rencontrées par les aidants familiaux.

* Questions baromètrées, récurrentes à chaque vague

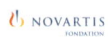
NOVARTIS
FONDATION
D'ENTREPRISE

Les psychologues voient souvent dans l'incapacité d'une personne à ménager ses efforts une projection de ses propres besoins. En d'autres termes, s'ils se trouvaient dans la position du malade, les aidants voudraient eux aussi être bien entourés. Ils prêtent en quelque sorte ces souhaits au malade, et les réalisent. Comme eux-mêmes ne se verraient pas volontiers opposer un non, ils se refusent à dire non au malade. C'est souvent ainsi que le proche finit par se surmener, puis, par conséquent, par développer de la colère, de l'agressivité, et aussi un sentiment de culpabilité. Quand vous arrivez à déceler ce mécanisme de « transfert des souhaits », il devient possible d'échapper à ce cercle vicieux.

Aide et activité professionnelle

Poursuivre une activité professionnelle tout en s'occupant d'un parent atteint de démence est assurément un véritable défi. Si c'est encore possible sans grandes restrictions au début de la maladie, cela devient de plus en plus difficile au fil de son évolution. Et pourtant, à chaque stade, il faut soigneusement se demander si les avantages de la poursuite de son activité professionnelle ne dépassent pas les inconvénients pour toutes les personnes concernées. Outre une source de revenus, les journées passées hors des quatre murs de la maison permettent aux proches d'échapper au moins par moments à leurs soucis personnels. Cette activité leur procure une liberté, leur assure une vie sociale, leur donne conscience de leur valeur et leur apporte des satisfactions – à condition, bien sûr, d'aimer son travail. Elle leur donne aussi le sentiment d'avoir une vie à eux, indépendamment du proche aidé. En outre, il est légitime de s'interroger sur la possibilité (ou du moins la facilité) de reprendre son activité professionnelle après s'être interrompu parfois pendant des années pour s'occuper d'un parent malade.

De plus, le patient au stade intermédiaire de la maladie peut trouver très stimulant et enrichissant de passer du temps en accueil de jour durant la semaine. Pour lui, c'est une source de distraction et de contact. Le bénéfice qu'en retirent les deux parties réside dans l'équilibre et la perspective de se retrouver ensemble le soir et le week-end dans un environnement familier.

Au fil de l'évolution de la maladie, il est parfois possible de se mettre d'accord avec son employeur pour travailler de chez soi un ou deux jours par semaine. Le travail à temps partiel peut également être un bon compromis.

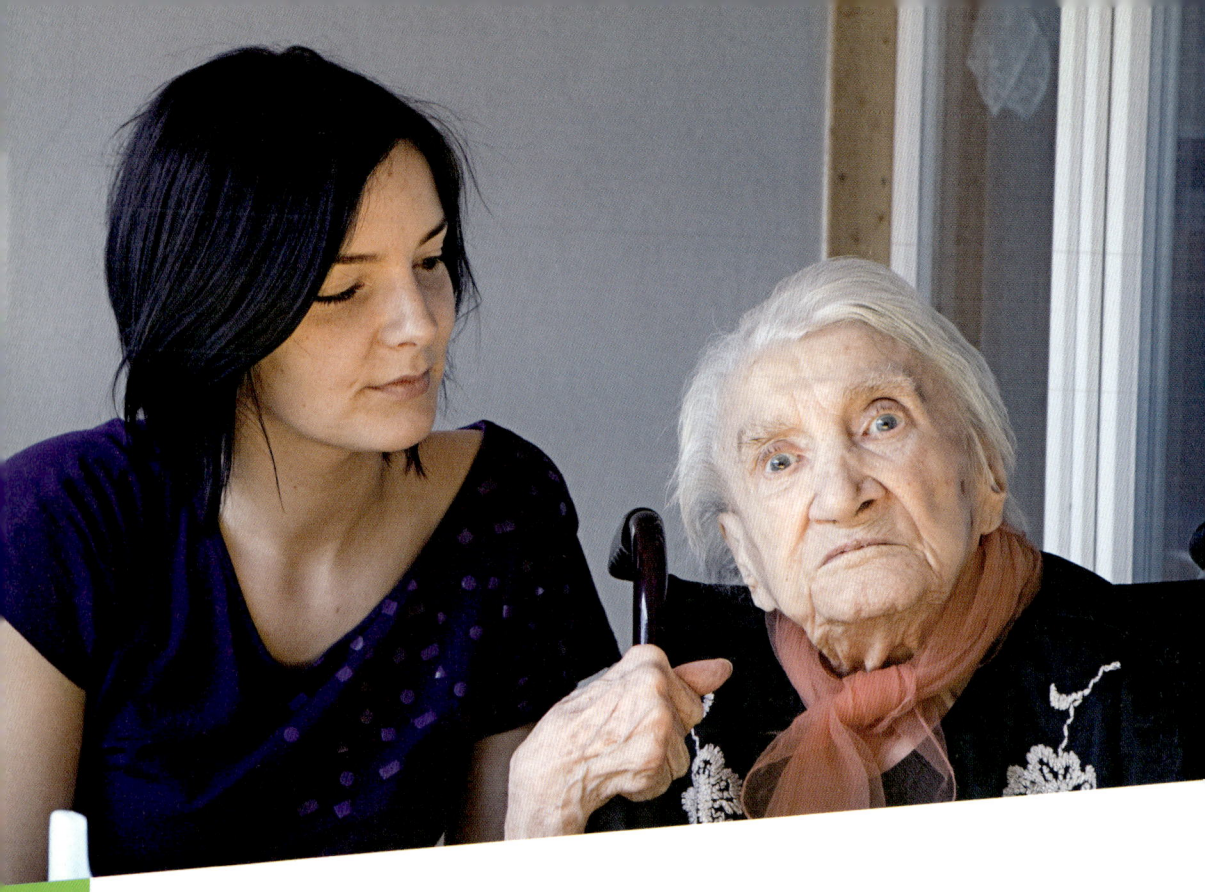

Du temps pour les soins

Il est difficile d'évaluer avec précision le nombre d'aidants familiaux en raison du caractère assez informel que peut prendre l'aide à un proche. Cependant, on estime à 3,5 millions le nombre de personnes ayant accompagné en France un malade dépendant de façon durable, soit 6 à 8 % de la population active (source : panel national des aidants familiaux réalisé par l'Institut BVA pour la Fondation Novartis en 2010). La situation obligeant parfois l'aidant à quitter son emploi (et donc à renoncer à un revenu), et toujours dans l'objectif de privilégier une prise en charge à domicile plutôt qu'un placement en institution, l'État a mis en place certaines solutions permettant aux aidants familiaux actifs de réduire leur temps de travail pour se consacrer à un proche malade.

Le **congé de soutien familial** permet de s'absenter pour s'occuper d'un proche dépendant. Il s'adresse aux salariés pouvant justifier d'une ancienneté de deux ans minimum au sein de leur entreprise et peut durer jusqu'à trois mois, renouvelables (un salarié ne pouvant prendre plus d'un an de congé de soutien familial sur l'ensemble de sa carrière). Sauf dispositions conventionnelles spécifiques, le congé de soutien familial n'est pas rémunéré.

Si le salarié n'a pas le droit d'exercer une activité professionnelle durant ce congé, il peut cependant être employé par la personne aidée lorsque celle-ci perçoit l'allocation personnalisée d'autonomie (APA) ou la prestation de compensation du handicap (PCH). À l'issue du congé de soutien familial, le salarié retrouve son emploi ou un emploi similaire ainsi qu'une rémunération au moins équivalente à celle qui était la sienne avant le congé.

Le **congé de solidarité familiale** permet quant à lui de s'absenter pour « assister un proche souffrant d'une pathologie mettant en jeu le pronostic vital ou étant en phase avancée ou terminale d'une affection grave et incurable, quelle qu'en soit la cause », c'est-à-dire d'assister un proche en raison de la gravité de son état de santé. Le proche doit être pour le salarié un ascendant, un descendant, un frère ou une sœur, ou encore « une personne partageant le domicile du bénéficiaire du congé ou l'ayant désigné comme sa personne de confiance » (c'est-à-dire une personne – parent, proche ou médecin traitant – désignée par le patient pour l'accompagner dans ses démarches et son parcours médical). Le congé de solidarité familiale ne peut excéder trois mois et est renouvelable une fois. Il est normalement pris en continu mais peut éventuellement être fractionné ou transformé en période de travail à temps partiel. De même que pour le congé de soutien familial, le bénéficiaire du congé ne peut exercer aucune autre activité professionnelle. Il peut en revanche prétendre à l'allocation journalière d'accompagnement d'une personne en fin de vie (54,17 euros par jour pendant vingt et un jours en 2013, ou 27,08 euros par jour pendant quarante-deux jours si le congé de solidarité familiale a été transformé en travail à temps partiel). À son retour, le salarié retrouve dans tous les cas son emploi (ou un emploi similaire) et sa rémunération.

Toutes ces mesures ont certes un coût pour l'État, ou la commune, mais c'est un coût qu'il convient de comparer au coût économique que les aides professionnelles, les structures de soutien ou les places en maison de retraite représentent pour la collectivité. Si les solutions existantes sont encore insuffisantes, la reconnaissance du rôle social et économique fondamental des aidants a progressé et permis de faire des aidants une priorité des plans d'étude et d'action sur la maladie d'Alzheimer en France et en Europe.

Prévoir des espaces de liberté

Pour faire face à la lourde charge des soins, il est indispensable de s'accorder régulièrement des temps de repos. Quatre semaines de vacances par an ne suffisent pas pour recharger ses batteries. En réalité, ce sont les petites pauses aménagées au cours de la journée qui déterminent notre capacité à tenir sur la durée : un café de temps à autre sur le balcon, une sieste de vingt minutes ou une pause pour écouter sa musique préférée peuvent avoir un effet significatif. Il est important de saisir toutes les occasions – ne serait-ce que cinq minutes ici et là – et de les intégrer systématiquement dans votre rythme quotidien.

Farniente. L'idéal serait de passer chaque jour au moins un quart d'heure à ne faire absolument rien. Simplement rester assis, méditer et laisser filer ses pensées. Rien de tel pour se remettre les idées au clair, chasser ses angoisses et se détendre. Si vous avez du mal à rester assis tranquillement, vous pouvez aussi faire une petite promenade.

Marche à pied. Une promenade de vingt minutes trois fois par jour est déjà suffisante pour se sentir beaucoup mieux dans sa tête et dans son corps. L'activité physique a des vertus prouvées, au même titre que les petits temps de repos. Profitez des moments, notamment tôt le matin, où le malade dort encore ou des heures où les aides-soignants s'occupent de lui.

Antistress. Ne cherchez pas à faire plusieurs choses à la fois, comme téléphoner, faire la liste des courses et surveiller le petit déjeuner. C'est le meilleur moyen non seulement de commettre de petites maladresses énervantes, mais aussi de se surmener. Prenez plutôt les choses les unes après les autres et notez ce que vous avez à faire sur un petit bloc-notes que vous gardez toujours sous la main. Vous saurez ainsi quelles sont vos priorités, ce que vous avez encore à faire, et ne risquerez pas d'oublier quoi que ce soit.

Bien-être. Dès le lever, pensez à une activité qui vous fait du bien et dont vous pouvez vraiment vous réjouir : par exemple cuisiner votre plat favori, prendre un bain, vous faire une pédicure, jouer du piano ou écouter de la musique. Vous pouvez aussi regarder votre émission préférée, lire le journal, un magazine ou un livre, inviter un ami pour le café ou encore prendre le temps de contempler le coucher du soleil depuis votre balcon. Beaucoup de choses peuvent également être faites en présence du malade ou avec lui. L'important est que vous y preniez plaisir et que cela réponde à vos besoins.

Équilibre intérieur. Tenir un journal peut être d'un grand soulagement moral. L'expérience de beaucoup d'aidants a montré que cela peut représenter

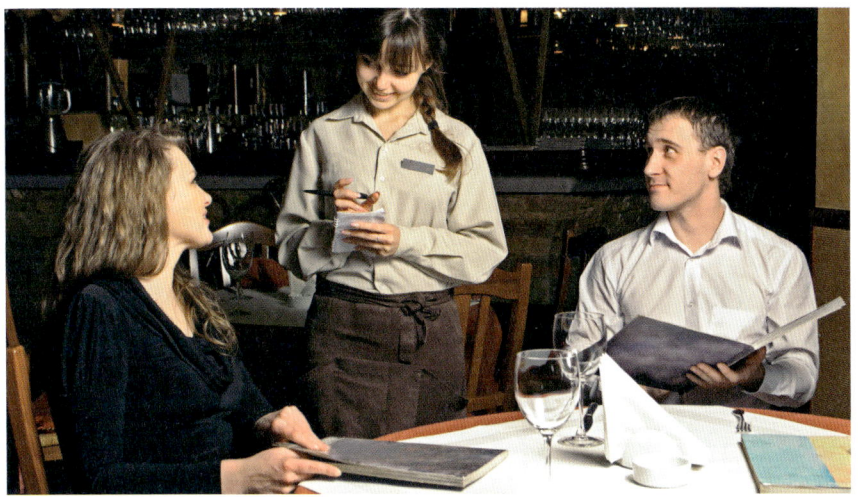

Aller au restaurant est souvent pour les proches et leur conjoint un bon moyen de soulager leur quotidien.

une soupape importante pour évacuer toute leur frustration, leur colère ou leur désarroi. Si vous tenez régulièrement un journal, il est probable que les pensées, les problèmes et les solutions que vous y aurez notés s'avèrent utiles par la suite. Quand une situation semblable se représentera, vous pourrez vous repencher sur ce que vous aurez écrit dans votre journal et sur la solution alors adoptée.

Pensée positive. Pour ne pas sombrer dans l'amertume, il est important de ne pas perdre de vue les plaisirs simples de la vie. Réjouissez-vous consciemment de la beauté de la nature : la couleur des ailes d'un papillon, un magnifique coucher de soleil, l'odeur des champs en plein été ou le gazouillis des oiseaux… Prenez le temps de jouer avec vos enfants ou petits-enfants, riez de bon cœur des situations cocasses. Aiguisez votre regard et relevez toutes les bizarreries de la vie. Gardez votre humour et entretenez-le en regardant des films drôles ou en lisant des livres susceptibles de vous soutirer un petit sourire de temps en temps avec des photos ou des anecdotes amusantes.

Autocongratulation. Les bons souvenirs aident à adoucir les moments de désespoir. La gratitude qui en résulte vous rend plus fort et vous aide à tenir bon, car vous voyez la chance que vous avez de pouvoir enfin rendre à l'être cher un peu des moments de bonheur que vous lui devez. Vous devez aussi vous sentir fier et heureux que les soins que vous prodiguez au malade vous permettent de vous dépasser, d'acquérir des compétences radicalement nouvelles et d'avoir considérablement mûri. Cela devrait suffire pour que vous puissiez même vous féliciter, vous accepter et éprouver une grande satisfaction – et vous accorder un petit cadeau de temps à autre.

Loisirs. Accordez-vous une soirée libre par semaine pour participer à une soirée bowling, assister à un concert ou aller dîner avec des amis. Il est important de se sentir libre de toute obligation. Les aidants le vivent comme de petites vacances. Pour l'occasion, obligez les autres membres de la famille à vous remplacer, engagez un bénévole ou faites appel à l'aide sociale. Conservez au moins un hobby car une activité de loisirs améliore considérablement la qualité de vie.

Entretenir l'amitié

Entretenir des relations demande du temps – et les aidants en ont de moins en moins au fil de la maladie. Ils n'ont quasiment plus l'occasion de faire des rencontres, les vieilles amitiés s'effritent et les liens se perdent. Beaucoup d'amis ne se manifestent plus parce que vous ne parlez plus que des soins ou parce que vous êtes si désemparé que vous ne savez pas de quoi parler. En effet, les personnes extérieures peuvent rarement mesurer

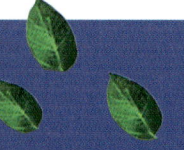

L'avis du médecin

L'isolement et le désespoir finissent un jour ou l'autre pas vous rendre malade. Essayez de ne pas en arriver là !

- Dites clairement à vos amis que vous leur demandez certes de passer du temps avec vous, mais que vous n'attendez pas forcément leurs conseils.
- Bien au contraire, profitez de ces moments pour vous distraire, vous changer les idées et ne plus penser aux soins.
- Demandez expressément à ne pas parler des soins. Vous aurez des rapports plus détendus.
- Recherchez un groupe de soutien ou un groupe de parole pour pouvoir échanger sur vos problèmes. Nul ne vous comprendra mieux que les personnes qui vivent ou ont vécu la même chose. Il n'est pas rare que se nouent alors des amitiés durables basées sur une expérience commune. N'hésitez pas à retrouver ces personnes en dehors ou à organiser ensemble vos temps libres – pourquoi pas avec les malades ?

les contraintes qu'impose une telle situation. Les constats et les conseils avisés du type « Tu en fais trop » ou « Pense aussi à toi » sont certes légitimes, mais ils n'apportent aucune solution et renforcent le sentiment d'être incompris. C'est pourquoi au fil du temps beaucoup d'aidants se coupent sciemment de leur environnement social. Ils ne reçoivent plus de parents, d'amis ou de voisins et n'acceptent plus aucune invitation. Ce repli sur soi est encore renforcé quand s'y ajoute la honte du changement de personnalité ou du comportement parfois étrange du malade.

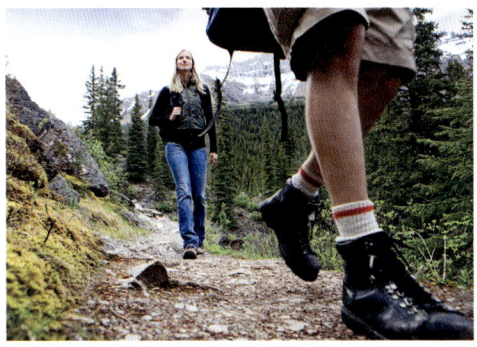

Conserver une activité qui lui est chère permet à l'aidant de se faire plaisir et de ne pas s'isoler.

Tout cela a pour conséquence l'isolement, la solitude et le désespoir. Or une tendance dépressive accroît la perception des problèmes et renforce le malaise. La solitude ne fait pas seulement mal moralement, elle fait aussi courir d'importants risques pour la santé : les infarctus, les cancers et l'immunodéficience sont beaucoup plus fréquents chez les individus isolés que chez les personnes ayant un entourage solide et des amis. Une étude menée par l'université de l'Ohio a montré que cinq amis proches (sans compter la famille) que les aidants voient régulièrement, et surtout qu'ils voient volontiers, suffisent pour écarter les risques – des personnes sur lesquelles vous pouvez vous reposer si vous avez vraiment besoin d'aide et qui, à l'inverse, demandent aussi des conseils et de l'aide aux aidants familiaux.

Bien dans son corps et dans sa tête malgré tout

La prise en charge d'un malade n'épuise pas seulement les aidants familiaux sur le plan moral. Environ 20 % d'entre eux souffrent d'un manque de sommeil permanent, de fatigue physique et de stress quotidien. Environ 50 % des soignants sont plus souvent malades que les personnes qui mènent une vie normale.

Dans un sondage réalisé par une caisse d'assurance maladie, six aidants sur dix se plaignaient de mal de dos, 1 sur 5 de problèmes cardiovasculaires, 1 sur 4 de troubles du sommeil et 1 sur 5 de maux d'estomac. À cela s'ajoutent des problèmes de posture et de poids, des maux de tête, des infections à répétition et du diabète. Une étude menée à long terme en Amérique du Nord a également montré que, chez les conjoints aidants, les risques de démence sont multipliés par six. Les chercheurs pensent que le stress est le premier facteur favorisant l'apparition des maladies.

En revanche, il est rare que les aidants fassent de longs séjours à l'hôpital. Selon une étude de la caisse d'assurance maladie professionnelle allemande, malgré une fréquence plus élevée de la maladie, les données chiffrées globales relatives à des soins en milieu hospitalier et à domicile sont de 20 % inférieurs à celles de la moyenne de la population. La seule explication à cette situation est que leur santé passe après celle du malade. Pour y remédier, vous devez prendre d'emblée des mesures préventives et écouter votre corps.

Un dos solide

Aider à la toilette du patient, le déplacer de son lit à son fauteuil roulant, le manipuler dans son lit sont autant de mouvements qui mettent la colonne vertébrale à rude épreuve. Si vous adoptez en outre une mauvaise posture, vous risquez des douleurs vertébrales qui peuvent se compliquer d'une sciatique. Les contractures musculaires qui irradient souvent jusque dans la tête et les bras sont elles aussi caractéristiques des métiers du secteur sanitaire et social.

Le plus important, dans le quotidien des soins, est donc de toujours vous saisir des charges lourdes en pliant les genoux pour que votre dos ne les supporte pas intégralement. Porter quelque chose le dos courbé représente une véritable surcharge pour les disques intervertébraux. Pour les protéger, vous devez aussi renforcer vos muscles dorsaux et ventraux. Comme il est rare de pouvoir suivre des séances de gymnastique dédiées à la colonne vertébrale aussi souvent qu'il le faudrait, il est conseillé de se procurer au minimum un DVD ou une vidéo permettant de suivre des cours à domicile. Les exercices sont à faire régulièrement et à heures fixes, sinon les efforts restent vains.

D'autres techniques ont également fait leurs preuves – outre la natation et divers sports –, en particulier la méthode Pilates, le Thera-band® ou encore le Flexi-Bar®. La méthode Pilates renforce les muscles profonds et favorise une bonne posture. La bande d'exercice Thera-band® permet de faire travailler et de renforcer des muscles précis – le dos, les bras, les épaules. Quant au Flexi-Bar®, il s'agit d'une tige flexible qui, une fois mise en mouvement, génère des vibrations qui sont immédiatement compensées par les muscles dorsaux profonds et les abdominaux. Le Flexi-Bar® agit en particulier sur les contractures des épaules et de la nuque, ainsi que sur les problèmes de lombaires.

La kinesthésie est une excellente technique. Ce mot vient du grec *kinesis*, mouvement, et *aisthesis*, sensation, et désigne un concept impliquant une conscience des mouvements accomplis et des postures adoptées permettant aux aidants de mieux solliciter leur corps. La mobilité des malades est volontairement prise en compte et intégrée à l'enchaînement des gestes de soin, ce qui permet d'utiliser les impulsions de mouvement pour les opérations de levage.

Plusieurs caisses d'assurance maladie, hôpitaux ou associations proposent ce type de formation sur environ vingt heures. En règle générale, le coût est pris en charge par la caisse d'assurance maladie. Des visites à domicile pour dispenser des conseils concrets peuvent également être organisées et il existe en ligne un certain nombre de vidéos de formation.

Techniques de relaxation

Les premiers signes classiques de stress important sont les maux de tête et de ventre, les brûlures d'estomac et les troubles du sommeil. Lorsque cet état devient chronique, s'y ajoutent des problèmes de poids, d'hypertension ou d'hypotension et de contractions musculaires. Et si l'on n'y prête pas attention, viennent ensuite les « vraies maladies » – dépression, infarctus, attaque cérébrale ou diabète.

Dans les moments où vous parvenez vraiment à vous détendre, les tensions musculaires profondes accumulées avec le stress s'effacent, de même que les besoins en oxygène de l'organisme, la respiration devient plus calme et plus régulière, le pouls ralentit, le cœur peut récupérer, la tension diminue et la digestion est relancée. Certaines techniques permettent à l'organisme de trouver ces phases de récupération, surtout quand elles ne s'instaurent plus spontanément.

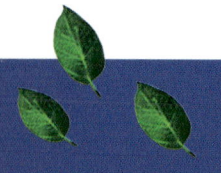

Enchaînez quelques inspirations et expirations profondes. Prenez conscience de votre posture et relâchez les tensions de la tête aux pieds, en commençant par le cou, puis les épaules, les bras, le buste, etc. Inspirez et expirez consciemment et profondément jusqu'à sentir votre pouls se calmer et ralentir.

Essayez plusieurs fois par semaine de faire une demi-heure d'exercices de relaxation. Le training autogène, la relaxation progressive ou le yoga ont fait leurs preuves. Si vous n'avez pas la possibilité de suivre un cours, il existe un grand choix de CD ou de DVD pour pratiquer la relaxation chez soi.

Le massage bien-être est aussi souvent un bon moyen de se détendre en profondeur. Le shiatsu, en particulier, agit tout spécialement sur les symptômes très fréquents liés aux contraintes des soins. Suivant les principes de la médecine traditionnelle chinoise (MTC), il harmonise le flux perturbé de l'énergie vitale qui circule dans des canaux précis, les méridiens, par pression des doigts. Selon la définition occidentale, cette technique agit sur le système nerveux autonome et a un effet calmant ou tonifiant – selon le type de stimulation –, le but étant de détendre et de renforcer l'organisme.

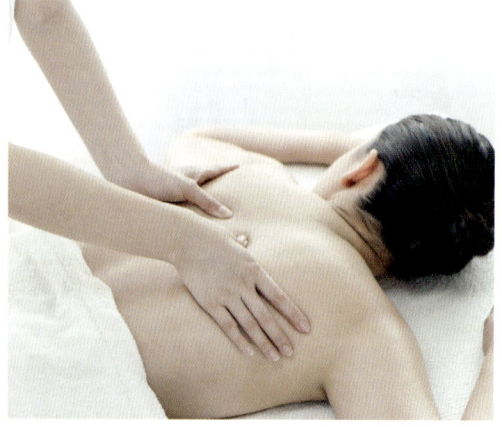

Un massage bien-être participe à la détente du corps comme de l'esprit.

Une cure pour recharger les batteries

Plus la maladie dure, plus la probabilité d'épuiser toutes ses réserves à un moment donné augmente. Il peut alors être utile de s'accorder une cure, certains établissements proposant des séjours sur mesure pour les aidants. Ces derniers y vont pour se refaire une santé mentale et physique et pour reprendre en mains leur quotidien. Les soins vont de la psychothérapie à la thérapie médicamenteuse en passant par la relaxation, les conseils diététiques et la formation à la maladie et au quotidien avec les malades. La rééducation psychosomatique des aidants peut être prescrite par le médecin traitant ou le spécialiste qui diagnostique une affection causée par la difficulté de la situation. Le médecin transmet ensuite la demande à la caisse d'assurance maladie concernée.

On parle alors moins de cure que d'acte « de prévention et de rééducation », car le médecin de famille peut en général prescrire trois semaines à titre préventif afin que les risques sanitaires aigus ne débouchent pas sur une longue maladie.

Le principal obstacle à ce type de procédure pour le demandeur se résume à une question : « Qui va s'occuper de mon malade pendant ce temps ? » C'est là qu'interviennent les solutions de remplacement ou de prise en charge temporaire en cas d'empêchement ou de vacances, qui prévoient l'accompagnement du malade à domicile ou son accueil momentané dans une résidence médicalisée.

Le centre thermal de Bourbonne-les-Bains a récemment mis en place une formule pilote destinée aux proches et aux malades atteints de démence de type Alzheimer. Il propose ainsi un programme de soins spécifiquement adaptés aux maux dont souffrent généralement les aidants, tandis que l'hôpital local assure l'accueil et l'encadrement des malades. Ce service offre ainsi un éventail d'activités aux malades tout en permettant aux aidants de profiter de soins et ateliers visant à les soulager physiquement et moralement : exercices de relaxation, massages, soutien psychologique… D'un point de vue thérapeutique, ces cures mettent notamment l'accent sur la rhumatologie, les aidants souffrant souvent de problèmes articulaires chroniques en raison des nombreuses manipulations qu'ils doivent effectuer quotidiennement : aide au lever et au coucher, à la toilette, à l'habillage…

Ce dont personne ne parle

La prise en charge d'un proche malade est aussi éprouvante sur le plan physique et mental que sur le plan affectif : douleur et tristesse du diagnostic, adieux progressifs, détachement graduel et désespoir sont autant d'émotions difficiles à gérer pour les aidants.

Ces derniers souffrent souvent de culpabilité et se reprochent de ne pas bien faire, de ne pas en faire assez et de ne pas arriver à retarder ne serait-ce qu'un peu la progression de la maladie, ou du moins de ne pas maintenir le malade dans de bonnes dispositions. L'exigence personnelle généralement excessive qui consiste à « être toujours là » pour le malade ne peut pas être durablement soutenue. Négliger les autres membres de la famille au profit du malade non seulement contribue au mal-être mais n'est en outre pas justifié, car aucun facteur extérieur ne peut éviter ni même retarder la démence en général et la maladie d'Alzheimer en particulier.

C'est ainsi que naissent les peurs et l'agressivité liées en partie aussi à la honte et au dégoût qui finissent parfois par éclater – ne faisant que renforcer ces derniers chez l'aidant. C'est une réaction naturelle, on ne peut s'attendre à être constamment calme, posé et aimable quand on consacre une grande partie de son énergie à assumer la lourde responsabilité des soins d'un malade. En revanche, si cette mauvaise humeur dure ou si l'un de ces sentiments commence à affecter le quotidien et le patient, il faut y remédier. Il est important d'en identifier les causes et les déclencheurs. Dans beaucoup de cas, le simple fait d'y réfléchir aide et offre de temps à autre la possibilité de remplacer des pensées négatives par des déclarations positives réalistes.

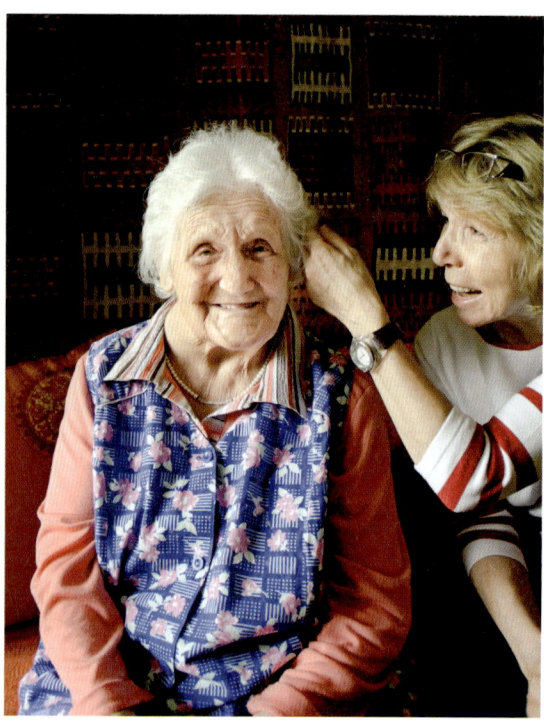

Les malades ont besoin d'attention, de présence et de sécurité ; les proches, de temps pour eux – deux exigences qui ne sont pas toujours conciliables.

Colère et agressivité

En règle générale, le surmenage conduit d'abord à une attitude moins avenante lors des soins et à un sentiment de culpabilité. Les aidants tentent d'y remédier en redoublant d'efforts – ce qui ne fait que renforcer la frustration. À un sentiment d'inutilité succède un sentiment d'impuissance puis de désespoir. Ce cercle vicieux débouche sur l'épuisement, et l'aversion pour le malade suscite la colère, voire l'apathie.

Si, à ce stade, l'aidant n'arrive pas à se faire aider, la situation peut dégénérer. Soit son agressivité risque de se retourner contre lui-même et de provoquer des troubles psychiques, des symptômes physiques, des humeurs dépressives, voire une dépression d'épuisement, soit il risque de chercher du réconfort dans le tabac, l'alcool, la drogue ou les médicaments de type somnifères, dopants, calmants ou analgésiques.

L'agressivité peut aussi se diriger contre le conjoint ou le parent malade. Certaines situations peuvent être vues comme des signaux d'alerte. Les insultes, les sarcasmes ou le cynisme permanents sont d'ailleurs les premières manifestations de violence. Les châtiments tels que l'isolement, l'enfermement et la contention, les coups, les maltraitances physiques comme la privation de nourriture, le refus de l'aide médicale ou la négligence (ne pas changer un malade incontinent, par exemple), constituent des abus dramatiques et nécessitent un traitement.

Il arrive parfois que les aidants profitent de la situation pour « s'enrichir sur le dos du malade » : s'estimant en droit de se dédommager de tous leurs

L'avis du médecin

Si vous constatez que vous avez vous-même ce type de réaction, vous ne devez pas avoir honte de vos sentiments, mais y voir une raison urgente de trouver une solution – qu'il s'agisse de faire évoluer la situation dans laquelle vous vous trouvez ou de changer d'attitude. Beaucoup y arrivent en discutant avec d'autres, par exemple dans un groupe de soutien ou avec un médecin. Il peut être aussi utile de téléphoner à un point conseil ou à un numéro d'aide, ou de consulter un psychologue.

efforts, ils prennent de l'argent dans le portefeuille du malade et manipulent les comptes, les contrats ou les testaments. Ils franchissent alors les limites de la moralité.

Tristesse et pensées morbides

Le fait de perdre jour après jour un peu plus son père, son mari, sa mère ou sa femme provoque fatalement une tristesse extrême et exige un « travail de deuil ». D'un point de vue psychologique, ce travail enclenche un processus qui permet de surmonter moralement les nombreuses pertes : la fin de la relation à l'autre, la fin d'une complicité nouée au fil des années de vie partagée, le détachement, la perte de toute forme d'intimité et la fin des perspectives de vie commune. Sans compter que l'environnement commun se rétrécit, ce qui oblige les proches à envisager une nouvelle orientation.

Les expressions « deuil partiel » et « deuil en suspens » décrivent l'état dans lequel se trouvent beaucoup de proches. Le malade est certes encore présent physiquement, mais il ressemble de moins en moins à l'être jadis aimé. L'aidant peut alors secrètement nourrir le souhait de voir mourir le partenaire ou le parent afin de pouvoir pleurer réellement la perte psychologique éprouvée chaque jour. Le déclin et l'affaiblissement du malade renforcent les doutes concernant sa qualité de vie et attisent les fantasmes de soulagement des deux parties.

Ces pensées sont en réalité des appels à l'aide désespérés du proche souffrant de détresse morale et de surmenage. Dans ces moments-là, discuter avec un psychologue ou rendre visite à un groupe de soutien peut être d'un grand réconfort. Dans cette phase, il est également important de s'ouvrir à nouveau de plus en plus vers l'extérieur : prendre en compte ses propres centres d'intérêt, entretenir davantage ses amitiés et retrouver un peu de sa joie de vivre.

Dégoût et aversion

L'évolution de votre partenaire ou de votre parent rend à la longue difficile d'accepter avec tendresse ses défaillances accrues, car même l'amour disparaît quand la personnalité régresse. Il en coûte de plus en plus au proche d'opérer les gestes les plus intimes. Quand une épouse doit soudain s'occuper d'un mari incontinent ou qu'un fils doit aider son père dans sa toilette intime, ces gestes remplissent souvent les deux protagonistes de honte, et les proches de dégoût. De même, la mauvaise conduite à table ou encore les manifestations physiques comme la masturbation en public suscitent des sentiments de répulsion. Et dans le cas où le malade souille la maison de ses urine et excréments, les aidants se sentent presque toujours dépassés par la situation.

Conseils pour les proches

- N'ayez pas honte d'éprouver un sentiment de dégoût. C'est tout à fait naturel et cela arrive à la plupart des proches.
- Verbalisez vos sentiments, même si c'est encore souvent un sujet tabou.
- Si le malade peut encore coopérer, parlez rapidement avec lui de l'utilisation de protections contre l'incontinence et insistez par exemple pour qu'il en change après chaque selle.
- Utilisez des gants en plastique et une blouse et mettez de la crème à la menthe sous votre nez pour vous protéger contre les taches et les odeurs.
- Partagez les tâches ingrates avec d'autres aidants pour vous soulager un peu de la pression et du sentiment de dégoût.
- Au stade avancé de la maladie, confiez la lessive et la toilette intime à des professionnels des soins à domicile.

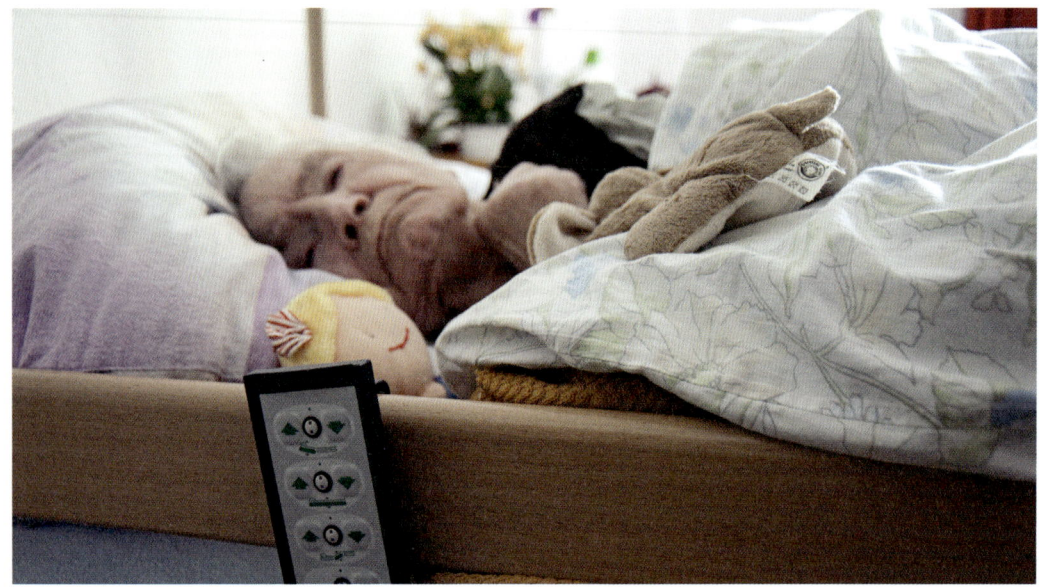

Placer en maison de retraite son père ou sa mère n'est pas une décision facile à prendre. Elle n'intervient d'ailleurs souvent qu'après que l'on a dépassé ses propres limites.

Inquiétudes et peurs

Une question agite tous les proches : « Que va-t-il se passer si je ne peux plus continuer ? » L'inquiétude de ne plus pouvoir, à un moment donné, assumer la responsabilité des soins compte parmi les peurs les plus fréquentes des aidants. À cela s'ajoutent d'autres peurs – surtout en cas d'épuisement : « Quelles répercussions la maladie va-t-elle avoir sur ma famille ? », « Vais-je pouvoir supporter longtemps les contraintes professionnelles ? », « Financièrement, vais-je tenir longtemps ? » ou « Quels dangers pèsent sur le malade et son environnement compte tenu de son comportement imprévisible et incontrôlable ? » Souvent, par manque de temps, les proches n'arrivent pas à se pencher vraiment sur ces nombreuses questions angoissantes. Du coup, ils répriment et refoulent leurs peurs. Mais ces questions restent présentes dans leur subconscient, ce qui les maintient dans un état de stress permanent. Conséquence, même au cinéma ou avec des amis, ils sont incapables de se détendre vraiment.

L'expérience a montré que le mieux consiste à échanger avec d'autres aidants, car tous sont dans la même situation incertaine, et tous ont aussi en partie trouvé des méthodes pour vivre avec ces peurs.

Culpabilité et reproches

En temps normal, les remords sont une réaction tout à fait sensée qui permet de se remettre en question. Même en situation de soins, il est utile de prendre le temps de se demander si l'on a bien agi et si l'on peut mieux faire. Peut-être vous est-il déjà arrivé de mal réagir dans certaines situations, de gronder votre père ou votre mère, ou de négliger votre mari ou votre femme. Ce n'est pourtant pas une raison pour vous torturer en vous demandant si vous êtes encore capable d'assumer les soins ou si vous ne faites pas complètement fausse route.

Ces pensées sont usantes et ne mènent à rien. Les réactions émotionnelles excessives sont le plus souvent dues à un surmenage. Il est important que vous preniez conscience de vos erreurs et de votre épuisement. Mais la culpabilité, de même que beaucoup de sentiments inconcevables et subjectifs, naît d'une exigence trop forte envers soi-même et de la volonté d'assurer à tout moment des soins parfaits.

Beaucoup de proches supportent mal l'idée de laisser leur mari, leur père, leur femme ou leur mère malade entre les mains d'un tiers. Ils se sentent coupables de « placer le malade ». Ils ont peur qu'il ne soit pas bien compris, pas bien soigné ou pas bien traité. Ou ils craignent qu'un environnement et un personnel étrangers ne les perturbent encore davantage, que la prise en charge s'en trouve alourdie ou que la maladie progresse encore plus vite.

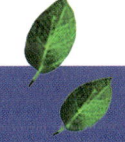

L'avis du médecin

Le perfectionnisme conduit obligatoirement au surmenage.
Inutile d'en arriver là !
- Premier point, soyez aussi indulgent avec vous-même que vous aimeriez l'être avec le malade. Nul ne peut attendre que vous fassiez tout à la perfection dans une situation si contraignante.
- Deuxième point, demandez-vous ce que vous conseilleriez à quelqu'un dans cette situation – et suivez votre conseil.
- Et troisième point, essayez de vous occuper de vous, de vous faire plaisir et de vous sentir bien pour pouvoir au moins vous comporter avec le malade de manière positive sur le plan émotionnel. Vous ne pouvez y arriver que si vous pensez à vous et que vous vous déchargez d'une partie des soins.

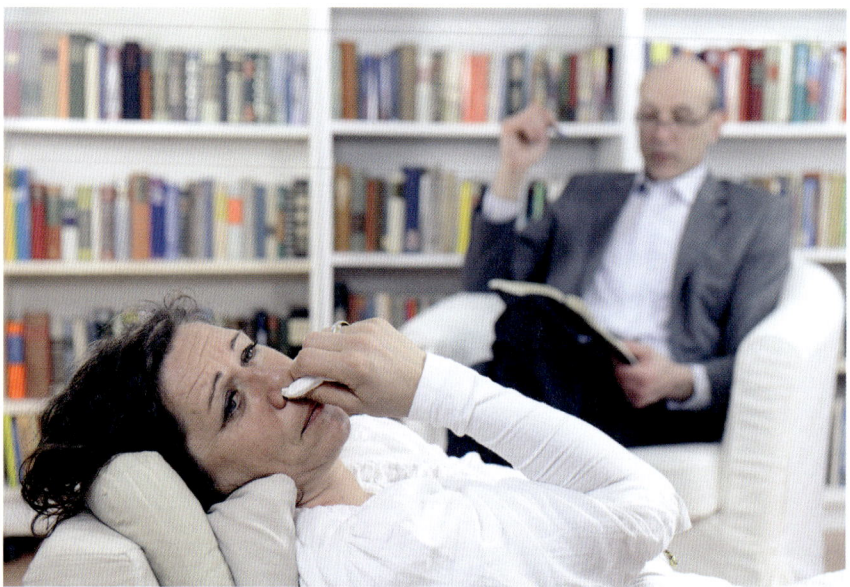

Un sentiment de doute et de culpabilité apparaît quand la charge
des soins devient trop lourde et aboutit à l'aveu de sa propre incapacité.

C'est encore plus vrai quand les personnes concernées se sont promis d'être toujours là l'une pour l'autre. Les aidants se reprochent alors d'abandonner un être désormais fragile et sans défense, de se parjurer ou d'être égoïstes, de n'avoir pas su puiser plus de forces… L'éventail des arguments auto-accusateurs est vaste, et les reproches se prolongent souvent au-delà de la disparition du malade.

La résolution de ce conflit dépend en grande partie de votre capacité à comparer les contraintes auxquelles vous ne pouviez pas vous attendre avec vos exigences morales excessives, à les soupeser avec soin et à trouver des solutions réalistes. Si vous n'y parvenez pas, faites appel à un professionnel, car vivre avec sa culpabilité et se soulager de ce qui accable sont des choses qui s'apprennent.

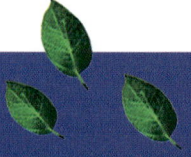

L'avis du médecin

Si, en plus de la peur, il vous arrive d'être en proie à des crises de panique, vous ne devez pas craindre de consulter un médecin ou un psychothérapeute. Votre médecin traitant peut vous conseiller.

Accepter l'aide des professionnels

Concrètement, les possibilités d'aide aux proches ne manquent pas, mais la honte empêche souvent d'y avoir recours. Pourtant, solliciter l'aide des professionnels permet de surmonter plus facilement les soucis, la culpabilité et le sentiment d'impuissance. Si vous faites taire vos soucis et si vous les supportez sans les résoudre, au premier abord, vous semblez peut-être plus fort et plus sûr de vous, mais en réalité la situation ne fait que s'aggraver : vos problèmes se manifestent alors par des symptômes physiques, mais aussi dans vos rapports avec les autres – avec vos amis, vos voisins ou vos collègues. Conclusion : dès les premières réactions abusives, si vous voyez que vous punissez régulièrement le malade verbalement et physiquement et que vous cherchez refuge dans l'alcool ou les médicaments par exemple, faites appel aux professionnels des points conseil ou à un psychothérapeute.

De nombreux psychologues et éducateurs sociaux se sont spécialisés dans les problématiques relatives à l'accompagnement des malades atteints de démence. Ils proposent soit un travail individuel soit des séances familiales réunissant souvent toutes les personnes concernées. Dans les centres d'aide familiale, les services d'hygiène ou les centres de crise, la première séance est le plus souvent gratuite. Vous y trouverez aussi souvent des cours de relaxation, des adresses ou des informations sur les groupes de soutien.

Si vous traversez une crise aiguë et que vous ne savez plus comment faire, vous pouvez aussi vous adresser à une clinique psychiatrique de votre ville ou à un centre d'aide d'urgence.

Côtoyer la mort

Laisser mourir un proche dans la dignité, c'est le laisser partir. Le processus, comme la période qui suit, est douloureux. Après des années de dévouement total, malgré l'affranchissement de l'obligation d'être « toujours prêt » qu'elle représente, la mort est rarement vécue comme un soulagement. Le plus souvent, un immense vide s'installe, sorte de trou béant vers lequel glissent les aidants et dont le lit inoccupé du malade disparu se fait l'écho. Le foyer est brisé et exige une réorientation radicale. Dans les cas les plus difficiles, la motivation, l'envie et les perspectives se tarissent. C'est tout à fait normal.

Il est fréquent que les aidants ne ressentent de la culpabilité qu'après le décès. Ils ont le sentiment de ne pas avoir assez parlé avec leur père ou leur mère, leur mari ou leur femme, de ne pas l'avoir accompagné au moment de sa mort ou d'avoir vraiment commis des erreurs. Essayez de ne pas vous faire de reproches, n'analysez pas les petites erreurs et ne vous torturez pas l'esprit à propos de ce que vous n'avez pas fait ou dit.

Conseils pour les proches

Et après ? Voici quelques conseils pour opérer un travail de deuil.
- Vous avez le droit de pleurer. La préparation de l'enterrement et l'enterrement sont l'occasion de dire au revoir, d'en finir avec la mort et d'entamer le processus de deuil. Laissez couler vos larmes.
- Parlez de la personne avec les amis, les connaissances et la famille.
- Exposez des photos de la personne décédée.
- Il est souvent utile d'entamer une cure peu de temps après le décès. Non seulement vous pourrez dormir, reprendre des forces et vous mettre les pieds sous la table, mais vous pourrez aussi vous faire aider psychologiquement dans le travail de deuil. Votre douleur sera prise au sérieux et vous aurez les moyens de verbaliser votre culpabilité. Vous y trouverez du repos, de la détente et – grâce au changement d'environnement – de la distance. Vous y puiserez aussi une nouvelle dynamique pour votre vie future.

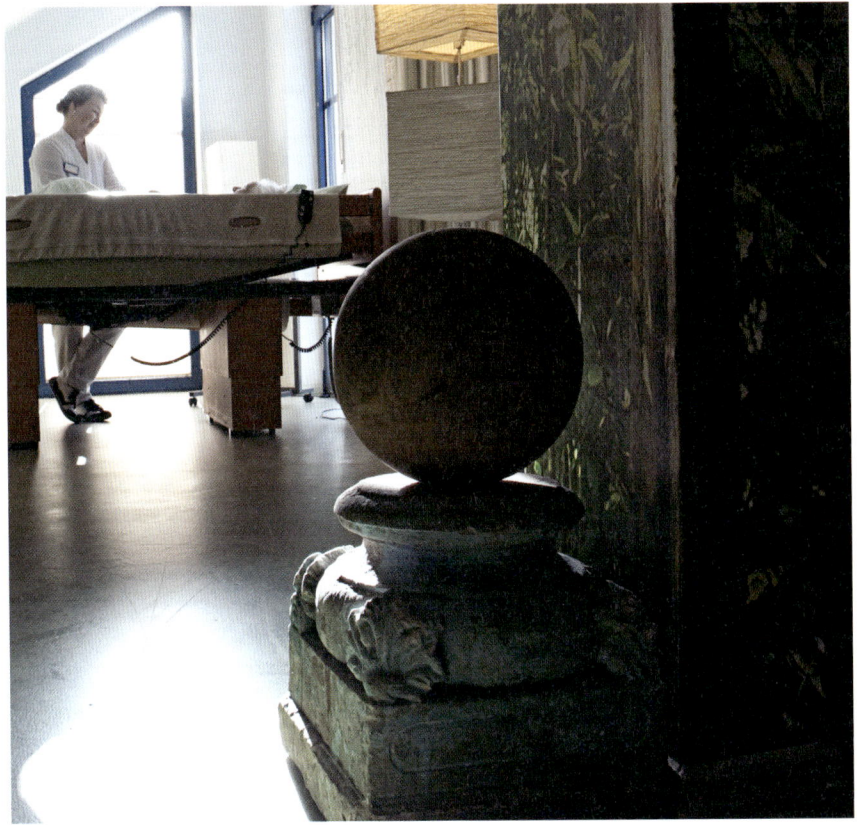

Dans de nombreux établissements de soins, le malade en fin de vie bénéficie d'un accompagnement sensoriel passant par des effleurements ou la diffusion de parfums et de sons apaisants.

Dans ces moments-là, repensez plutôt à ce que vous avez donné à votre partenaire ou à votre parent pendant toutes ces années, aux bons moments que vous avez passés ensemble, aux innombrables façons dont vous avez enrichi sa vie – y compris pendant sa maladie. Et pensez désormais un peu à vous.

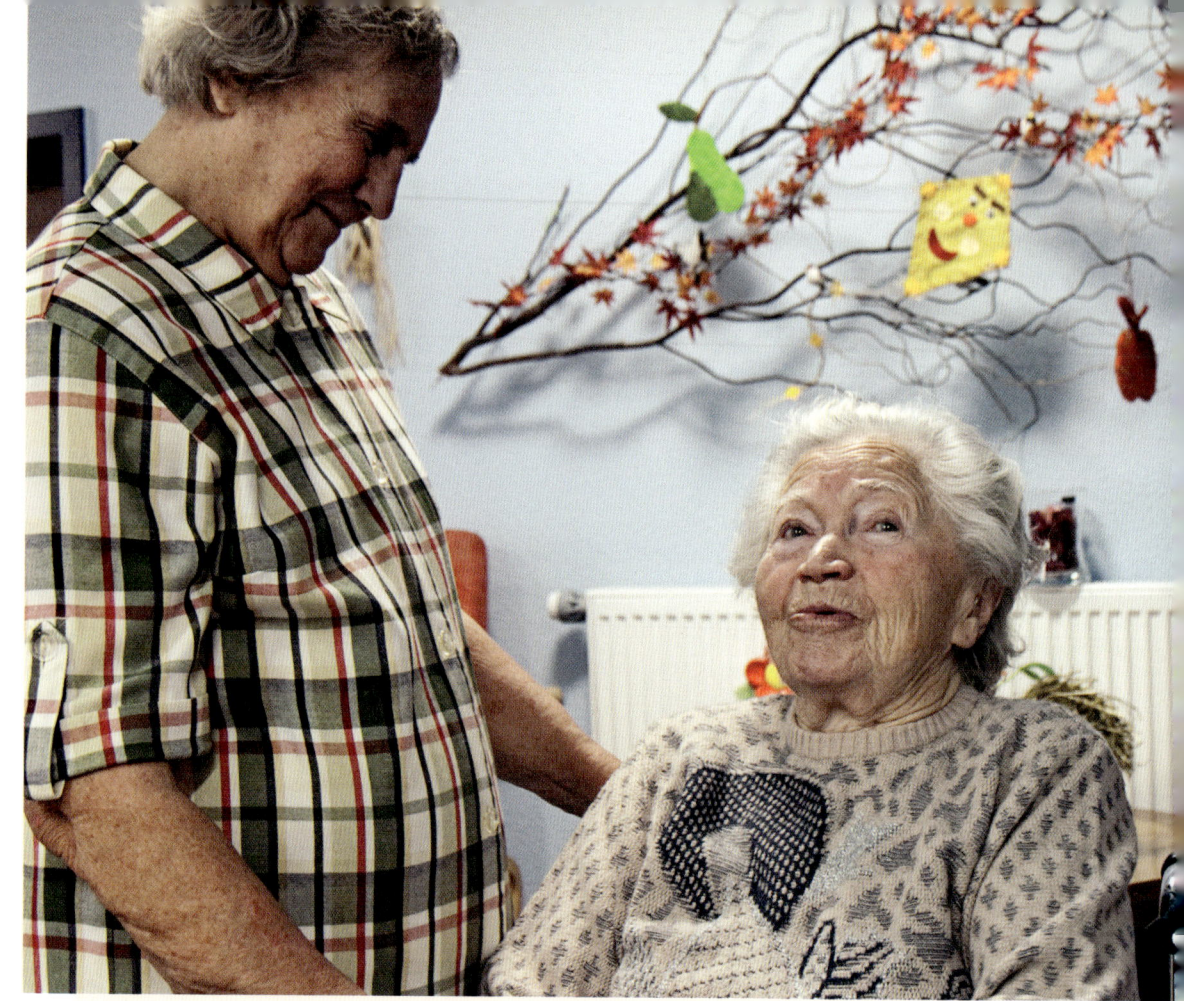

Questions-réponses

Souvent, le souci du bien-être du malade et la gestion du quotidien ne laissent pas aux proches beaucoup de place pour les loisirs, le repos et la détente. À cela s'ajoutent la détresse et le surmenage. Les malades en souffrent tout autant que les proches. Comment ces derniers peuvent-ils y remédier ?

? Ma mère malade doit être hospitalisée. Est-il vrai que la plupart des hôpitaux ne sont pas équipés pour accueillir les malades de démence ?

Les personnes atteintes de démence éprouvent souvent de la peur et de l'agitation dans l'environnement étranger de l'hôpital et tentent de s'enfuir. En outre, n'ayant aucune conscience de leur maladie, elles ne peuvent généralement donner aucune information sur elles, sur leurs douleurs et sur leurs envies, et elles rencontrent des problèmes pour manger et boire. Dans ces cas-là, informez le personnel de l'hôpital que de telles difficultés peuvent survenir.

? Depuis quelque temps, notre père a des gestes déplacés envers la nouvelle aide-soignante. En plus, il en profite pour se toucher. Que doit-on faire ?

Nous avons tous besoin d'amour. La tendresse et le contact physique sont particulièrement importants pour les malades atteints de démence, car la faculté de communication sensorielle perdure longtemps après la disparition de la communication verbale. Les gestes « explicites » de votre père, qui ressemblent au premier abord à une exigence sexuelle, ont en fait un tout autre sens. S'il se touche, c'est peut être le signe qu'il a envie d'aller aux toilettes. Et s'il touche l'aide-soignante, ce n'est peut-être rien d'autre qu'un besoin de contact, de tendresse et de sympathie. Dans ce type de situation, toutes les personnes concernées doivent donc essayer de ne pas dramatiser et de ne pas mal interpréter un comportement apparemment explicite.

? Il m'arrive d'avoir envie d'attraper ma femme et de la secouer. Que puis-je faire contre ces sentiments ?

À long terme, la détresse, la peur et le surmenage provoquent la colère de nombreux aidants – et il n'est pas rare que ce sentiment s'exprime par exemple sous forme d'insultes ou de cris, mais aussi parfois de coups, de pincements ou de négligence. Essayez de ne pas en arriver là. Rappelez-vous sans cesse que votre femme ne peut pas se conduire autrement – alors que vous, si. Quand la situation dégénère, retirez-vous, quittez la pièce et respirez calmement. Puis seulement après, retournez auprès de votre femme. Accordez-vous des moments de repos et de liberté. Parlez aussi avec d'autres, par exemple avec d'autres aidants, votre médecin, un psychologue ou un soignant. Ne « ruminez » pas vos soucis !

? Souvent, j'espère que « tout » va enfin se terminer. Est-ce normal ?

Les proches vivent souvent la vie avec un malade comme une « mort à crédit ». Les adieux se prolongent sur plusieurs années et épuisent les forces. Il est donc tout à fait compréhensible de souhaiter que la souffrance se termine enfin et d'espérer qu'une fois la mort survenue vous soyez soulagé. Mais vous devez chérir le temps passé avec le malade et en faire de précieux moments à conserver pour plus tard. Essayez de partager vos sentiments et votre tristesse avec d'autres.

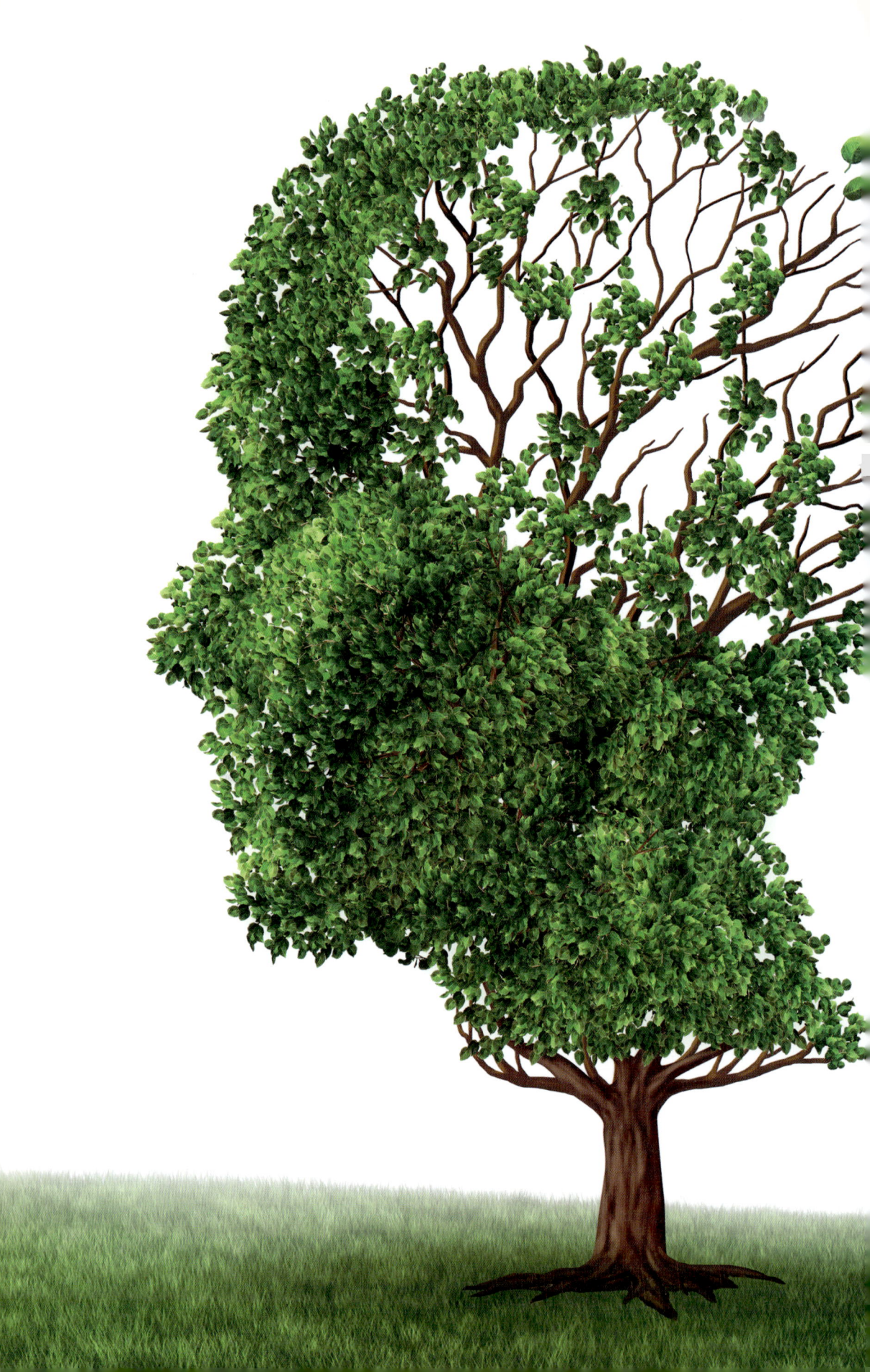

Les mesures de prévoyance

Quand on est en bonne santé mentale et physique, il est difficile d'anticiper une maladie grave comme la démence. Mais une fois le diagnostic établi, la personne concernée et ses proches ne doivent pas attendre pour prévoir ensemble les mesures qui garantiront le respect des opinions et des volontés du malade – jusqu'à la fin.

Qui s'occupe des affaires en cas de maladie ?

L'annonce d'un diagnostic pose forcément la question de la prise en charge des droits et des obligations de la personne affectée en cas d'incapacité.
Beaucoup de malades partent du principe que les proches s'occuperont de leurs affaires dès qu'ils n'en seront plus capables eux-mêmes.

Aussi désagréable voire angoissant que cela soit, vous devez réfléchir à la question suffisamment tôt. Dès qu'une démence a été diagnostiquée, les aidants et les malades doivent sans attendre définir ensemble qui prendra les décisions pour le malade quand lui-même ne sera plus en mesure de le faire. Les parents, le conjoint ou les enfants ne sont pas obligatoirement habilités à effectuer des opérations par procuration – que ce soit ouvrir le courrier, aller consulter le médecin ou mandater un artisan. La loi française, par exemple, n'autorise pas automatiquement les époux ou les enfants à agir juridiquement au nom du malade et à le représenter. C'est pourquoi il est important de prévoir l'avenir le plus rapidement possible, car le malade doit être encore en pleine possession de ses moyens pour prendre les décisions et en mesurer les implications.

Malades et proches doivent d'abord se demander – si possible ensemble – ce qui doit être fait en cas de maladie ou de soins.

- Qui doit prendre les décisions sur les questions financières ? Qui doit s'occuper des démarches pour trouver une place dans une résidence médicalisée si le malade n'en est plus capable ?
- Comment s'assurer que les volontés et les opinions du malade sont toujours respectées ?
- Jusqu'où doit aller la procuration ? Doit-elle se limiter à des domaines de compétences précis (soins médicaux, gestion des finances, etc.) ou doit-elle être totale ?

Fondamentalement, on différencie les mesures que le malade peut prendre de son propre chef et celles qui doivent lui être imposées lorsqu'il n'est plus capable d'agir par lui-même, telles que la tutelle ou la curatelle, qui sont des mesures dites de protection juridique. Ces dernières ne doivent être envisagées que lorsque toutes les autres solutions de protection ont déjà été examinées. Lorsque l'état de santé d'un personne lui permet encore de gérer ses affaires, il existe en droit français deux types de mandats qui se distinguent selon leur domaine d'application et leur entrée en vigueur : la procuration et le mandat de protection future. Ces solutions doivent être toutes deux prises en considération afin de privilégier la plus adaptée à chaque cas particulier. Ces mandats ne concernent que les décisions prises du vivant du malade. Quand ils sont établis en temps voulu, ils peuvent permettre d'échapper à une mesure de protection juridique telle que la tutelle.

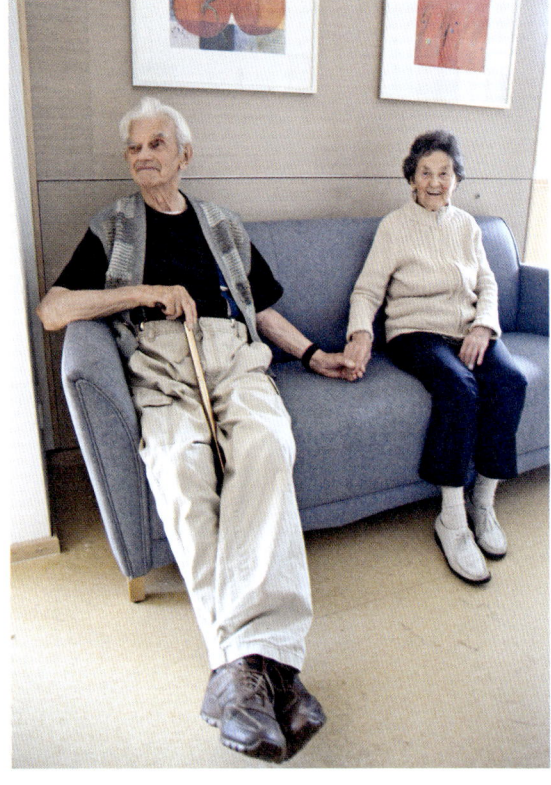

En réglant en temps voulu les affaires importantes, on aborde l'avenir et l'évolution de la maladie plus sereinement.

Les procurations

Au fil de l'évolution de la maladie (mais aussi en cas d'accident grave), la personne atteinte est de moins en moins capable de s'occuper de ses affaires. Elle préférera le plus souvent s'en remettre à des personnes de confiance pour les décisions importantes – que ce soit un proche ou des amis – mais doit pour cela avoir préalablement

Conseils pour les proches

Conservez tous les originaux des procurations, ou du moins des copies certifiées conformes. Certaines administrations et banques n'acceptent pas les copies simples. Renseignez-vous au préalable auprès des organismes auxquels vous êtes rattaché afin de savoir de quels documents ils ont besoin.

rédigé une procuration écrite, même si le proche choisi est un conjoint, un enfant, un frère ou une sœur.

Par procuration, la personne peut donner pouvoir à une autre d'agir à sa place auprès d'organismes tels que la banque, la poste ou les prestataires d'allocations. Cette procuration est une solution relativement légère permettant à une personne vulnérable ayant un entourage disponible et de confiance de s'acquitter de ses obligations malgré son état et de gérer facilement son quotidien.

Le mandat de protection future

Innovation majeure de la loi du 5 mars 2007, le mandat de protection future permet au malade de prévoir à l'avance la gestion de ses biens et de sa personne en cas d'incapacité, s'il ne peut plus prendre de décisions seul. C'est lui qui désigne la ou les personnes qu'il souhaite voir s'occuper de ses intérêts et les modalités de cette gestion. La personne chargée d'exécuter le mandat de protection future n'intervient qu'après que l'incapacité a été établie par certificat médical. Ce dernier constate l'impossibilité du mandant de pourvoir seul à ses intérêts pour cause d'altération de ses facultés mentales et/ou physiques et doit être produit par le mandataire, accompagné du mandat, devant le tribunal d'instance auquel est rattaché le mandant. Le médecin établissant ce certificat médical doit avoir été choisi parmi ceux figurant sur une liste dressée par le procureur de la République.

Le mandat de protection future permet à chacun d'organiser sa protection et d'éviter ainsi le recours à une mesure judiciaire de curatelle ou de tutelle.

Contenu d'un mandat de protection future

Le mandat de protection future peut concerner la personne (santé, logement, déplacements, loisirs, etc.) et les biens (gestion et préservation du patrimoine) ou seulement l'un de ces deux domaines. Son étendue est définie au moment de sa rédaction.

Voici quelques exemples de sujets qui peuvent être réglés dans un mandat de protection future.

- Qui doit être mandataire, en cas de besoin ? Qui ne doit absolument pas l'être ?
- Dans quelle maison de retraite souhaitez-vous vivre si un placement devait s'imposer ? Et dans quelle maison ne voulez-vous absolument pas aller ?

- Quels traitements médicaux refusez-vous et lesquels acceptez-vous ?
- Quelles décisions financières le mandataire doit-il prendre ?
- Souhaitez-vous que votre niveau de vie soit maintenu, même si cela oblige à entamer votre patrimoine ?
- Que faire de vos animaux de compagnie si vous ne pouvez plus vous en occuper ?

En bref

Si la condition de son application est déjà intervenue, le mandant désormais en incapacité ne peut plus révoquer le mandat de protection future.

Contraintes

Chacun peut établir un mandat de protection future, quelle que soit sa qualité. Ce mandat doit être rédigé par écrit et préciser le nom et la date de naissance du rédacteur. Il doit également être daté et signé.

Bien qu'il s'agisse d'un contrat libre, c'est-à-dire que le mandant définit lui-même l'étendue de pouvoirs qu'il confère au mandataire, les actes concernant la protection des biens peuvent nécessiter en plus une autorisation du juge selon que le mandat a été rédigé sous seing privé ou qu'il a été notarié. La vente d'un bien immobilier ne peut, par exemple, se faire sans autorisation du juge que dans le cadre d'un mandat rédigé devant notaire.

À compter du jour de sa prise d'effet, le mandat de protection future fonctionne comme une procuration, et doit donc être présenté par le mandataire à chaque fois qu'il procède à des actes concernant la personne ou les biens du mandant.

Durée de validité

Un mandat de protection future ne peut prendre effet que le jour où il est démontré que le mandant ne peut plus pourvoir seul à ses intérêts et cesse automatiquement le jour de la mort du mandant, sauf si le mandataire a déjà été révoqué préalablement par le juge des tutelles. Plusieurs raisons peuvent l'y pousser.

- Les conditions du mandat de protection future tombent, par exemple si l'état de la personne s'est amélioré.
- Le mandataire porte atteinte aux droits du mandant ou agit contre ses intérêts.
- Le mandant est placé sous curatelle ou sous tutelle.

Révocation du mandat de protection future

Fondamentalement, la personne protégée peut à tout moment modifier ou révoquer les volontés stipulées dans le mandat de protection future avant sa prise d'effet. Une fois que le mandat est entré en vigueur, c'est-à-dire que l'incapacité du mandant a été constatée, les tribunaux mais aussi les mandataires désignés sont tous tenus de respecter les volontés de la personne protégée. En cas de difficulté, cette dernière, ou toute autre personne, pourra saisir le juge des tutelles, qui devra avant toute chose protéger les intérêts du mandant. Il existe également un dispositif de contrôle qui permet à la personne protégée de désigner, au moment de l'établissement du mandat, un tiers qui aura pour mission de contrôler le mandataire.

Lorsqu'il est trop tard pour envisager une solution émanant de la volonté propre de la personne dépendante (procuration ou mandat de protection future) mais que son état impose une gestion extérieure, il existe plusieurs dispositifs permettant la désignation d'un mandataire. Avant d'en arriver à des mesures de protection juridique telles que tutelle ou curatelle, des dispositions plus légères peuvent permettre de résoudre une situation impliquant en temps normal le consentement d'une personne qui n'est plus en mesure de le donner, à commencer par les règles propres aux régimes matrimoniaux.

Les règles relatives aux régimes matrimoniaux

Dans le cadre du mariage, la loi prévoit que l'un des deux époux peut, sur décision de justice, procéder seul à un acte nécessitant normalement le consentement des deux époux si l'autre n'est pas en mesure de manifester sa volonté. De manière générale ou pour un acte en particulier (la vente d'un bien immobilier, par exemple), l'un des deux époux peut ainsi être habilité par le juge à représenter l'autre si celui-ci n'est plus en capacité de donner son consentement et si le juge estime que l'acte est conforme à l'intérêt de la famille.

Si le recours aux dispositions des régimes matrimoniaux n'est pas envisageable, une requête doit être adressée au juge des tutelles du tribunal d'instance afin que soit mise en place une mesure de protection juridique. Cette option ne doit être considérée qu'en ultime recours et uniquement si l'état de santé de la personne le justifie. Parmi les mesures de protection juridique, on compte la sauvegarde de justice, la curatelle et la tutelle.

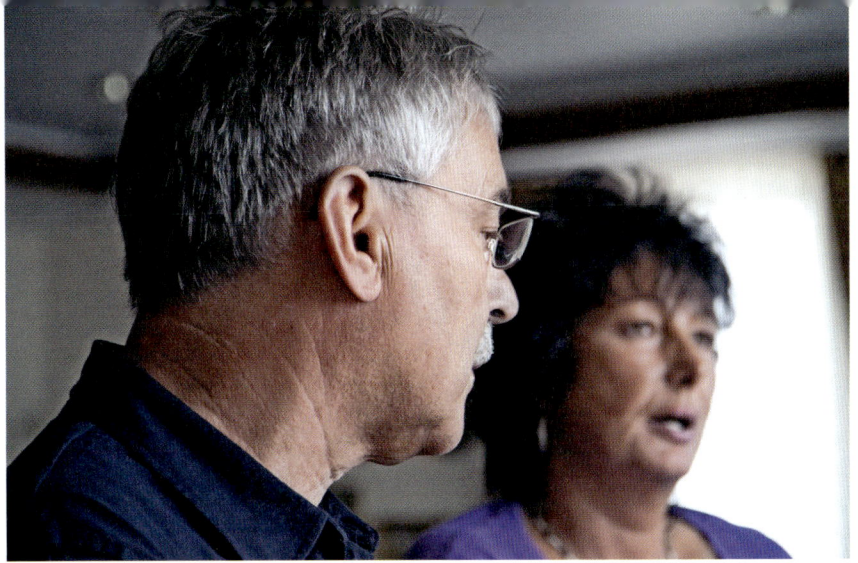

Plusieurs types de mandat facilitent la vie des proches et la prise de décisions.

La sauvegarde de justice

La sauvegarde de justice est la plus légère des mesures de protection juridique. Elle est temporaire et permet au malade d'être représenté pour certains actes ponctuels. Elle peut être prononcée par le juge des tutelles ou bien résulter d'une déclaration médicale auprès du procureur de la République. Seuls le médecin de la personne concernée (s'appuyant sur l'avis conforme d'un psychiatre) ou le médecin de l'établissement de santé où elle se trouve sont habilités à effectuer cette déclaration médicale.

La curatelle

La curatelle ne place pas le malade dans une incapacité totale mais permet qu'il soit assisté dans les actes particulièrement importants.

Il existe différents degrés de curatelle, qui correspondent à différents types et différents niveaux d'intervention de la personne désignée – le curateur – dans les affaires de la personne à protéger.

Sous la protection d'une curatelle simple, le patient peut gérer lui-même les démarches dites courantes, telles que ses opérations bancaires. Pour les actes plus conséquents, que l'on qualifie d'« actes de disposition » et qui touchent à la composition du patrimoine (emprunt, vente d'un bien, renonciation à une succession), le malade doit être assisté par son curateur, qui doit contresigner les actes. Dans le cadre d'une curatelle renforcée, les ressources de la personne à protéger sont perçues par le curateur, de même que sont gérées les dépenses sur son compte.

Il existe également des curatelles aménagées, qui autorisent le juge à définir clairement et au cas par cas les actes que la personne peut accomplir seule ou non.

Quoi qu'il en soit, le juge peut nommer plusieurs curateurs, ce qui permet notamment de distinguer protection des biens et protection de la personne. C'est également lui qui fixe la durée de la curatelle, celle-ci ne pouvant excéder cinq ans (renouvelables s'il apparaît que la dépendance intellectuelle ou physique dans laquelle se trouve le malade est irrémédiable).

Contenu d'une curatelle

Un malade sous curatelle peut par exemple :
- décider de tout ce qui le concerne (déplacements, emploi, lieu de résidence, relations…) dans la mesure où son état le permet ;
- conserver son droit de vote ;
- effectuer des travaux chez lui ;
- rédiger son testament (à condition qu'il n'y ait pas de donation)…
  Il a en revanche besoin de l'autorisation de son curateur pour :
- se marier ou conclure un PACS ;
- vendre un bien immobilier ;
- procéder à des donations…

Révocation d'une curatelle

Un terme peut être mis à une mesure de curatelle sur décision du juge et après constatation médicale si celui-ci estime qu'elle n'est plus nécessaire ou si la personne concernée ou ses proches en font la demande. La curatelle prend également fin à l'expiration de la durée fixée si elle n'est pas renouvelée, si une tutelle lui est substituée ou, automatiquement, lorsque la personne protégée décède.

En bref

Un mandat de protection future permet au malade de régler à l'avance toutes sortes de dispositions auxquelles le mandataire est ensuite tenu.

La tutelle

La tutelle fonctionne selon les mêmes dispositions que la curatelle, à ceci près que le tuteur agit à la place de la personne protégée dans tout ce qui concerne la gestion de son patrimoine (et non pas seulement dans les actes importants) et est habilité à l'assister voire à le représenter dans tout ce qui a trait à la protection de sa personne. La tutelle constitue le régime de protection le plus lourd et doit être réservée aux cas de dépendance extrême.

À quel moment a-t-on besoin d'une protection juridique ?

Si votre père ou votre mère malade n'est plus en mesure de prendre ses décisions (ou si une procuration préventive déjà émise ou d'autres mesures ne suffisent pas à compenser) parce qu'il ou elle n'est plus capable d'évaluer et de juger l'étendue ou la portée d'une situation, une protection juridique s'impose. Toutefois, elle ne se justifie pas dans le cas où la personne ne peut plus tenir sa maison, ne peut plus assurer seule son hygiène corporelle et ne saisit plus immédiatement la signification des documents. Dans ces cas-là, il faut faire appel à des aides pratiques (femme de ménage, aide-soignant ou soutien de famille). Mais si cette aide ne suffit plus et que d'autres problèmes s'y ajoutent, une protection juridique s'impose. Voici quelques-uns des critères médicaux qui doivent être remplis pour entamer une procédure de protection juridique des personnes :

- maladie psychique de type trouble de la personnalité ;
- trouble mental de type démence sénile ;
- handicap mental de type lésion cérébrale congénitale ;
- trouble physique de type immobilisation durable.

Procédure

Quand le malade ou les proches sont persuadés que la mise en place d'une protection juridique des personnes est nécessaire, par exemple parce que les soins ne sont plus assurés, le malade lui-même ou les aidants peuvent en faire la demande. Dans le cas où le malade se néglige à son domicile ou a été retrouvé errant sans but dans la rue, les voisins, l'hôpital, la police ou d'autres instances peuvent eux aussi informer le tribunal de la nécessité d'instaurer une protection juridique.

La décision de mettre en place une protection juridique des personnes est prise par le juge des tutelles du tribunal d'instance. C'est le tribunal d'instance du domicile du malade qui est compétent. Le juge décide d'une expertise sur la nécessité, l'ampleur et la durée de la protection juridique. Il doit se faire une opinion personnelle sur le malade – au besoin il va le voir chez lui ou à la clinique. Il peut aussi demander l'avis des proches parents et autres personnes de référence.

À l'instar du mandat de protection future, la requête adressée au juge des tutelles doit comporter :

● le formulaire disponible auprès des tribunaux d'instance ;
● le certificat médical établi par un médecin inscrit sur la liste du procureur de la République attestant que la personne n'est plus en mesure d'exprimer sa volonté.

Le mandataire

Le mandataire doit soutenir le malade en tant que représentant légal dans la conduite de sa vie et doit être déclaré compétent pour la tâche qui lui est confiée. Il a de nombreux droits et devoirs. C'est pourquoi il doit être soigneusement choisi. Le tribunal désigne si possible comme mandataire une personne, et seulement exceptionnellement une association de protection juridique des personnes ou une institution. Il faut en tout cas que la personne choisie soit majeure ou émancipée et qu'elle ne soit pas elle-même placée sous un régime de protection. Le tribunal peut désigner plusieurs mandataires pour plusieurs domaines de compétences (protection de la personne et protection du patrimoine) afin que les volontés du malade soient prises en compte dans le choix du mandataire. Le mandataire est nommé en priorité parmi les proches du malade, s'ils y consentent. Sinon, le juge en nomme un parmi les « mandataires judiciaires des majeurs » inscrits sur une liste dressée et tenue à jour par le préfet.

Conseils pour les proches

□ Si votre mère s'achetait toutes les semaines un bouquet de fleurs, il faut que cela continue. Même si le mandataire pense que les fleurs coûtent trop cher.
□ Les mandataires doivent contracter une assurance responsabilité civile pour s'assurer contre les dommages causés par leur gestion.

Les missions du mandataire

Le mandataire a pour mission de représenter le mandant dans le champ d'action qui lui incombe, c'est-à-dire qu'il est son représentant légal. Il reçoit pour cela un mandat de protection juridique avec lequel il effectue les opérations bancaires ou les démarches administratives. Il doit remplir ses missions dans le respect du bien-être et des volontés du malade. Il ne doit renoncer à aucune dépense pour préserver le style de vie du mandataire si ce dernier dispose des moyens suffisants.

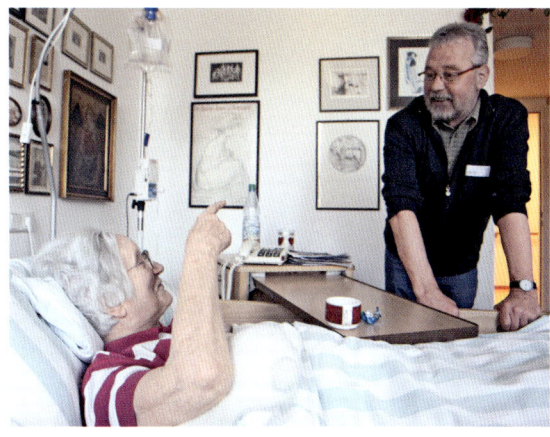

Pour que les prestations à domicile correspondent le plus possible aux désirs du patient, nombre de sujets doivent être abordés avant.

Le mandataire doit exercer personnellement la protection juridique. Il ne doit désigner aucun représentant. Toutefois, il peut déléguer les missions qu'il ne peut pas mener à bien seul, par exemple à des aides-soignants. Le contact personnel avec le malade constitue une part importante du mandat de protection juridique. Le mandataire n'assume que les missions pour lesquelles le malade a besoin d'aide, comme dans les domaines suivants.

- **Gestion de patrimoine.** En matière de gestion du patrimoine, le mandataire s'occupe par exemple de gérer les revenus ou les biens du mandant, ainsi que de percevoir l'aide au logement ou les autres aides de l'État. (Dans le cas où aucune procuration n'a été établie et où aucune mesure de protection juridique n'a été mise en place, la mesure d'accompagnement social personnalisé et la mesure d'accompagnement judiciaire permettent également à un tiers de percevoir ces aides pour le patient.) Au début du mandat de protection juridique, le mandataire est tenu de dresser une liste des biens du mandant. Tous les biens immobiliers et mobiliers et les comptes doivent ainsi être répertoriés, de même que les données concernant les objets, les collections ou les bijoux. Cet inventaire doit ensuite être régulièrement revu et transmis au juge des tutelles. C'est une sorte de livre de comptes. Il permet de suivre l'évolution des entrées et des sorties d'argent.
- **Choix du lieu de résidence.** Le mandataire qui doit s'occuper, dans le cadre d'une tutelle, du choix du lieu de résidence du malade peut décider d'un déménagement ou du placement dans une maison de retraite, mais

Questions et démarches	Qui doit faire les démarches ?
Information sur le diagnostic de démence	Amis, famille, voisins Employeur Assurance maladie
Rédaction des procurations et des mandats	▪ Procuration : le malade, de préférence devant notaire ▪ Mandat de protection future : le malade, devant notaire ou sous seing privé, avant dépôt auprès du tribunal d'instance
Assurance contre les dommages que le malade peut causer à lui-même et aux autres	Assurance responsabilité civile
Assurance contre les accidents qui peuvent toucher le malade	Assurance privée contre les accidents
Vérification de l'aptitude à la conduite	Médecin, le malade
Demande de protection juridique (tutelle ou curatelle)	Juge des tutelles, proches, médecin, le malade
Informations sur les services médico-sociaux (accueil de jour, maison médicalisée...)	Associations Alzheimer, services sociaux, services de soins, groupes de soutien, permanences d'information
Préparation du placement en maison de retraite	Médecin, prestataires publics ou privés

aussi d'une mesure de contention physique. Il peut par exemple prendre la décision de fixer le malade à son lit à l'aide de sangles ou de faire poser un émetteur dans une chaussure pour en faire une sorte de camisole électronique et éviter ainsi les fugues. Mais ces mesures ne doivent être prises que si le malade a, par exemple, déjà mis plusieurs fois sa vie ou sa santé en danger en se retrouvant déambulant dans la rue totalement désorienté.

▪ **Questions de santé.** Le mandataire peut, entre autres, donner son accord pour autoriser certains traitements médicaux ou une hospitalisation du malade. Dans le cas d'une opération, il doit par exemple s'interroger aussi bien sur les avantages du traitement et sur les autres solutions que sur les informations données par les médecins traitants concernant les diagnostics, les allergies, les maladies ou l'état du malade. Il lui appartient également de se tenir informé en détail du coût du traitement, de la possibilité d'être exonéré de l'obligation de s'acquitter du ticket

Aides ou prestations	À qui s'adresser ?
Demande de retraite	Caisse de retraite et éventuellement caisse de retraite complémentaire
Demande de soins	SSIAD (services de soins infirmiers à domicile) et professionnels de santé
Demande de carte d'invalidité	Maison départementale des personnes handicapées (MDPH)
Demande d'exonération du ticket modérateur	Médecin traitant
Demande d'aide à domicile	Médecin traitant, qui vous orientera vers le centre local d'information et de coordination gérontologique (CLIC)
Demande d'aides financières	▪ Allocation personnalisée d'autonomie (APA) : conseil général ou mairie ▪ Prestation de compensation du handicap (PCH) : maison départementale des personnes handicapées (MDPH) ▪ Prise en charge Sécurité sociale : médecin traitant

modérateur, des aides financières et des subventions, et d'effectuer les demandes et les démarches nécessaires.

▪ **Gestion de l'habitation principale.** Si le malade doit être placé en maison de retraite, le mandataire doit alors s'occuper du loyer et de la liquidation du logement le cas échéant.

▪ **Gestion des affaires domestiques.** Si, par exemple, le malade n'est plus en mesure de faire ses courses régulièrement, de faire la lessive, de promener le chien, de sortir la poubelle ou de faire le ménage, il peut désigner un mandataire pour tenir la maison.

▪ **Gestion des appels téléphoniques et du courrier.** Ouvrir le courrier, y répondre en temps et en heure (factures et lettres recommandées, notamment)… autant de démarches pour lesquelles un mandataire peut être désigné si le malade n'en est plus capable. Dans ce cas, il prend aussi les communications téléphoniques du mandant.

Droits et prestations financières : pensez-y !

La prise en charge d'un proche soulève toutes sortes de questions administratives et financières. Il vous faut certes prendre vos précautions pour vous et pour le malade, mais vous devez aussi savoir qu'en fonction de son âge et de sa situation il existe de nombreuses aides auxquelles le malade peut prétendre. Les tableaux des pages 240 et 241 vous aideront à vous orienter pour savoir quelles sont les aides que vous pouvez solliciter et auprès de qui les demander, ou encore quelles sont les démarches administratives et juridiques qu'il convient d'effectuer et qui doit s'en charger.

Les aides financières

La maladie occasionne de nombreux frais : outre les médicaments, les soins et le matériel médical nécessaires, la dépendance qui accompagne la démence requiert des aménagements particuliers et un encadrement du patient à plein temps. Sans compter que l'un des proches doit parfois interrompre son activité professionnelle pour s'occuper du malade.

Il existe un certain nombre de solutions de financement pouvant soulager les familles, à commencer par le recours aux caisses d'assurance

Conseils pour les proches

Avant l'achat de matériel médical comme un déambulateur ou un monte-escalier, renseignez-vous pour savoir s'il est pris en charge et, le cas échéant, si vous pouvez choisir librement le fournisseur. Certaines caisses ne travaillent qu'avec des partenaires précis et ne prennent pas en charge les factures venant des autres distributeurs.

maladie. Cependant, si ces dernières peuvent rembourser tout ou partie des frais médicaux, elles sont loin de couvrir la totalité des frais qu'engendre la prise en charge d'une personne atteinte de démence. Certains frais peuvent être partiellement compensés par des aides ou limités grâce à des avantages fiscaux, selon l'âge et la situation du patient. Les proches doivent se renseigner au plus tôt afin d'effectuer dès que possible les demandes nécessaires auprès des différentes administrations, caisses et assurances.

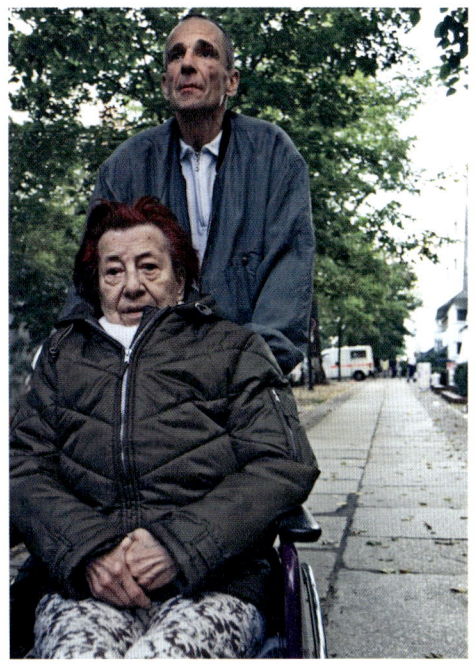

Les sorties nécessitent souvent de coûteux aménagements et le recours à des aides. Les caisses d'assurance maladie peuvent prendre en charge certains de ces coûts.

L'assurance maladie

La maladie d'Alzheimer et les maladies apparentées font partie des « affections de longue durée » (ALD) qui entraînent une prise en charge à 100 % des frais directement liés à la maladie : visites médicales, examens médicaux, hospitalisations, médicaments, soins, frais de transport… C'est le médecin traitant qui doit faire la demande de reconnaissance d'affection de longue durée auprès de la Sécurité sociale.

Comme les caisses proposent plusieurs niveaux de prestations, il se peut qu'une assurance prenne en charge le coût de certains équipements (un lève-malade de baignoire, par exemple) et pas les autres. Renseignez-vous en détail auprès des caisses d'assurance sur leur catalogue de prestations et leurs partenaires.

Les aides sous conditions

Plusieurs aides peuvent également être allouées au malade ou à ses proches selon sa situation. Au stade sévère de la démence, le conseil général peut notamment attribuer l'allocation personnalisée d'autonomie (APA).

L'allocation personnalisée d'autonomie (APA). L'allocation personnalisée d'autonomie est une allocation destinée aux personnes âgées de plus de 60 ans résidant à domicile ou en établissement. Il s'agit d'une prestation en nature et personnalisée selon les besoins de chaque allocataire. Elle est modulée en fonction du niveau de dépendance estimé de la personne (niveau déterminé selon la grille AGGIR, autonomie gérontologie groupes

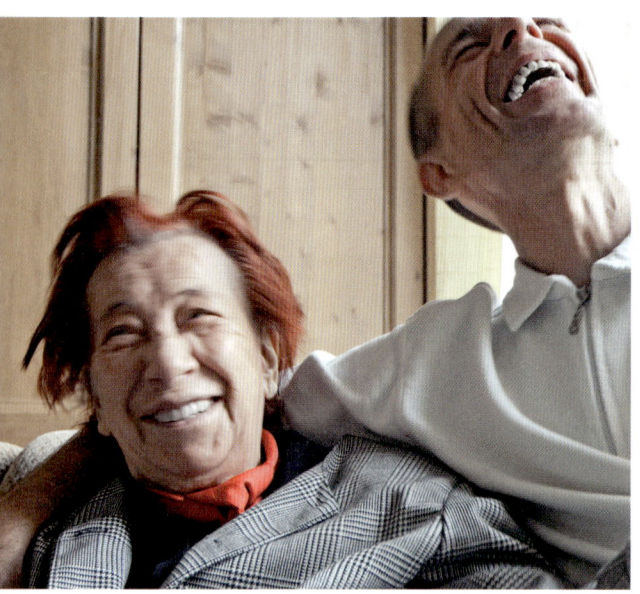

Malgré la maladie et les difficultés, des moments heureux demeurent. Et il faut en profiter !

iso-ressources). Si cette aide n'est pas soumise à conditions de ressources, le ticket modérateur reste à la charge du bénéficiaire, sauf si ses revenus sont inférieurs à un certain seuil (734,66 euros par mois en 2013). L'APA est versée par les départements, qui gèrent le traitement des demandes et fixent les montants attribués. Les conditions à remplir pour en bénéficier sont les suivantes :

- être âgé de 60 ans minimum ;
- être en manque ou en perte d'autonomie en raison de son état physique ou mental ;
- avoir besoin d'une aide pour l'accomplissement des actes essentiels de la vie ou être dans un état nécessitant une surveillance régulière (groupes 1 à 4 de la grille AGGIR) ;
- résider de façon stable et régulière en France ;
- et, pour les étrangers, être en séjour légal en France.

En contrepartie du versement de l'APA, les bénéficiaires ont certaines obligations envers le conseil général :

- déclarer la personne ou le service d'aide à domicile rémunéré par cette allocation ;
- fournir les justificatifs d'utilisation de l'aide (fiches de salaires, déclarations Urssaf, talons des chèques emploi-service, factures du service d'aide à domicile, factures des aides techniques…) ;
- signaler tout changement qui survient dans leur situation (déménagement, hospitalisation, changement d'intervenant au domicile, modifications de leurs ressources…).

La prestation de compensation du handicap. Pour les malades de moins de 60 ans, le conseil général peut également verser une prestation de compensation du handicap (PCH).

L'aide sociale. Enfin, le conseil général peut aussi venir en aide aux personnes en difficulté financière qui ne parviennent pas à payer les frais d'hébergement de leur proche malade en établissement. La demande peut être déposée auprès du centre communal d'action sociale (CCAS) ou de la mairie.

L'assurance dépendance

L'assurance dépendance constitue une option de protection financière pour les personnes en perte d'autonomie.

Lorsque la dépendance de l'assuré a été constatée, celui-ci peut prétendre à des versements mensuels ainsi qu'à une aide au réaménagement du logement. Si votre épouse ou votre mère a besoin de faire installer des poignées supplémentaires dans la baignoire, si votre père a besoin d'un monte-escalier, ou si la salle de bains doit être totalement transformée pour être mise aux normes handicapés, son assurance dépendance peut prendre en charge les frais jusqu'à 2 000 ou 3 000 euros. Quoi qu'il en soit, l'assuré est libre de choisir à quelles fins destiner ces aides (aide à domicile, séjour en maison de retraite...) en fonction de ses besoins et de ce qui lui convient le mieux. Dans la plupart des cas, les contrats prévoient de faire débuter les versements mensuels trois mois après que l'état de dépendance a été établi par le médecin traitant et confirmé par le médecin mandaté par l'assureur. Il est important de noter que ce type d'assurance doit être souscrit avant un certain âge (en moyenne entre 70 et 75 ans) et n'est généralement effectif que si la dépendance survient au moins un an (parfois plus, notamment pour les maladies neurodégénératives de type Alzheimer) après la souscription.

La plupart des contrats prévoient aussi des programmes d'information et de prévention pour accompagner les patients et leurs proches.

Constatation de la dépendance

La plupart des compagnies d'assurances et des prestataires d'aides utilisent des grilles pour évaluer le degré de dépendance et les sommes allouées en conséquence. Certaines compagnies se réfèrent à la grille nationale AGGIR (autonomie gérontologie groupes iso-ressources), sur laquelle est basée l'Allocation personnalisée d'autonomie (APA, *voir p. 243*). Cette grille propose un classement officiel des niveaux de dépendance en six groupes (dits « iso-ressources », GIR) en fonction de critères physiques et psychologiques. Pour qu'une dépendance soit constatée et que le patient puisse être classé dans un groupe, il faut que sa capacité à exercer des tâches précises soit limitée ou nulle. Est aussi concernée une personne qui peut exercer ce genre de tâches mais qui n'en reconnaît pas la nécessité ou ne prend pas les mesures qui s'imposent pour les effectuer. Par exemple, votre mère peut être physiquement tout à fait capable de faire sa toilette, de se coiffer, de prendre ses médicaments et de s'alimenter, mais les altérations cérébrales liées à sa démence lui font oublier la nécessité d'effectuer chaque jour ces tâches quotidiennes et la manière de s'y prendre (quand elles ne la poussent pas à s'y opposer).

Critères d'évaluation de la dépendance. En France, la dépendance est constatée par un expert médical ou par les équipes médico-sociales du conseil général lorsqu'il s'agit de l'APA. Selon l'ampleur de ses besoins, la personne dépendante est classée dans un groupe. Le choix du classement dépend avant tout du temps nécessaire pour accomplir toutes les tâches quotidiennes, par exemple pour faire manger votre mari malade, pour redresser votre mère dans son lit, pour faire la toilette de votre femme ou pour faire le ménage chez votre père. Le montant des prestations est variable selon le groupe. La grille AGGIR présente 17 critères d'évaluation, dont 10 sont utilisés pour situer le patient dans un des groupes iso-ressources (GIR) :

- cohérence ;
- orientation ;
- toilette ;
- habillage ;
- alimentation ;
- élimination ;
- transferts (se lever, se coucher, s'asseoir) ;
- déplacement à l'intérieur ;
- déplacement à l'extérieur ;
- communication à distance (téléphone, alarme, sonnette...).

Les sept autres critères n'influencent pas la catégorisation du patient dans un groupe (et donc le calcul de l'APA) mais ont une valeur informative dans la mise en place du plan d'aide de la personne.

- gestion de son budget et de ses biens ;
- cuisine ;
- ménage ;
- transports ;
- achats ;
- suivi d'un traitement médical ;
- activités de temps libre.

Pour chacun des 17 critères, une note est attribuée en fonction du taux de dépendance de la personne.

- A : actes accomplis seul spontanément, totalement et correctement.
- B : actes partiellement accomplis.
- C : actes non réalisés.

Classement par niveau de dépendance. À l'issue de l'évaluation, le patient est classé dans un niveau de dépendance *(voir page 248)*, lequel détermine son droit à l'APA. Seuls les niveaux 1 à 4 permettent de bénéficier de cette aide, mais les personnes classées dans les niveaux 5 et 6 peuvent tout de même faire la demande d'une aide ménagère. Le meilleur moyen de préparer le classement dans un niveau de dépendance est de tenir un journal des soins dans lequel sont énumérées et décrites toutes les activités quotidiennes comme la toilette, le repas, le passage à la selle ou le lever, ainsi que leur durée. L'idéal est de tenir ce journal sur une semaine afin de prendre en compte toutes les particularités qui peuvent survenir au cours d'une semaine. Il est inutile de noter les activités qui relèvent des soins médicaux (comme la prise de médicaments, le changement des pansements), car ils n'ont aucune incidence sur la désignation du niveau de dépendance. Rappelez-vous que toute personne qui n'entre pas dans l'un des quatre premiers niveaux de dépendance mais qui a toutefois besoin d'assistance et qui a été classée dans les niveaux 5 et 6 peut demander une aide ménagère.

Les proches doivent veiller à ce que le malade ne soit pas seul lors de la visite du service médical des caisses d'assurance maladie ou de l'expert médical, et qu'un parent ou un ami qui connaît parfaitement bien la situation de dépendance soit présent.

La réglementation prévoit que le classement dans un groupe iso-ressources et le montant de l'APA puissent être revus régulièrement pour correspondre à l'évolution de l'état de dépendance du malade. Cette révision peut aussi intervenir sur demande du bénéficiaire de l'allocation ou de l'un de ses proches auprès du conseil général.

Conseils pour les proches

Lors de la visite de l'expert, veillez à ce que le malade ne paraisse pas « au mieux de sa forme » et ne se déclare absolument persuadé de pouvoir tout faire tout seul dans le seul objectif d'apparaître sous son meilleur jour. Il arrive souvent qu'une mère parvienne soudain à s'habiller seule ou qu'un mari se rende seul chez le médecin. Dans ces cas-là, le journal des soins s'avère là aussi extrêmement utile.

Groupes iso-ressources	Degrés de dépendance
GIR 1	Personne confinée au lit ou au fauteuil, dont les fonctions mentales sont gravement altérées et qui nécessite une présence indispensable et continue d'intervenants, ou personne en fin de vie.
GIR 2	Personne confinée au lit ou au fauteuil, dont les fonctions intellectuelles ne sont pas totalement altérées et dont l'état exige une prise en charge pour la plupart des activités de la vie courante, ou personne âgée dont les fonctions mentales sont altérées, mais qui est capable de se déplacer.
GIR 3	Personne ayant conservé son autonomie mentale et partiellement son autonomie locomotrice, mais qui a besoin quotidiennement et plusieurs fois par jour d'une aide pour les soins corporels.
GIR 4	Personne n'assumant pas seule ses transferts mais qui, une fois levée, peut se déplacer à l'intérieur de son logement et qui doit aussi parfois être aidée pour la toilette et l'habillage, ou personne n'ayant pas de problèmes locomoteurs mais qui doit être aidée pour les soins corporels et les repas.
GIR 5	Personne ayant seulement besoin d'une aide ponctuelle pour la toilette, la préparation des repas et le ménage.
GIR 6	Personne encore autonome pour les actes essentiels de la vie courante.

Les avantages au titre de l'invalidité

Au fil de l'aggravation de la maladie, les patients finissent par remplir les conditions pour une reconnaissance en invalidité qui peut justifier l'obtention de la carte d'invalidité et/ou de la carte européenne de stationnement. La carte d'invalidité est délivrée aux personnes dont le taux d'incapacité est supérieur à 80 % et donne droit au malade à un certain nombre d'avantages, autant pour lui que pour ses proches ou l'aide-soignant : priorité d'accès aux places assises (transports en commun, salles d'attente…), priorité dans les files d'attente des lieux publics et réductions diverses (SNCF, compagnies aériennes ou sociétés de transport des grandes agglomérations). Posée de manière visible à l'intérieur du véhicule, la carte européenne de stationnement, quant à elle, permet aux personnes qui accompagnent le malade (ce dernier n'étant lui-même pas en état de conduire) de se garer sur les places réservées aux personnes handicapées. Elle est attribuée aux personnes souffrant d'une perte importante d'autonomie ou contraintes d'être aidées dans leurs déplacements. C'est auprès de la maison départementale des personnes handicapées (MDPH) que les malades ou leur proches doivent déposer leur demande de carte d'invalidité et de carte de stationnement, certificat médical établi par le médecin traitant à l'appui. Pour la carte d'invalidité, la demande doit aussi être accompagnée d'un « projet de vie », qui est un descriptif des besoins de la personne pour qui la demande est déposée. N'hésitez pas à vous faire conseiller par la MDPH dont vous dépendez.

Les avantages fiscaux

Un certain nombre de dépenses que le malade doit assumer lui-même peuvent être déduites des impôts. Même les proches qui participent aux soins peuvent obtenir des allégements fiscaux.

Les prestations de service à domicile comme les travaux de ménage ou les soins peuvent bénéficier d'une réduction ou d'un crédit d'impôt. Ces activités doivent être effectuées au domicile du contribuable. Si vous employez une femme de ménage ou un jardinier pour la maison de votre père malade, c'est votre père – et non vous – qui pourra déduire les dépenses de sa déclaration de revenus. En revanche, les frais matériels ne peuvent pas être déduits. Seul le coût de la main-d'œuvre de la femme de ménage ou du jardinier est déductible.

Les frais liés à l'aménagement du logement et à l'installation d'équipements adaptés aux personnes âgées ou handicapées (sanitaires, mains courantes, élévateurs, dispositifs de sécurité pour les appareils électriques...) sont également susceptibles d'engendrer, sous certaines conditions, un crédit d'impôt.

Enfin, une personne qui prend en charge son époux, ses parents ou toute autre personne dépendante, peut bénéficier de certaines déductions fiscales selon sa situation, celle du patient et son lien de parenté avec ce dernier.

Conseils pour les proches

Pour votre déclaration de revenus, faites-vous aider par un conseiller fiscal ou une association de gestion agréée. Ils savent comment déduire les frais que vous engagez pour le malade de votre déclaration de revenus ou de celle de la personne atteinte et quels sont les autres avantages fiscaux auxquels vous pouvez prétendre.

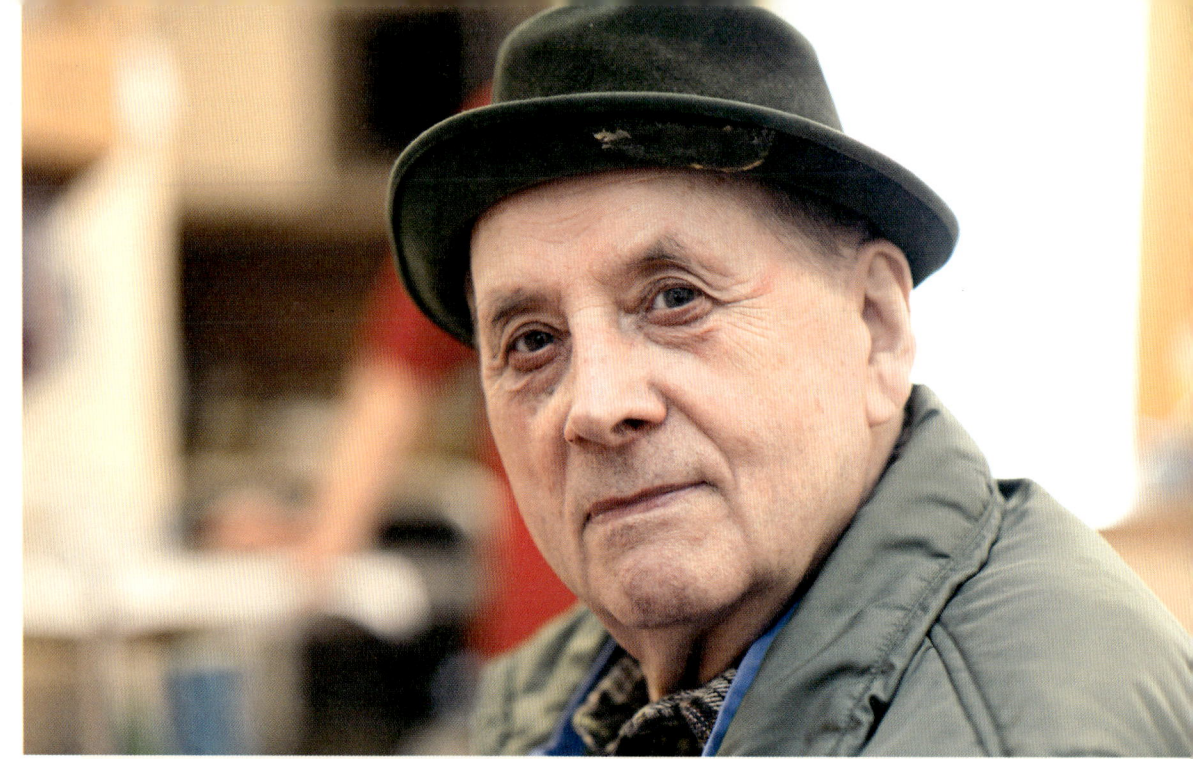

Questions-réponses

Les proches ou les mandataires qui s'occupent de malades atteints de démence sont confrontés à de nombreuses questions, liées au financement des soins ainsi qu'aux droits et aux devoirs qui sont les leurs et ceux du patient dans le cadre de la prise en charge.

? Quels renseignements dois-je fournir à l'expert médical ?

Informez-le avant tout du temps nécessaire pour effectuer chaque jour toutes les tâches de la vie quotidienne. C'est là toute l'utilité du journal des soins. La dépendance ne doit être ni minimisée ni exagérée. Mieux vaut faire la description la plus fidèle possible de la réalité.

? Quelles conséquences la démence a-t-elle sur l'assurance maladie et sur l'assurance dépendance ?

Le diagnostic d'une démence n'a aucun impact sur l'assurance maladie et sur l'assurance dépendance. Elles restent inchangées puisqu'elles sont conçues pour répondre à un certain nombre de cas de figure, parmi lesquels la dépendance résultant d'une démence.

? Ma mère est atteinte de démence et vit en maison de retraite.
Les soignants ont-ils le droit de l'attacher à son lit quand elle est très agitée ?

La personne atteinte de démence évolutive se montre souvent très agitée et agressive. Pourtant, ce n'est que dans les cas exceptionnels que les soignants peuvent agir contre la volonté du malade. Pour les mesures de contention autres que temporaires, par exemple la fixation au lit par des sangles, l'autorisation du juge des tutelles est nécessaire. Le mandataire doit pouvoir consulter la documentation des soins pour savoir quand et pourquoi le malade a été attaché.

? Où puis-je obtenir des informations sur les questions financières et juridiques ?

Les associations France Alzheimer locales et les groupes de soutien vous aident volontiers à clarifier les questions juridiques et financières liées à la maladie. Cette assistance est gratuite et les questions sont traitées au cas par cas, de manière personnelle et non bureaucratique.

? Le médecin a diagnostiqué une démence chez mon mari. À quels problèmes juridiques allons-nous être confrontés ?

Les problèmes juridiques les plus fréquents liés à la maladie viennent du fait que les patients parviennent de moins en moins à s'occuper de leurs affaires personnelles et à exprimer leur volonté et que, dans le même temps, leur capacité à identifier leurs propres limites diminue.

Les documents juridiques qui comportent les volontés et les décisions des malades sont extrêmement importants. C'est ce qui permet aux proches de régler au mieux les problèmes de santé et d'argent dans le respect des souhaits du malade.

Tant que le malade peut encore exprimer ses volontés, il doit être activement impliqué dans le processus de décision et rédiger les mandats nécessaires.

? Mon père ne veut plus prendre de médicaments. Le mandataire désigné peut-il l'y contraindre ?

Les médecins n'ont le droit de traiter un patient qu'après lui avoir expliqué la maladie, le traitement nécessaire, les effets secondaires et les dangers possibles en cas d'abandon du traitement, et celui-ci doit l'accepter. Si votre père n'est plus en mesure de le faire, le mandataire doit demander au tribunal l'autorisation de pratiquer un traitement d'office. Ce qui signifie que votre père devra prendre un ou des médicaments contre sa volonté.

Contacts utiles

Organisations, associations et fondations (par ordre alphabétique)

En Europe

Association Alzheimer Europe
145, route de Thionville
L-2611 Luxembourg
Téléphone : +352-29 79 70
Fax : +352-29 79 72
E-mail : info@alzheimer-europe.org
Site : www.alzheimer-europe.org

En France

**Association France Alzheimer
et Maladies Apparentées**
21, boulevard Montmartre
75002 Paris
Téléphone : 01 42 97 52 41
Fax : 01 42 96 04 70
E-mail : contact@francealzheimer.org
Site : www.francealzheimer.org

Allo France Alzheimer : 0 811 112 112
(numéro national pour contacter
toutes les associations France Alzheimer
de France)

**Centre national de référence
pour les malades Alzheimer jeunes**
Postfach 1366
CHRU de Lille
Hôpital Roger-Salengro
Rue du Professeur-Laine
59037 Lille Cedex
Téléphone : 03 20 44 60 21
Fax : 03 20 44 54 93
Site : www.centre-alzheimer-jeunes.com

Fondation Médéric Alzheimer
30, rue de Prony
75017 Paris
Téléphone : 01 56 791 791
Fax : 01 56 791 790
E-mail : fondation@med-alz.org
Site : www.fondation-mederic-alzheimer.
org

**Fondation pour la recherche sur
Alzheimer (anciennement IFRAD)**
Bâtiment Roger-Baillet
Plateforme de ressources biologiques
Groupe Hospitalier Pitié-Salpêtrière
83, boulevard de l'Hôpital
75651 Paris Cedex 13
Téléphone : 01 42 17 75 19
Site: www.fondationifrad.org

En Belgique

Alzheimer Belgique
Quai aux Pierres-de-Taille
37-39, boîte n°2
1000 Bruxelles
Téléphone : +32-02 428 28 19
Fax : +32-02 428 28 10
E-mail : info@alzheimerbelgique.be
Site : www.alzheimerbelgique.be

Index

Crédits photographiques

GI = Getty Images ; iSt = IStockphoto.com ; sh = shutterstock images ; UHL = Michael Uhlmann Fotographie

3, Cover sh. 8/9 UHL. 12 Koordinierte Bevölkerungsvorausberechnung,Variante Untergrenze der « mittleren » Bevölkerung ; Bundesamt für Statuistik Schweiz, Scenario, mttleres Szenario ; Statistik Austria, Bevölkerungsprognose 2009, Hauptvariante ; Alzheimer Europe, Eurodem. 12 Wikipedia. 13 UHL. 14 – 17 UHL. 19 UHL. 21 sh/Dudarev Mikhail. 22 UHL. 24 sh/Dmitriy Shironosov. 25 sh/Digital Storm. 27 sh/Paul Prescott. 28 sh/Yuri Arcurs. 30 o.l. : sh/trekandshoot ; M.r. : sh/marekuliasz. 31 UHL. 32 UHL. 33 UHL. 35 UHL. 36/37 UHL. 38 UHL. 42 sh/jcjgphotography. 43 UHL. 45 sh/Joe Belanger. 46 sh/Tomislav Pinter. 47 sh/Monkey Business Images. 49 UHL. 50 UHL. 54 UHL. 56 Ariane Sohn 59 SPL . 61 UHL. 64 UHL. 65 A. Sohn. 66 UHL. 69 sh/ruzanna. 72 UHL. 76 UHL. 77 UHL. 78 UHL. 79 UHL. 81 UHL. 83 sh/illustrart. 84 UHL. 85 o.r. : sh/Garsya ; u.M. : sh/Jo Ann Snover. 88 sh/Angelo Gilardelli. 89 iSt/stochnshares. 91 sh/ncn 18. 93 UHL. 94/95 UHL. 97 sh/NotarYes. 100 sh/dcwcreations. 102 UHL. 104 UHL. 106 Ministère du travail, de l'emploi et de la santé. 110 UHL. 112 sh/Borys Shevchuk. 115 iSt/36clicks. 116 o.l. : iSt/perets ; o.r. : sh/vlad09 ; M.l : sh/kostrez ; u.r. : iSt/Olena Mykhaylova. 117 o.r. : sh/Vitaly Korovin ; M.r. : sh/Swapan ; u.l. : sh/54613. 118 GI/Jon Feingersh. 120 sh/Martina Osmy. 121 sh/ChipPix. 122 UHL. 124 sh/Vadim Ponomarenko. 126 UHL. 128 UHL. 132/133 UHL. 134 UHL. 136 sh/Vladislav Gajic. 138 sh/Dhoxax. 140 sh/Peter Baxter. 142 UHL. 144 H. Ripault-Cesbron, V. Dardaine-Giraud, M. Lamandé, Ma Maupu, T. Constans ©Revue de Gériatrie, Tome 36, n°3 Mars 2011. 147 UHL. 149 UHL. 152 UHL. 155 UHL. 156 UHL. 159 sh/Pell Studio 162 GI/Martin Sandberg. 163 iSt/davelogan. 165 UHL. 168 iSt/kali9. 171 UHL. 174 UHL. 178/179 UHL. 180 UHL. 182 sh/Yuri Arcurs. 184 sh/Mandy Godbehear. 186 sh/Magone. 189 sh/Ingvar Bjork. 190 sh/wavebreakmedia ltd. 191 UHL. 192 UHL. 195 UHL. 197 sh/by Paul. 199 sh/piotrwzk. 203 UHL. 204 Panel national des aidants familiaux BVA / Fondation Novartis (octobre 2010). 206 UHL. 209 sh/luckyraccoon. 211 sh/Tyler Olson. 214 sh/sukiyaki. 216 UHL. 220 UHL. 222 sh/mangostock. 225 UHL. 226 UHL. 228/229 UHL. 231 UHL. 235 UHL. 239 UHL. 243 UHL. 244 UHL. 246 sh/vinz89 250 UHL.

Achevé d'imprimer : septembre 2013
Dépôt légal en France : octobre 2013
Dépôt légal en Belgique : D-2013-0621-107

Imprimé au Portugal par Printer Portuguesa
Printed in Portugal